国家卫生健康委员会"十四五"规划教材

全国高等中医药教育教材

供中医学、针灸推拿学、中西医临床医学、
康复治疗学等专业用

中医耳鼻咽喉科学

第3版

主　编　阮　岩　田　理

副主编　郭　裕　邓可斌　刘建华　吴拥军

主　审　王士贞　刘大新

人民卫生出版社

·北京·

版权所有，侵权必究！

图书在版编目（CIP）数据

中医耳鼻咽喉科学 / 阮岩，田理主编 . —3 版 . —北京：人民卫生出版社，2021.12（2024.8 重印）

ISBN 978-7-117-31641-5

Ⅰ.①中… Ⅱ.①阮…②田… Ⅲ.①中医五官科学—耳鼻咽喉科学—中医学院—教材 Ⅳ.①R276.1

中国版本图书馆 CIP 数据核字（2021）第 272630 号

人卫智网　www.ipmph.com	医学教育、学术、考试、健康，	
	购书智慧智能综合服务平台	
人卫官网　www.pmph.com	人卫官方资讯发布平台	

中医耳鼻咽喉科学
Zhongyi Er Bi Yanhou Kexue
第 3 版

主　　编：阮 岩 田 理
出版发行：人民卫生出版社（中继线 010-59780011）
地　　址：北京市朝阳区潘家园南里 19 号
邮　　编：100021
E - mail：pmph @ pmph.com
购书热线：010-59787592　010-59787584　010-65264830
印　　刷：人卫印务（北京）有限公司
经　　销：新华书店
开　　本：850×1168　1/16　印张：13　插页：2
字　　数：341 千字
版　　次：2012 年 6 月第 1 版　　2021 年 12 月第 3 版
印　　次：2024 年 8 月第 3 次印刷
标准书号：ISBN 978-7-117-31641-5
定　　价：59.00 元

打击盗版举报电话：**010-59787491**　E-mail：**WQ @ pmph.com**
质量问题联系电话：010-59787234　E-mail：zhiliang @ pmph.com

编　委（按姓氏笔画排序）

王玉明（山东中医药大学）	吴拥军（南京中医药大学）
王培源（广州中医药大学）	冷　辉（辽宁中医药大学）
毛得宏（重庆医科大学）	张　勉（广西中医药大学）
邓可斌（湖北中医药大学）	张燕平（贵州中医药大学）
邓玎玎（江西中医药大学）	陈　宇（福建中医药大学）
毋桂花（山西中医药大学）	周　立（成都中医药大学）
申　琪（河南中医药大学）	周　凌（黑龙江中医药大学）
田　理（成都中医药大学）	郑兆晔（天津中医药大学）
朱镇华（湖南中医药大学）	郭　裕（上海中医药大学）
刘　钢（安徽中医药大学）	郭树繁（河北中医学院）
刘建华（北京中医药大学）	唐旭霞（浙江中医药大学）
江　华（新疆医科大学）	黄春江（云南中医药大学）
江　燕（甘肃中医药大学）	韩　梅（长春中医药大学）
阮　岩（广州中医药大学）	靖春颖（海南医学院）

秘　书（兼）　王培源　周　立

◇◇◇ 数字增值服务编委会 ◇◇◇

主　编　阮　岩　田　理

副主编　郭　裕　邓可斌　刘建华　吴拥军

编　委　(按姓氏笔画排序)

王玉明 (山东中医药大学)　　吴拥军 (南京中医药大学)

王培源 (广州中医药大学)　　冷　辉 (辽宁中医药大学)

毛得宏 (重庆医科大学)　　　张　勉 (广西中医药大学)

邓可斌 (湖北中医药大学)　　张燕平 (贵州中医药大学)

邓玎玎 (江西中医药大学)　　陈　宇 (福建中医药大学)

毋桂花 (山西中医药大学)　　周　立 (成都中医药大学)

申　琪 (河南中医药大学)　　周　凌 (黑龙江中医药大学)

田　理 (成都中医药大学)　　郑兆晔 (天津中医药大学)

朱镇华 (湖南中医药大学)　　郭　裕 (上海中医药大学)

刘　钢 (安徽中医药大学)　　郭树繁 (河北中医学院)

刘建华 (北京中医药大学)　　唐旭霞 (浙江中医药大学)

江　华 (新疆医科大学)　　　黄春江 (云南中医药大学)

江　燕 (甘肃中医药大学)　　韩　梅 (长春中医药大学)

阮　岩 (广州中医药大学)　　靖春颖 (海南医学院)

秘　书 (兼)　王培源　周　立

◇◇◇ 修 订 说 明 ◇◇◇

为了更好地贯彻落实《中医药发展战略规划纲要(2016—2030 年)》《中共中央国务院关于促进中医药传承创新发展的意见》《教育部 国家卫生健康委 国家中医药管理局关于深化医教协同进一步推动中医药教育改革与高质量发展的实施意见》《关于加快中医药特色发展的若干政策措施》和新时代全国高等学校本科教育工作会议精神,做好第四轮全国高等中医药教育教材建设工作,人民卫生出版社在教育部、国家卫生健康委员会、国家中医药管理局的领导下,在上一轮教材建设的基础上,组织和规划了全国高等中医药教育本科国家卫生健康委员会"十四五"规划教材的编写和修订工作。

为做好新一轮教材的出版工作,人民卫生出版社在教育部高等学校中医学类专业教学指导委员会、中药学类专业教学指导委员会和第三届全国高等中医药教育教材建设指导委员会的大力支持下,先后成立了第四届全国高等中医药教育教材建设指导委员会和相应的教材评审委员会,以指导和组织教材的遴选、评审和修订工作,确保教材编写质量。

根据"十四五"期间高等中医药教育教学改革和高等中医药人才培养目标,在上述工作的基础上,人民卫生出版社规划、确定了第一批中医学、针灸推拿学、中医骨伤科学、中药学、护理学 5 个专业 100 种国家卫生健康委员会"十四五"规划教材。教材主编、副主编和编委的遴选按照公开、公平、公正的原则进行。在全国 50 余所高等院校 2 400 余位专家和学者申报的基础上,2 000 余位申报者经教材建设指导委员会、教材评审委员会审定批准,聘任为主编、副主编、编委。

本套教材的主要特色如下:

1. **立德树人,思政教育** 坚持以文化人,以文载道,以德育人,以德为先。将立德树人深化到各学科、各领域,加强学生理想信念教育,厚植爱国主义情怀,把社会主义核心价值观融入教育教学全过程。根据不同专业人才培养特点和专业能力素质要求,科学合理地设计思政教育内容。教材中有机融入中医药文化元素和思想政治教育元素,形成专业课教学与思政理论教育、课程思政与专业思政紧密结合的教材建设格局。

2. **准确定位,联系实际** 教材的深度和广度符合各专业教学大纲的要求和特定学制、特定对象、特定层次的培养目标,紧扣教学活动和知识结构。以解决目前各院校教材使用中的突出问题为出发点和落脚点,对人才培养体系、课程体系、教材体系进行充分调研和论证,使之更加符合教改实际、适应中医药人才培养要求和社会需求。

3. **夯实基础,整体优化** 以科学严谨的治学态度,对教材体系进行科学设计、整体优化,体现中医药基本理论、基本知识、基本思维、基本技能;教材编写综合考虑学科的分化、交叉,既充分体现不同学科自身特点,又注意各学科之间有机衔接;确保理论体系完善,知识点结合完备,内容精练、完整,概念准确,切合教学实际。

4. **注重衔接,合理区分** 严格界定本科教材与职业教育教材、研究生教材、毕业后教育教材的知识范畴,认真总结、详细讨论现阶段中医药本科各课程的知识和理论框架,使其在教材中得以凸显,既要相互联系,又要在编写思路、框架设计、内容取舍等方面有一定的区分度。

5. **体现传承，突出特色** 本套教材是培养复合型、创新型中医药人才的重要工具，是中医药文明传承的重要载体。传统的中医药文化是国家软实力的重要体现。因此，教材必须遵循中医药传承发展规律，既要反映原汁原味的中医药知识，培养学生的中医思维，又要使学生中西医学融会贯通，既要传承经典，又要创新发挥，体现新版教材"传承精华、守正创新"的特点。

6. **与时俱进，纸数融合** 本套教材新增中医抗疫知识，培养学生的探索精神、创新精神，强化中医药防疫人才培养。同时，教材编写充分体现与时代融合、与现代科技融合、与现代医学融合的特色和理念，将移动互联、网络增值、慕课、翻转课堂等新的教学理念和教学技术、学习方式融入教材建设之中。书中设有随文二维码，通过扫码，学生可对教材的数字增值服务内容进行自主学习。

7. **创新形式，提高效用** 教材在形式上仍将传承上版模块化编写的设计思路，图文并茂、版式精美；内容方面注重提高效用，同时应用问题导入、案例教学、探究教学等教材编写理念，以提高学生的学习兴趣和学习效果。

8. **突出实用，注重技能** 增设技能教材、实验实训内容及相关栏目，适当增加实践教学学时数，增强学生综合运用所学知识的能力和动手能力，体现医学生早临床、多临床、反复临床的特点，使学生好学、临床好用、教师好教。

9. **立足精品，树立标准** 始终坚持具有中国特色的教材建设机制和模式，编委会精心编写，出版社精心审校，全程全员坚持质量控制体系，把打造精品教材作为崇高的历史使命，严把各个环节质量关，力保教材的精品属性，使精品和金课互相促进，通过教材建设推动和深化高等中医药教育教学改革，力争打造国内外高等中医药教育标准化教材。

10. **三点兼顾，有机结合** 以基本知识点作为主体内容，适度增加新进展、新技术、新方法，并与相关部门制订的职业技能鉴定规范和国家执业医师（药师）资格考试有效衔接，使知识点、创新点、执业点三点结合；紧密联系临床和科研实际情况，避免理论与实践脱节、教学与临床脱节。

本轮教材的修订编写，教育部、国家卫生健康委员会、国家中医药管理局有关领导和教育部高等学校中医学类专业教学指导委员会、中药学类专业教学指导委员会等相关专家给予了大力支持和指导，得到了全国各医药卫生院校和部分医院、科研机构领导、专家和教师的积极支持和参与，在此，对有关单位和个人表示衷心的感谢！希望各院校在教学使用中，以及在探索课程体系、课程标准和教材建设与改革的进程中，及时提出宝贵意见或建议，以便不断修订和完善，为下一轮教材的修订工作奠定坚实的基础。

人民卫生出版社
2021 年 3 月

◇◇◇ 前 言 ◇◇◇

《中医耳鼻咽喉科学》(第3版)是国家卫生健康委员会"十四五"规划教材、全国高等中医药教育教材,在第1版、第2版的基础上,根据临床与教学实际进行了调整与修订。

本版教材具体调整与修订的内容有:①调整了部分体例与内容,如增加了"思政元素"模块,把思政内容融入教材中,以增强学生对学习中医的信心,增加对传统中医药文化的进一步认识;②对原有的知识链接及知识拓展进行了部分增减,根据学科发展需要调整相应内容;③纠正了第2版教材中的错误,对表述欠准确、表达欠畅顺的文字和内容,加以修改、精练和删除;④根据最新的教学大纲要求,对第2版教材中的"学习目的"与"学习要点"进行了部分修改;⑤结合目前新形势,增设第十一章"耳鼻咽喉科疫病",内容包括白喉、疫喉痧及手足口病,其中疫喉痧和手足口病为新增内容。

本教材共11章,另附常用方剂索引和彩图。第一章为绪论,主要介绍中医耳鼻咽喉科学的概念与发展过程。第二章至第七章分别论述了耳鼻咽喉与脏腑经络的关系、耳鼻咽喉的应用解剖与生理、耳鼻咽喉疾病的病因病机、耳鼻咽喉疾病的治疗概要、耳鼻咽喉科的常用检查法与耳鼻咽喉科的常用治疗操作。第八章至第十章分别论述了耳科疾病、鼻科疾病及咽喉科疾病。第十一章为新增的耳鼻咽喉科疫病,对耳鼻咽喉科的常见疫病进行了系统的介绍。本教材仍采用概述、病因病机、诊断与鉴别诊断、治疗、预后与转归、预防与调护的体例对常见中医耳鼻咽喉科疾病进行论述。

本教材由具有丰富教学经验的高级职称教师通力合作而成。编写分工如下:第一章及第二章由黄春江编写;第三章由毛得宏、江燕、靖春颖编写;第四章由江华编写;第五章由邓玲玲编写;第六章由江华编写;第七章由邓玲玲编写;第八章由郭裕、毋桂花、韩梅、唐旭霞、陈宇、王玉明、邓可斌编写;第九章由周凌、张燕平、田理、阮岩、申琪、朱镇华、郭树繁、毛得宏编写;第十章由张勉、冷辉、刘钢、田理、刘建华、朱镇华、郑兆晔、周立、王培源编写;第十一章由吴拥军、刘建华、周立编写。王士贞、刘大新教授负责审定稿工作。第2版教材的副主编孙波海、郑沙盟,以及编委陈小宁、陈国春、安杨、花君霞、柴峰退出了本版教材的编写工作,但本版教材的完成离不开他们之前的辛勤工作,在此对他们表示敬意与感谢!

本教材在编审过程中得到了成都中医药大学、云南中医药大学及各参编学校专家和领导的大力支持,使编写工作得以顺利完成,特此一并致以衷心的感谢!

由于编写时间紧迫,加之编者的学识和经验在知识快速更新的今天可能带有一定的局限性和片面性,错漏之处在所难免,希望各院校师生在使用过程中提出宝贵意见,以便今后进一步修订提高。

编者

2021年2月

◇◇◇ 目　　录 ◇◇◇

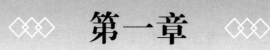

第一章

绪　论

学习目标

1. 了解中医耳鼻咽喉科学的发展历程。
2. 熟悉各个历史时期耳鼻咽喉科的发展特点及贡献。
3. 熟悉中医耳鼻咽喉科的特点，以及《黄帝内经》《伤寒杂病论》等对耳鼻咽喉科学发展的贡献。

一、中医耳鼻咽喉科学的定义

中医耳鼻咽喉科学是在中医学基础理论指导下，研究人体耳鼻咽喉生理、病理、病因、病机及疾病治疗与预防的临床学科。

中医耳鼻咽喉科学历史悠久，在发展的过程中，逐步形成了专科特点。它以中医整体观为指导思想，以脏腑、经络学说为理论基础，吸取了现代先进的诊疗技术与方法，强调辨病与辨证相结合、局部辨证与整体辨证相结合、内治与外治相结合。近年来将中医脏腑生理与系统生理学相联系，促进了对耳、鼻、咽喉等局部器官的深入认识。中医耳鼻咽喉科学也是一门新兴的学科，近60年，在理论、专业教育系统化及临床与科研方面逐步成形和不断完善。

二、中医耳鼻咽喉科学简史

（一）夏商至秦汉三国时期（公元前21世纪—公元280年）

夏商至秦汉三国时期，是中医耳鼻咽喉科学发展的萌芽阶段，形成了耳鼻咽喉科学的早期基本理论。

我们的祖先对耳、鼻、咽喉的生理和疾病形成了初步认识。在我国甲骨文中已有首、面、眉、目、鼻、耳、口、舌、齿及其他部位名称的记载。在卜辞中有"贞旨自病""贞病耳"的记载，以及疾耳、疾自（鼻）、耳鸣、疾言、疾音等疾病名称。《五十二病方》中记载耳鼻咽喉病证名10余种、20余个，如嗌睢（疽）、鼻抉（缺，即鼻畸形）、耳疆（耳郭冻疮）等。这一时期多种著述中还可见到更多的病证名，如《左传·僖公二十四年》中有关于耳聋最早的描述——"耳不听五声之和为聋"。

夏商至春秋战国时期，耳鼻咽喉科疾病防治主要采取祈祷祭祀、内治、针灸、导引等方法。如《山海经·西山经》载"文茎，其实如枣，可以已聋"，《山海经·中山经》载"雕棠食之已聋"等，多以某药治某病的形式记载。古人对针灸的使用则比内服药物更加广泛。春秋时就有分经施治的原则，战国时则有了"泻有余，补不足"等基本治则。在导引方面，与《五十二病方》同时出土的《导引图》中有"引聋图"。春秋战国时的导引，既用于延年益寿，也用于临床治疗，外科技术亦达到较高水平，反映了早期中医耳鼻咽喉科防治一体的思想和

笔记栏

方法。

　　除上述外，据《周礼·天官》载，春秋时代医事制度已有疾医(内科)、食医(营养师)、疡医(外科)和兽医等职务之分。同时，眼、耳、鼻、口、二阴被作为一个独特的功能系统(九窍)来认识。如《管子·心术》载："心之在体，君之位也；九窍之有职，官之分也。心处其道，九窍循理。"西周时代，人们进一步认识到疾病与自然环境和气候异常变化的密切关系。如《礼记·月令》记载："季秋行夏令，则其国大水，冬藏殃败，民多鼽嚏。"认为气候异常变化是鼻鼽发病的主要原因。《史记·扁鹊仓公列传》载："扁鹊过雒阳，闻周人爱老人，即为耳目痹医。"可见那时扁鹊就已经治疗五官疾病了。

　　春秋后期至战国初期，哲学思想领域的进步丰富了中医学基本理论，产生了早期"官窍脏腑相关学说"。如《管子·水地》载："人，水也，男女精气合而水流形……脾发为鼻，肝发为目，肾发为耳，肺发为窍。五月而成，十月而生。"这种对五脏与五官、五体的认识在《黄帝内经》中得到进一步修正与发展，成为脏腑官窍相关理论的重要组成部分。

　　《黄帝内经》对相关耳鼻咽喉疾病的论述是较全面的，其官窍脏腑相关学说主要体现在3个方面。其一，用五行学说阐述官窍与脏腑的相互关系。认为耳和二阴与肾同属于水，舌与心同属于火，目与肝同属于木，鼻与肺同属于金，口与脾同属于土。其二，用脏腑学说阐述官窍与脏腑的相互关系。认为五官分别受五脏六腑之精气所注才得以各司其职。《灵枢·脉度》载："肺气通于鼻，肺和则鼻能知臭香矣；心气通于舌，心和则舌能知五味矣；肝气通于目，肝和则目能辨五色矣；脾气通于口，脾和则口能知五谷矣；肾气通于耳，肾和则耳能闻五音矣。"认为官窍与脏腑表里相应，脏腑的病变可导致官窍疾病，官窍疾病也可反映脏腑病变。其三，用经络学说阐述脏腑与官窍的相互关系。《灵枢·邪气脏腑病形》指出："十二经脉，三百六十五络，其血气皆上于面而走空窍……其别气走于耳而为听，其宗气上出于鼻而为臭。"《灵枢·经脉》系统论述了十二经脉及络脉与耳、鼻、咽喉的关系及病证的表现。如"大肠手阳明之脉……上挟鼻孔……是动则病……鼽衄，喉痹……""肾足少阴之脉……循喉咙……是动则病……咽肿，上气，嗌干及痛""三焦手少阳之脉……其支者，从耳后入耳中，出走耳前……是动则病耳聋浑浑焞焞，嗌肿，喉痹。"《灵枢·口问》载："黄帝曰：人之耳中鸣者，何气使然？岐伯曰：耳者，宗脉之所聚也，故胃中空则宗脉虚，虚则下溜，脉有所竭者，故耳鸣。"另外，《黄帝内经》按部位和病证特点命名的耳鼻咽喉疾病如耳痛、嗌肿、喉痹、鼻渊等，体现了中医识病的特点。对病证的认识，如《素问·至真要大论》载："厥阴之胜，耳鸣头眩，愦愦欲吐，胃鬲如寒。"《素问·气厥论》载："胆移热于脑，则辛頞鼻渊，鼻渊者，浊涕下不止也……"

　　《黄帝内经》描述了耳鼻咽喉科疾病的防治方法。如《素问·生气通天论》载："是以圣人陈阴阳，筋脉和同，骨髓坚固，气血皆从。如是则内外调和，邪不能害，耳目聪明，气立如故。"提出了顺应四时、避其邪毒等基本原则。治疗方面，有药物内治、针灸、导引等。《素问·血气形志》在内治方面提出了"病生于咽嗌，治之以甘药"的法则，为后世医家治疗咽喉病所常用；而《灵枢·刺节真邪》所载"何谓声闻于耳？岐伯曰：刺邪以手坚按其两鼻窍，而疾偃其声，必应于针也"的导引方法，即是现代仍行之有效的自行咽鼓管吹张法，比国外同类记载早了约两千年。

　　当时已有外科手术记载及吐法在咽喉病的运用。如《淮南子·氾论训》载："喉中有病，无害于息，不可凿也。"凿，指手术切开，可见当时切开排脓等法已运用于咽喉疾病，同时规定了严格的适应证与禁忌证。据《汉书》记载，华佗见一病噎者，食不得下，令用蒜齑取汁，服之立吐，是用吐法治疗咽喉疾病的记载。

　　《神农本草经》载药365种，其中数十种是耳鼻咽喉疾病常用药。如载菖蒲辛温，开心孔,补五脏,通九窍,明耳目,出声音;远志苦温,利九窍,益智慧,耳目聪明;细辛辛温,明目,利九窍;磁石辛寒,除大热烦满及耳聋;通草辛平,通利九窍;栀子辛苦温,主酒疱齄鼻;半夏辛平,主喉咽肿痛;射干苦平,主喉痹等。

东汉张仲景将理论医学和临床医学很好地结合起来,他创立的辨证施治原则影响到中医临床各科,对后世中医耳鼻咽喉科治疗学的发展起到了指导作用。其所著《伤寒杂病论》是中医学史上影响巨大的著作之一,书中涉及多种耳鼻咽喉病证,如耳聋、鼻干、鼻燥、喷嚏、鼻塞、鼻涕、鼻衄、喉痹、声音嘶哑、气上冲咽喉不得息、喉咽噎塞、梅核气、狐惑、咽喉不利等,并最早将喉痹从咽痛解释,形象地描述了梅核气的表现特点和易发病人群。在治疗方法上,以药物含服治疗咽喉病,为历代医家沿用至今。在此期间,还提出了几种抢救危重耳鼻咽喉病证的方法,如《金匮要略》记载的救卒死方——小儿卒死而吐利者,向两鼻孔中吹菖蒲屑,并以桂屑含舌下;并最早记载了滴鼻法和吹鼻法等局部治法。《伤寒论》及《金匮要略》的近300首方剂中,适用于耳鼻咽喉疾病的处方有近50首,其中小青龙汤、麻黄汤、桂枝汤、麻黄附子细辛汤、泽泻汤、半夏厚朴汤、肾气丸、真武汤等在治疗耳鼻咽喉科疾病中取得了很好的疗效。

(二) 两晋南北朝隋唐五代时期(221—960)

两晋南北朝隋唐五代时期,在疾病的认识、诊断及治疗等方面有较大改进,促进了学科的分化及发展。耳鼻咽喉科在此期间初具规模。如《隋书·经籍志》载医书3 953卷,其中医药方占90%以上。由此产生了医方归类的方法及著述,五官专科治疗用药特点更加突出。晋代皇甫谧《针灸甲乙经》和葛洪《肘后备急方》最早将眼、耳、鼻、咽喉、口齿等五官病证专卷论述,其中《针灸甲乙经》载"鼻鼽不利……迎香主之",首次使用迎香穴治疗鼻鼽;隋代甘浚之著《甘氏疗耳眼方》,共10卷;巢元方所著《诸病源候论》列67门1 729种病候,其中耳鼻咽喉病候130多种,病证30多种,将眼、耳、鼻、口齿、咽喉各分专卷论述,同时将小儿五官科病证分专卷论述。这些医家及其医著为五官专科形成奠定了基础,对后世耳鼻咽喉科的发展颇具影响。唐代,随着社会经济和医学教育事业的发展,逐步实现五官疾病专业化。624年,唐政府所设太医署,掌管医学教育,分为医、针灸、按摩、咒禁4科,其中医科又分为体疗(内科)、少小(儿科)、耳目口齿科(五官科)、角法等5个专业,耳目口齿科专业每届学习4年。孙思邈著《备急千金要方》把五官病证冠称七窍病,并以专卷的形式独立介绍五官科病证。

当时古人对病证的观察仔细入微。如《诸病源候论》卷二十九载:"凡患耳中策策痛者,皆是风入于肾之经也。不治,流入肾,则卒然变脊强背直,成痉也。"提出如果耳中痛不治则有可能成痉,即后世的黄耳伤寒。又如《备急千金要方》对耳鸣耳聋的病候分类,在《诸病源候论》分为耳聋、劳聋、耳风聋、久聋、耳鸣等候的基础上,增加了气聋、毒聋、耳聋有脓、耳聋干聍不出等,对耳聋病因病机的认识又深入了一步。

治疗方面,外治方法日益丰富,针灸疗法常用穴位选择更加严谨。皇甫谧《针灸甲乙经》在耳鼻咽喉病的治疗上针灸用穴达64个;葛洪《肘后备急方》记载了耳道、气管、食管异物及多种处理方法;《诸病源候论》记载了耳鼻咽喉科导引法。唐代,随着耳鼻咽喉科疾病临床经验的积累,《备急千金要方》和《千金翼方》中有大量关于耳鼻咽喉疾病内治、外治、针灸、砭法、导引、食疗等法的记载,尤以外治为多,如对脓耳的外治要先用纸拭净脓液再外用药,并记载了烙治法;耳鼻咽喉病证的针灸用穴达130余个。唐政府组织编纂的《新修本草》在《千金翼方》的基础上补充丰富了耳鼻咽喉专科用药,如治疗喉痹、鼻衄、耳聋、鼻息肉、声音嘶哑等药48味。王焘所著《外台秘要》收集了治疗耳鼻咽喉疾病的方剂300多首,其中治疗耳病者110多首,治疗鼻病者近50首,治疗咽喉病者150多首。

(三) 宋金元时期(960—1368)

宋金元时期,学术争鸣活跃,加速了医药事业的发展。这一时期对病证种类及疾病发生和传变规律、临证处方用药特点、病证分类、病因病机等,有了进一步认识并提出了新的理论观点。金元时期对耳鼻咽喉解剖生理的深入了解,突出表现在对咽喉解剖生理的认识。宋代王怀隐等著《太平圣惠方》明确提出咽为胃之系、喉为肺之系的观点,对后世关于咽喉生理病理的认识产生了深远影响。金代张从正《儒门事亲》阐述了会厌与喉在生理上相互配合的作用,而且提出会厌以下为吸门。南宋杨士瀛《仁斋直指方》提出,心为声音之主,肺为声音之门,肾为声音之根,强调人发出声音与脏腑的密切关系。

宋代《三因极一病证方论》将复杂的病因病机归纳为六淫外感、七情内伤、饮食劳逸不内外因3类,并指出"五脏久咳则声嘶,嘶者喉破也,非咽门病"。金代刘完素《素问玄机原病式》最早记载了鼻部症状特点。张从正《儒门事亲》对乳蛾的病因病机及表现进行了描述,并从症状方面鉴别于相关病证。严用和在总结前人对耳鼻咽喉疾病认识的基础上,阐述了耳病相关于心肾、鼻病相关于肺、咽喉病相关于肺胃的观点,使《黄帝内经》中相关官窍脏腑理论得到进一步发展,其《严氏济生方》最早提出用苍耳子散治疗鼻渊,为后世医家广泛运用。《仁斋直指方》则深入阐述梅核气证候:"人有七情,病生七气……七气相干,痰涎凝结,如絮如膜,甚如梅核,窒碍于咽喉之间,咯不出,咽不下。"《婴孩妙诀论》将脓耳分为聤耳、脓耳、缠耳、沍耳、震耳5种。《儒门事亲》将喉痹分为八症。《世医得效方》将"喉痹八症"更名补充为"一十八种喉风症",除咽喉外还包含了口齿牙舌病证。这些理论和观点对后世医家的学术发展影响较大。

在这个历史时期,一些专科技术和手术也应运而生。如《梦溪笔谈》记载:"世人以竹木牙骨之类为叫子,置入喉中吹之能作人言,谓之颡叫子。尝有病因喑者,为人所苦,烦冤无以自言。听讼者试取叫子,令颡之作声,如傀儡子,粗能辨其一二,其冤获伸。"这便是一个能代人言、类似人工喉的器具。宋代已常规应用切开排脓外治法治疗咽喉部痈肿。如《圣济总录·咽喉门》载:"善用针者,辨其可刺,宜速破之,仍施以点饵之剂。"《扁鹊心书》及《神秘名医录》均有用切开法治疗咽喉痈肿的记载。《儒门事亲》记载了咽喉异物用器械取出的方法。宋政府组织编写的《太平圣惠方》收集了3卷耳鼻咽喉内外治法。宋代医学教育分为九科,将眼科从耳目口齿科中分化出去,设立了口齿兼咽喉科,每届学生10人。元代又分为十三科,将口齿与咽喉各自独立成科。

金元四大家,即刘完素、张从正、李杲、朱震亨。他们的学术思想不仅对中医学发展具有重大影响,而且在耳鼻咽喉科学发展史上起到重要的推动作用。其中,刘完素的论述有耳鸣、耳聋、鼻衄、齆、嚏、鼻窒、鼻渊、疠风、喉痹、咽喉不利、暴喑等病证,对耳鼻咽喉疾病的治疗主要体现在两个方面:一是强调六气化火、五志化火,认为耳鼻咽喉疾病多属于火,如鼻衄之清涕可由"以火炼金,热极而反化为水",喷嚏是"心火邪热干于阳明,发于鼻而痒,则嚏也"等;二是提出"耳聋治肺""鼻塞治心"的观点。张从正继承刘完素的学术观点,创立"喉痹皆属于火"的论点,不仅将喉痹作为一种发病急速、病情较重的独立疾病,同时又把咽喉口齿疾病皆纳入喉痹范畴,从而使喉痹有了广义和狭义之分;在临床实践中,认为治喉痹不容少待,可以凉药鼻饲、外敷、针刺出血等治疗,不仅符合"火热喉痹论"的观点,而且为治疗咽喉病热证、急症积累了经验,一直为后世医家所重视。李东垣特别强调脾胃与九窍的生理病理关系,在官窍疾病的防治方面,发挥了《内经》升降理论和有关胃气、清阳、清阳出上窍等方面的理论,并进一步结合脾胃学说,提出了"脾胃虚则九窍不通"的学术观点,从而基本确立了清窍清阳相关学说。朱震亨是元代以前个人学术观点最为突出的医家之一,其著作论及耳鼻咽喉疾病达20多种40余症。他在耳鼻咽喉科的影响突出地反映在两个方面:

一是重视痰,他是第一个广泛论述耳鼻咽喉科"痰"证的医家,擅长气血痰郁的辨证论治,认为耳鸣、耳聋、鼻渊、鼻塞、鼻息肉、眉棱骨痛、喉痹、喉风、缠喉风、梅核气等病证,都与痰有关,提出"耳聋皆属于热,少阳厥阴热多,当用开痰散风热","鼻息肉,胃中有食积,热痰流注。治本当消食积","喉痹大概多是痰热,重者用桐油探吐"等学术观点;二是重视阴虚,提出"阳常有余,阴常不足"的观点,重视滋阴降火。

(四) 明清时期(1368—1911)

明代期间,医学发展在宋金元医学理论的基础上,与临床实践紧密结合,医事教育仍承袭元代,有口齿科、咽喉科之分。清代初、中期经济繁荣,为中医学发展提供了良好的经济基础。清代将口齿科与咽喉科合并,从业人数不断增加,形成了一个独立的专科。

明代薛己所著《外科发挥》记载了鼻与咽喉梅毒;窦梦麟所著《疮疡经验全书》载有喉瘤、耳菌、耳痔等肿瘤病证;龚居中所著《红炉点雪》载:"以水涸火炎,熏灼肺窍,金为火灼而损。由是而声嗄声嘶见焉。"清代以后,由于传染病增多,逐步认识了烂喉痧、白喉等病。当时由于喉科患者大增,专门从事喉科的医生也随之增加,根据医家个人观察的角度不同,咽喉病证名越来越多。初步统计,清代咽喉科病证名不下 300 余种。

明代以前对疾病的认识多以《黄帝内经》等著作作为主要依据,明代认识疾病的特点是用辨证观点提示耳鼻咽喉病证的病因病机,注重辨证的原则性。随着对疾病认识的深入,明代医家常提出某一病证可能存在不同病因病机,更全面地认识和分析疾病。如《外科枢要》卷二载:"耳疮属手少阳三焦经,或足厥阴肝经血虚风热,或肝经燥火风热,或肾经虚火等因。"《医学入门》卷四载:"新聋多热,少阳、阳明火多故也……旧聋多虚,肾常不足故也。"《景岳全书》卷二十七载:"耳聋证诸家所论虽悉,然以余之见,大都其证有五,曰火闭,曰气闭,曰邪闭,曰窍闭,曰虚闭。"并逐一详述五闭之因机。在鼻部疾病方面,《医学入门》卷四载"鼻塞须知问新久",并发现该病有风寒、伏火、痰热等病因。《医醇賸义》卷二载"脑漏者……致病有三,曰风也、火也、寒也",比明代以前侧重"胆移热于脑"的理论更为全面。在咽喉病方面,《景岳全书》卷二十八载:"喉痹所属诸经,凡少阳、阳明、厥阴、少阴皆有此证,具列于前。但其中虚实各有不同。"《咽喉经验秘传》认为,喉痹有表寒、表寒里热、里实热、血热壅滞、虚火上炎等病因病机。

明清时期对咽喉病证的分类繁多,根据病因病机及表现的不同,而取用不同的病证名。如《咽喉秘集》分 24 症,《重楼玉钥》分 36 症,《咽喉秘诀》分 36 症,《喉科指掌》分 72 症,《经验喉科紫珍集》分 72 症等。这些病证名大多基于著书者的个人观点,所以显得繁杂凌乱。也有一种疾病存在证候及病因病机的差别,故取用不同病证名的情况。如《景岳全书》将喉痹分为火证喉痹、阴虚喉痹、阳虚喉痹、格阳喉痹、瘟毒喉痹等;《咽喉脉证通论》将喉癣分为热风喉癣、烂喉癣、弱证喉癣等。

明清时期耳鼻咽喉疾病的治疗更重视局部与全身的辨证关系。如治疗耳病方面,《保婴撮要》卷四载:"禀赋不足,宜用六味地黄丸。肝经风热,宜用柴胡清肝散。若因血燥,用栀子清肝散,未应,佐以六味丸,间服九味芦荟丸。若因肾肝疳热,朝用六味丸,夕用芦荟丸。"治疗鼻病方面,《景岳全书》卷二十七说:"凡鼻渊脑漏虽为热证,然流渗既久者,即火邪已去,流亦不止,以液道不能扃固也……其有漏泄既多,伤其髓海,则气虚于上,多见头脑隐痛及眩运不宁等证。此非补阳不可,宜十全大补汤、补中益气汤之类主之。"治疗咽喉疾病方面,《外科正宗》全面介绍治疗的方法,包括发散、泻下、发表攻里、刺血、探吐、导痰、放脓、针烙、补阴、补阳、佐治法等。

这一时期,耳鼻咽喉的专科治疗手段更为丰富。《针灸大成》对耳鼻咽喉病证的针灸疗法进行了归纳。《证治准绳·疡医》记载了割喉患者的分层缝合和耳郭再植术等,并提出"若结喉伤重,软喉断,不可治;以汤与之得入肠者可治,若并出者不可治"。陈实功《外科正宗》记载使用器械进行鼻息肉切除,其操作方法与近代西医学的鼻息肉圈套法大致相同。曹士珩所著《保生秘要》详细论述了导引等方法,其中的咽鼓管自行吹张法治疗重听比《黄帝内经》记载更为详细:"定息以坐,塞兑,咬紧牙关,以脾肠二指捏紧鼻孔,睁二目,使气窜耳内,觉哄哄然有声,行之二三日,窍通为度。"《景岳全书》卷二十七则具体描述了鼓膜自行按摩的方法:"凡耳窍或损或塞,或震伤,以致暴聋,或鸣不止者,即宜以手中指于耳窍中轻轻按捺,随捺随放,随放随捺,或轻轻摇动,以引其气,捺之数次,其气必至。气至则窍自通矣。凡值此者,若不速为引导,恐因而渐闭,而竟至不开耳。"这些行之有效的自我治疗、保健方法沿用至今。

清代期间,先后四度发生烂喉痧、白喉等疫病大流行,当时的耳鼻咽喉科医生责无旁贷地参与了救治和预防,经过不懈的艰苦努力,最终对疫喉病形成了较完整的治法,其取得的成就值得骄傲,为中国人口的增长、人民健康做出了贡献,为中医学发展史增添了光辉的一页。如郑梅涧所著《重楼玉钥》记载的养阴清肺汤,至今仍为临床常用。这一时期,不仅在防治疫喉病方面积累了丰富经验,同时也出版了大量咽喉科专著。如在《尤氏喉科秘书》《咽喉论》《喉科指掌》《重楼玉钥》《时疫咽喉经验良方》5 部咽喉专著之后,又有 40 余种咽喉疾病专著和 30 余种疫喉专著问世,使清代的喉科专著达到 90 余种,有效地促进了中医咽喉科的迅速发展。

(五) 中华人民共和国成立以后

1949 年中华人民共和国成立,社会主义经济建设不断繁荣,中外医学交流逐年增多,政府坚定支持中医药事业的方针政策,使得中医耳鼻咽喉科事业产生了前所未有的发展速度,专业科室逐步独立,专业队伍不断壮大,临床诊疗与学术研究水平不断提高,并与西医学借鉴互补,使中医耳鼻咽喉科进入了一个全新的历史阶段。

1956 年,在北京、上海、广州、南京、成都等地创办了 5 所中医高等院校。最初的五官科教研室包括眼科和耳鼻咽喉科,尚无严格的眼科或耳鼻咽喉科专业界限;附属医院先后建立了临床五官科室。1958 年以后,北京、广州等地相继成立中医喉科。20 世纪 60 年代,随着临床工作开展和学科分化需要,部分地区中医耳鼻咽喉科成为独立科室;20 世纪 70 年代初,各地中医耳鼻咽喉科先后普遍独立,专科从业人员逐渐增多。根据教学需要,1960 年及1964 年由广州中医学院主编出版了《中医喉科学讲义》(第 1 版、第 2 版),1975 年出版了第 3 版《五官科学》(分为眼科学、耳鼻咽喉科学、口腔科学 3 个部分),1980 年出版第 4 版教材,首次使用"中医耳鼻喉科学"作为学科名称,标志着中医耳鼻咽喉科学正式成为独立的临床学科。1985 年,在第 4 版教材的基础上又出版了第 5 版教材。2003 年出版的新世纪全国高等中医药院校规划教材,内容更加完善。目前,在中医药院校及省、地(市)级中医医院,耳鼻咽喉科医、教、研人员的工作范围已经完全专业化。

自 1974 年,卫生部先后在广州、上海、南京中医学院主办了数期全国中医耳鼻咽喉科师资提高班。1986 年,卫生部批准湖南中医学院为全国第一个中医耳鼻咽喉科助教进修班基地。1978 年恢复研究生招生制度,先后有北京、广州、上海、湖南、成都等中医学院招收耳鼻喉科硕士研究生。1982 年后,北京、天津、广州、成都、湖南、河南等中医学院都曾设立过五官专业。1998 年后,全国各高等中医院校相继开始招收中医耳鼻咽喉科专业博士研究生。

1987 年 9 月,中华中医药学会耳鼻喉科分会在南京成立。从此中医耳鼻咽喉科有了自己的学术团体,干祖望任第一届分会主任委员。至今,全国大部分省及直辖市成立了中医耳鼻咽喉科学会,近年来还成立了世界中医药学会联合会耳鼻喉口腔科专业委员会,对学术交流及专科传统特色的继承、发展与推广起到了重要作用。在学会的组织下,制定临床常见疾病诊疗指南等规范性文件,在病名、证候等学术观点上求同存异、尊古创新,不断达成新的共识,积极推动着中医耳鼻咽喉科学的历史进程。

1956年毛泽东主席指示,要把中医中药和西医西药知识结合起来。2019年,习近平总书记对中医药工作做出重要指示,强调传承精华,守正创新,加快中医药现代化、产业化,坚持中西医并重,推动中医药事业发展。现在,已有许多西医工作者加入中医耳鼻咽喉科队伍中来。中医耳鼻咽喉科教学也与时俱进地传授西医学知识。诊疗手段的现代化,使中医的望、闻、问、切更为精准,有效地提高了对耳鼻咽喉疾病的诊疗水平。

现代中医耳鼻咽喉科学的相对独立为这一专业的医疗、教学、科研事业的发展提供了有利条件。近10余年来,关于中医耳鼻咽喉科的理论、学术观点的整理和研究,取得了不少成果与进展,如提出"官窍脏腑相关学说""清窍清阳相关学说"等全新的理论概念,又如运用西医学手段对古代中医理论如"肾开窍于耳""肺开窍于鼻""喉痹多属于火"等进行初步研究探索。另外,"耳聋治肺""鼻塞治心""金破不鸣,金实不鸣"等学术观点亦得到重新认识,并用以更好地指导临床。

随着专业学术理论研究的不断深入,传统中医耳鼻咽喉科理论或学术观点所包含的科学依据和科学内涵正在逐步得到深入认识和论证,从而获得更广泛的认同。如有关中医肾与耳的实验研究,提出微量元素含量及肾与内耳某些组织形态学的相似性,证明肾开窍于耳的科学性;鼻腔纤毛上皮细胞功能和黏膜免疫的主要抗体是肺开窍于鼻(即肺与鼻相互联系)的物质基础之一;随着分子生物学、分子免疫学的迅速发展,对鼻鼽的发病机制中各种化学介质的作用有了进一步的认识等。这些都为传统的中医学理论与西医学理论建立了沟通的桥梁,促进了中医耳鼻咽喉科学的发展。

●(黄春江)

复习思考题

1. 中医耳鼻咽喉科学的特点是什么?
2. 中医史上治疗五官疾病的鼻祖是谁?
3. 历史上哪个朝代论述咽喉的著作最多?为什么?
4. 中医耳鼻咽喉科于什么年代正式设立?
5. 中医治疗耳鼻咽喉疾病的传统方法有哪些?
6. 《黄帝内经》《伤寒杂病论》对耳鼻咽喉科学发展的贡献有哪些?
7. 金元四大家怎样认识耳鼻咽喉疾病?

PPT 课件

◆◆◆ **第二章** ◆◆◆

耳鼻咽喉与脏腑经络的关系

学习目标

1. 了解循经耳、鼻、咽、喉的经络走向。
2. 熟悉耳、鼻、咽、喉与脏腑、经络的生理与病理联系。
3. 掌握耳、鼻、咽、喉所属的脏腑。重点掌握耳和肾的关系,鼻和肺的关系,咽和脾胃的关系,喉和肺的关系,耳与足少阳胆经、手少阳三焦经的关系,鼻与手阳明大肠经、足阳明胃经的关系,咽喉与手太阴肺经、手阳明大肠经的关系。

　　耳、鼻、咽、喉位于头部,虽为外在器官,但通过经络的沟通与五脏六腑有密切联系。脏腑是人体生理功能、病理变化的基础,气血津液是生命的基本物质,经络是运行气血、联络脏腑、沟通表里的通道,从而将人体五脏六腑、四肢百骸、五官九窍、皮肉筋脉组成一个有机联系的整体。所以,学习耳鼻咽喉科学,必须牢固树立整体观,熟悉脏腑经络、气血津液理论。

第一节　耳与脏腑经络的关系

　　耳与肾、心、肝、胆、脾、肺之间均有密切的关系。

一、耳与脏腑的关系

(一) 耳与肾
　　肾主耳,开窍于耳,足少阴肾经之络入于耳中。《灵枢·五阅五使》载:"耳者,肾之官也。"《灵枢·脉度》载:"肾气通于耳,肾和则耳能闻五音矣。"肾主藏精,肾精上充于耳则耳窍得养,听觉聪敏。此为耳与肾的生理关系。

　　若肾脏失调则可致耳病。如肾精亏虚或髓海不足则耳窍失养,听觉失聪,产生耳鸣、耳聋、眩晕等症。如《灵枢·海论》载:"髓海不足,则脑转耳鸣。"如肾阳不足则寒水上泛,导致耳鸣眩晕。肾主骨,肾虚则骨质易受邪毒所侵,故脓耳日久可见肾虚,而耳骨受损,甚至发生脓耳变证。此为耳与肾的病理关系。

(二) 耳与心
　　心主神志,寄窍于耳,耳司听觉,受心主宰。《证治准绳·杂病》载:"肾为耳窍之主,心为耳窍之客。"《针灸甲乙经·五脏六腑官》载:"夫心者火也,肾者水也,水火既济。心气通于舌,舌非窍也,其通于窍者,寄在于耳。"心主血脉,耳为宗脉之所聚,心血上奉,耳得所养而听力敏锐。此为耳与心的生理关系。

心脏功能失常,如心血耗损则耳失所养,功能失司。《古今医统大全·耳证门》载:"心虚血耗,必致耳聋耳鸣。"临床耳病责之于心者,多属虚证。此为耳与心的病理关系。

(三)耳与肝

肝藏血,主疏泄;耳司听觉,主平衡。耳的正常功能有赖于肝血奉养与肝气条达。肝肾同源,《辨证录》载:"夫肾虽开窍于耳,耳病宜责之肾,然而肝为肾之子,肾气既通于耳,则肝之气,未尝不可相通者,子随母之象也。"故肝为肾之子,肾气通于耳,肝气亦通于耳。此为耳与肝的生理关系。

若肝血不足或疏泄不畅则可致耳病发生。如肝血虚损,耳失所养,或肝阴不足,虚火上扰清窍,则可见耳鸣、耳聋、耳眩晕等症。《素问·脏气法时论》载:"肝病者,两胁下痛引少腹,令人善怒。虚则目䀮䀮无所见,耳无所闻,善恐如人之将捕之,取其经,厥阴与少阳,气逆,则头痛耳聋不聪颊肿。"肝喜条达,若气机失调,肝火上犯,亦致耳病。此为耳与肝的病理关系。

(四)耳与胆

肝胆互为表里,主疏畅气机,肝胆气机条达,耳才能发挥正常的功能。此为耳与胆的生理关系。

足少阳胆经循行耳后,胆经失调可致耳病。胆病及耳,多因少阳外感风寒湿热之邪,循经上犯耳窍。《素问·厥论》载:"少阳之厥,则暴聋颊肿而热。"肝胆主升,忿怒可动胆火,故情志变化可致突发耳聋。此为耳与胆的病理关系。

(五)耳与脾

脾为后天之本,气血生化之源,主升清降浊,输布水谷精微。脾气健运,则清升浊降,清宫之窍得清气濡养才能发挥正常生理功能。《素问·玉机真脏论》载:"脾为孤脏……其不及则令人九窍不通……"此为耳与脾的生理关系。

若脾虚不健,生化失职,则气血不足,清阳不升,可致耳窍失养而功能失司。脾气不足,运化失调,聚湿生痰;清阳不升,浊阴不降,邪聚耳窍,甚或痰郁化火,壅闭耳窍,以致耳胀、脓耳、耳眩晕等症。湿邪困脾,清窍受阻亦可发为耳病。脾虚清阳不升是脾病及耳的主要原因。此为耳与脾的病理关系。

(六)耳与肺

肺主气、司呼吸,外合皮毛。肺为肾之母,耳为肾窍。肺主宣发,输布气血津液以濡养耳窍。捏鼻鼓气,气贯于耳,故肺气与耳相通。《灵枢·阴阳清浊》载:"手太阴独受阴之清,其清者上走空窍。"《杂病源流犀烛》卷二十三载:"肾窍于耳,所以聪听,实因水生于金,盖肺主气,一身之气贯于耳,故能为听。"此为耳与肺的生理关系。

肺的功能失常可导致耳病。如肺卫不固,皮毛受损,外感时邪,发为耳聋。若肺气虚,耳失所养,则耳窍失聪。《素问·脏气法时论》载:"肺病者……虚则少气,不能报息,耳聋嗌干。"此为耳与肺的病理关系。

二、耳与经络的关系

耳为宗脉之所聚,十二经脉均与耳有直接联系。《灵枢·邪气脏腑病形》云:"十二经脉,三百六十五络,其血气皆上于面而走空窍……其别气走于耳而为听。"其中直接循行于耳的经脉,多属阳经。

足少阳胆经:起于目锐眦,上抵头角,下耳后……其支者,从耳后入耳中,出走耳前,至目锐眦后。

手少阳三焦经:起于小指次指之端……其支者,从膻中上出缺盆,上项,系耳后,直上出耳上角……其支者,从耳后入耳中,出走耳前,过客主人,前交颊,至目锐眦。

足阳明胃经:起于鼻之交頞中……出大迎,循颊车,上耳前。

手太阳小肠经:起于小指之端……其支者,从缺盆循颈,上颊,至目锐眦,却入耳中。

足太阳膀胱经:起于目内眦,上额,交巅;其支者,从巅至耳上角。

耳通过经脉联络脏腑和全身成为一个有机的整体,同时,阴经和阳经相互交接,耳则成为脉络之所聚的重要器官。

第二节 鼻与脏腑经络的关系

鼻与肺、脾、肝、胆、肾、心的关系较为密切。

一、鼻与脏腑的关系

(一)鼻与肺

肺开窍于鼻,鼻是肺之官。《素问·阴阳应象大论》载:"肺主鼻……在窍为鼻。"肺主宣发肃降,肺之清气上通鼻窍,鼻窍得养而嗅觉灵敏,气道通畅。鼻是肺之门户,有助于肺气调畅。此为鼻与肺的生理关系。

肺脏受损可导致鼻病。如肺气虚腠理疏松,卫表不固,鼻窍易感外邪;肺气不足,则鼻窍失养;肺失宣降,则鼻失通畅;肺失清肃则邪毒滞留。《严氏济生方·鼻门》载:"夫鼻者,肺之候……其为病也,为衄,为痈,为息肉,为疮疡,为清涕,为窒塞不通,为浊脓,或不闻香臭。此皆肺脏不调,邪气蕴积于鼻,清道壅塞而然也。"此为鼻与肺的病理关系。

(二)鼻与脾

脾为气血生化之源,主升发清阳,司统血之职。鼻为清窍,乃清阳游行交会之所,血脉多聚之处。《医学心悟》卷五载:"鼻准属脾土。"《诸病源候论》载:"脾与胃合,足阳明之经,胃之脉也,其经起于鼻,环于唇,其支脉如络于脾。"故脾气健,气血充沛,清阳升发,则鼻窍得养。此为鼻与脾的生理关系。

脾虚不健或运化失调可致鼻病。如脾失健运,清阳不升,则鼻窍失养而为病;或脾气虚弱致邪滞鼻窍;或脾运化失调,湿邪内生,浊阴上犯而发鼻病。脾虚常致慢性或虚证鼻病。脾经实邪也可以导致鼻病。《杂病源流犀烛》卷二十三载:"又有鼻内生疮者,由脾胃蕴热,移于肺者也。"《素问·刺热》载:"脾热病者,鼻先赤。"此为鼻与脾的病理关系。

(三)鼻与肝胆

胆为奇恒之腑,上通于脑,下通于鼻。肝之经脉循行鼻部,鼻梁为肝所属,两侧鼻背为胆所属。此为鼻与肝胆的生理关系。

肝胆互为表里,肝胆失调可致鼻病。《素问·气厥论》载:"胆移热于脑,则辛頞鼻渊。鼻渊者,浊涕下不止也,传为衄衊瞑目,故得之气厥也。"此为鼻与肝胆的病理关系。

(四)鼻与肾

鼻为肺窍,肺肾同源,金水相生,子随母象。《类证治裁》载:"肺为气之主,肾为气之根,肾主纳气,阴阳相交,呼吸乃和。"肾为先天之本,元阴元阳之府,温煦滋养于肺,肺将精气上荣于鼻,故鼻之健旺有赖于肾精充沛。此为鼻与肾的生理关系。

肾脏虚损可致鼻病。《素问·宣明五气》载:"五气所病……肾为欠为嚏。"肾阳不足则鼻失温煦,可致鼻渊、鼻鼽等症。肾阴亏虚,鼻窍失养,甚或虚火上炎,上灼鼻窍,则发为鼻衄、鼻槁等。此为鼻与肾的病理关系。

（五）鼻与心

心主嗅，故鼻同为心与肺的门户，心血充沛才能奉养于鼻。心主嗅与心主神明、主血脉的生理功能有关。《难经·四十难》载："火者心，心主臭，故令鼻知香臭。"此为鼻与心的生理关系。

心的功能失调亦可致鼻病，尤其鼻衄与心的关系密切。《素问·五脏别论》载："五气入鼻，藏于心肺，心肺有病，而鼻为之不利也。"此为鼻与心的病理关系。

二、鼻与经络的关系

鼻为血脉多聚之处。直接循行于鼻的经脉有：

手阳明大肠经：其支者，从缺盆上颈，贯颊，入下齿中，还出挟口，交人中，左之右，右之左，上挟鼻孔。

足阳明胃经：起于鼻之交颏中，旁纳太阳之脉，下循鼻外，入上齿中。

手太阳小肠经：其支者，别颊上颁抵鼻，至目内眦，斜络于颧。

足太阳膀胱经：起于目内眦，上额，交巅。

足厥阴肝经：从肝上注肺，上循喉咙，入颃颡之窍，究于畜门。

督脉：从额正中下行至鼻柱沿鼻尖到上唇。

任脉、阳跷脉、阴跷脉均循行于鼻旁。

第三节 咽喉与脏腑经络的关系

咽喉与肺、胃、脾、肾、肝的关系较为密切。

一、咽喉与脏腑的关系

（一）咽喉与肺

肺主气、司呼吸，连接于喉，喉下为气道，为肺之系，乃气息出入要塞，咽喉通利，才能平稳呼吸。《太平圣惠方》卷三十五载："喉咙者，空虚也，言其中空虚，可以通于气息，呼吸出入，主肺气之流通。"《医贯》卷一中还有对会厌的生动描述："气口有一会厌，当饮食方咽，会厌即垂，厥口乃闭。故水谷下咽，了不犯喉，言语呼吸，则会厌张开。"说明会厌有举足轻重的作用。肺主清肃，喉主发音，肺气清则喉窍利，声音才能清晰洪亮。肺气充沛，宣肃调畅，肺津上承，咽喉得养，才能发挥正常功能。此为咽喉与肺的生理关系。

肺脏功能失调则可致咽喉疾病。如外感六淫邪气，肺失清肃，导致邪壅咽喉；或肺经蕴热，上攻咽喉，发为咽喉病。《太平圣惠方》卷三十五载："若风热邪气，搏于脾肺，则经络痞涩不通利，邪热攻冲，上焦壅滞，故令咽喉疼痛也。"若肺气虚损，气津不足，则可致咽喉失养，甚至虚热上攻，发为咽喉病。此为咽喉与肺的病理关系。

（二）咽喉与胃

咽者咽也，主吞咽，为水谷精微之通道；胃主受纳，咽与胃相互配合，维持正常的生理功能。《太平圣惠方》卷三十五载："夫咽喉者，生于肺胃之气也。咽者嚥也，空可嚥物，又谓之嗌，主通利水谷，胃气之道路。"胃与脾为后天之本，气血生化之源，有升清降浊功能，胃气充沛，清升浊降，咽喉才能得养。此为咽喉与胃的生理关系。

胃的功能失调，可致咽喉疾病。胃热上攻，可致咽喉红肿疼痛。《疮疡经验全书》卷一载："胃经受热，胃气通于喉咙，故患喉痛。"胃气不降可致干哕欲呕。脾胃虚弱，清阳不升，

笔记栏

津不能上养咽喉则致咽喉为病。此为咽喉与胃的病理关系。

（三）咽喉与脾

咽为胃之系，脾胃互为表里，脾主升清，将水谷精微上输，濡养咽喉。《重楼玉钥·诸风秘论》载："咽主地气，属脾土。"故咽喉与脾关系密切。咽喉功能正常，呼吸通畅，饮食正常，脾胃才能生化不息。此为咽喉与脾的生理关系。

脾脏功能失调则致咽喉病。如脾脏蕴热，可致咽喉红肿疼痛。若脾胃虚弱，气血不足，清阳不升，咽失濡养，浊阴不降，邪滞咽喉而不利。《外科正宗》卷二载："思虑过多，中气不足，脾气不能中护，虚火易致上炎"。此为咽喉与脾的病理关系。

（四）咽喉与肾

肾藏精，为先天之本。肾水充足，肾阳充沛，才能使水升火降，咽喉得养，发音洪亮。《景岳全书》卷二十八载："肾藏精，精化气，阴虚则无气，此肾为声音之根也。"故咽喉的生理功能有赖于肾的滋养与温煦。此为咽喉与肾的生理关系。

肾虚则可致咽喉病。如肾阴虚，虚火上炎，或肾阳虚，虚阳上越，上犯于咽喉均致咽喉病证。《金匮要略·水气病脉证并治》载："阳衰之后，营卫相干，阳损阴盛，结寒微动，肾气上冲，喉咽塞噎，胁下急痛。"此为咽喉与肾的病理关系。

（五）咽喉与肝

咽为肝之使。肝的经脉循喉咙，上行颃颡。《素问·奇病论》载："夫肝者，中之将也，取决于胆，咽为之使。"肝主疏泄，肝气条达才能使咽喉发挥正常生理功能。此为咽喉与肝的生理关系。

肝失于条达疏泄则可致咽喉疾病。《素问·六元正纪大论》载："木郁之发……故民病胃脘当心而痛，上支两胁，膈咽不通，食饮不下。"若肝气郁结，气机不利，可致咽喉堵闷或失音。此为咽喉与肝的病理关系。

二、咽喉与经络的关系

咽喉是经脉循行交会之处。在十二经脉中，除足太阳膀胱经、手厥阴心包经外，其余经脉皆直接循行于咽喉。《素问·阴阳别论》载："一阴一阳结，谓之喉痹。"说明少阳经、少阴经对于喉痹的重要意义。

手太阴肺经：入走肺，散之大肠，上出缺盆，循喉咙。

手阳明大肠经：下走大肠，属于肺，上循喉咙，出缺盆。

足阳明胃经：上通于心，上循咽，出于口。

足太阴脾经：上至脾，合于阳明，与别俱行，上结于咽。

手少阴心经：上走喉咙，出于面，合目内眦。

手太阳小肠经：其支者，从缺盆循颈上颊，至目锐眦。

足少阴肾经：从肾上贯肝膈，入肺中，循喉咙，挟舌本。

手少阳三焦经：其支者，从膻中上出缺盆，上项。

足少阳胆经：循胸里，属胆，散之上肝，贯心，以上挟咽，出颐颌中。

足厥阴肝经：上贯膈，布胁肋，循喉咙之后，上入颃颡。

冲脉、任脉：循腹右上行，会于咽喉，别而络唇口。

阴跷脉：循内踝上行，至咽喉，交贯冲脉。

阳跷脉：循外踝上行至肩，经颈部上夹口角，与阴跷脉会于目内眦。

（黄春江）

复习思考题

1. 耳与脏腑有哪些生理、病理关系？耳与肾关系的特点是什么？
2. 鼻与脏腑有哪些生理、病理关系？鼻与肺关系的特点是什么？
3. 咽喉与脏腑有哪些生理、病理关系？咽喉与肺、脾（胃）关系的特点是什么？
4. "心寄窍于耳"表现在哪个方面？
5. 肺气虚，腠理疏松，卫表不固，肺失宣降，可致鼻部哪些症状？
6. 脾脏蕴热，可致咽喉出现哪些临床表现？

笔记栏

PPT 课件

◇◇◇ 第三章 ◇◇◇

耳鼻咽喉的应用解剖与生理

学习目标

1. 掌握耳、鼻、咽、喉的解剖特点及生理功能。

2. 重点掌握中耳和内耳的解剖;听觉和平衡的生理功能;鼻腔、鼻窦的解剖,鼻的呼吸、嗅觉功能;鼻咽、口咽、喉咽的解剖,喉返神经的解剖,咽喉的吞咽、呼吸功能和言语形成。

第一节　耳的应用解剖与生理

一、耳的应用解剖

耳分为外耳、中耳、内耳 3 部分(图 3-1)。

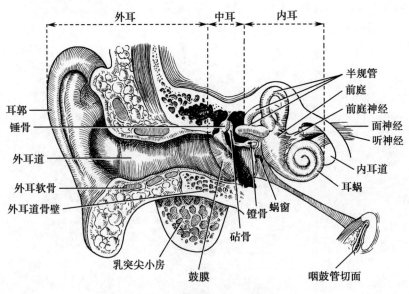

图 3-1　耳的解剖示意图

(一)外耳

外耳包括耳郭与外耳道。

1. 耳郭　由不规则、富有弹性的纤维软骨框架覆以软骨膜和皮肤形成,分为前(外侧)

面和后(内侧)面。耳郭前面凹凸不平,周缘卷曲,称耳轮,起于外耳道口上方的耳轮脚。与耳轮平行的弧形隆起,称对耳轮。耳轮与对耳轮之间的凹沟为舟状窝。对耳轮向上、向前分成上下两脚,两脚之间的浅窝称三角窝。对耳轮向下终于对耳屏。耳轮脚分耳甲为上下两部,上为耳甲艇,下为耳甲腔。耳甲腔前方即外耳道口,外耳道口前方突起处为耳屏。耳屏与耳轮脚之间的凹陷为耳前切迹,此处无软骨连接。对耳轮前下方与耳屏相对的突起为对耳屏。耳屏与对耳屏之间的凹陷为耳屏间切迹。对耳屏下方无软骨的部分为耳垂。耳郭后面较平整而稍隆起,其附着处为耳后沟。各部名称见图 3-2。

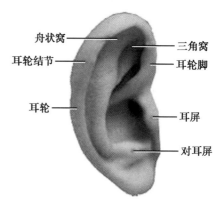

图 3-2　耳郭表面标志

2. 外耳道　起自耳甲腔底之外耳道口,向内至鼓膜,全长 2.5~3.5cm,略呈"⌒"形,由软骨部和骨部组成。软骨部约占其外 1/3,骨部占内 2/3。两者交界处较狭窄,称外耳道峡部,异物常嵌顿于此。软骨部皮肤较厚,富有毛囊、皮脂腺和耵聍腺。耵聍腺是大汗腺,分泌物与脱落上皮细胞混合成耵聍。

3. 外耳的神经、血管和淋巴引流

(1)神经:外耳的神经来源主要有:①下颌神经的耳颞支,分布于外耳道前壁,故牙痛时可引起放射性耳痛;②迷走神经的耳支,分布于外耳道后壁,刺激外耳道后壁皮肤可引起反射性咳嗽。此外,还有来自颈丛的耳大神经和枕小神经,以及面神经的分支。

(2)血管:外耳的血液由颈外动脉的分支颞浅动脉、耳后动脉、上颌动脉供给。颞浅动脉、耳后动脉供给耳郭前面、后面,而外耳道及鼓膜由上颌动脉供应。静脉与动脉同名,回流入颈外静脉。

(3)淋巴引流:耳郭、外耳道的淋巴注入耳后、耳前、颈浅淋巴结,最后汇于颈深上淋巴结。

(二)中耳

中耳包括鼓室、咽鼓管、鼓窦及乳突 4 部分,位于外耳与内耳之间,是声音传导的主要部分。

1. 鼓室　是颞骨内不规则的含气空腔,位于鼓膜与内耳外侧壁之间。鼓室前方借咽鼓管与鼻咽相通,向后通过鼓窦入口与鼓窦及乳突气房相通,向外借鼓膜与外耳道分隔,向内借前庭窗及蜗窗与内耳联系。鼓室可分为上、中、下 3 部分和内、外、前、后、上、下 6 个壁(图 3-3、图 3-4)。

(1)鼓室六壁

1)外侧壁:亦称鼓膜壁,由骨部与膜部组成。骨部较小,即鼓膜以上的上鼓室外侧壁;膜部较大,即鼓膜及围绕固定鼓膜的鼓环。

鼓膜高约 9.0mm,宽约 8.0mm,厚约 0.1mm,为一椭圆形银灰色半透明的薄膜,有光泽,呈浅漏斗状,凹面向外。鼓膜由 3 层组织构成:外层为复层扁平上皮,与外耳道皮肤相连续;中层由浅层放射和深层环形的胶原纤维束组成;内层为黏膜层,与鼓室的黏膜相连续,表面覆以单层扁平上皮。其位置与外耳道底成 45°~50° 角。鼓膜的边缘形成纤维软骨环,附着于鼓沟。

笔记栏

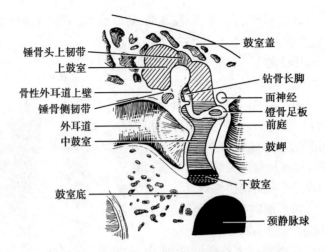

图 3-3　鼓室的划分

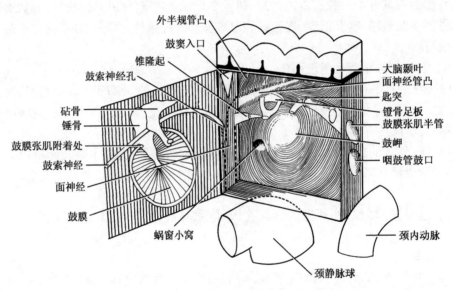

图 3-4　鼓室六壁模式图

　　鼓膜分为松弛部和紧张部。松弛部在锤骨短突、锤前皱襞、锤后皱襞之上,位于鼓环切迹内,约占鼓膜面积的 1/5,因缺少胶原纤维层而较薄弱。紧张部附于颞骨鼓部的鼓沟中,约占鼓膜面积的 4/5,较坚实,呈银灰色,有光泽。鼓膜中心凹点相当于锤骨柄尖端,称鼓膜脐。自此向上至紧张部之上缘,可见锤骨短突(图 3-5)。沿锤骨柄做一直线,另经鼓膜脐做一与该线垂直相交的直线,可将鼓膜分为前上、前下、后上和后下 4 个象限(图 3-6)。反光镜检查时,鼓膜前下方可见一个三角形反光区,三角尖端起自鼓膜脐,底向鼓膜边缘,称光锥。鼓膜内陷或混浊时,光锥可以变形或消失。

　　2)内侧壁:也称迷路壁。表面凹凸不平,主要的结构有鼓岬、前庭窗、蜗窗、面神经管凸等。中央隆起部为耳蜗底周突向鼓室所形成,称鼓岬。鼓岬的后上方是前庭窗,为通入内耳前庭部的孔,为镫骨足板及周围环状韧带所封闭。后下方是蜗窗,呈圆形,向内通入耳蜗的鼓阶,被蜗窗膜(又称第二鼓膜)所封闭。在前庭窗上方有一条长枕状隆凸,称面神经管凸,面神经水平段通过此管。外半规管凸恰在此段面神经管的上后方。匙突是位于前庭窗前上方的匙状突起,鼓膜张肌腱由此呈直角转折向外,附于锤骨颈。

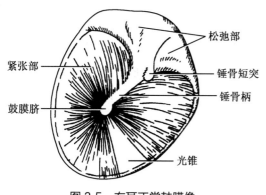

图 3-5 右耳正常鼓膜像

图 3-6 鼓膜的 4 个象限

3）上壁：又称鼓室盖，借一厚 3~4mm 的薄骨板与颅中窝相隔。此壁的岩鳞裂在 2 岁前尚未闭合（部分成人亦有未闭合者），成为中耳感染进入颅内的途径之一。

4）下壁：也称颈静脉壁，将鼓室与颈静脉球隔开。若颈静脉球很大，向上突向中耳或内耳，使鼓室下壁变得很薄，甚至出现裂隙，在后者情况下，颈静脉球的蓝色透过鼓膜下部隐约可见，应高度重视，避免术中误伤颈静脉球引起出血。

5）前壁：也称颈动脉壁，上宽下窄，上部有 2 个开口，上方的开口为鼓膜张肌所占据，下方的开口呈漏斗状，为咽鼓管的鼓室口，鼓室借此与鼻咽部相通。

6）后壁：即乳突壁，结构较复杂，上部有鼓窦入口和砧骨窝，鼓室借鼓窦入口与鼓窦和乳突气房相通。外半规管凸居鼓窦入口内侧下方，在面神经管凸的上后方。此壁内侧面有面神经垂直段通过。

（2）鼓室内结构

1）听小骨：是人体中最小的 3 块骨，总重不过 50mg，分别是锤骨、砧骨、镫骨，三者由关节相连接构成听骨链，以联系鼓膜与前庭窗。

2）听小骨的韧带、关节：主要有镫骨环状韧带，以及锤骨头与砧骨体构成的砧锤关节、由砧骨豆状突与镫骨头构成的砧镫关节。

3）鼓室的肌肉：有鼓膜张肌和镫骨肌。鼓膜张肌的作用是牵引锤骨柄向内使鼓膜紧张，以制止鼓膜及听小骨的颤动。镫骨肌是人体中最小的肌肉，起于锥隆起的内腔，附着于镫骨头的后面，为鼓膜张肌的拮抗肌。

2. 咽鼓管 又称耳咽管，是沟通鼓室和鼻咽部的管道，全长 35~40mm（成人），前内 2/3 为软骨部，后外 1/3 为骨部，其鼓室口位于鼓室前壁上部，咽口位于鼻咽侧壁。交界处以锯齿状斜面相连，管腔较窄，称咽鼓管峡，其组织结构有黏膜层和黏膜下层，黏膜在咽口与鼻咽部黏膜直接延续，在鼓室口与中耳黏膜相连。黏膜上皮为假复层纤毛柱状上皮，其下壁纤毛上皮细胞与呼吸道纤毛细胞相同，含有大量、多种水解酶和氧化酶，参与咽鼓管的防御功能。婴儿及儿童的咽鼓管较成人短，且粗而直。成人鼓室口高于咽口 1.5~2.5mm，而儿童则两口位置几近水平，故通过咽鼓管途径易引起中耳感染。通过吞咽或哈欠，空气从咽口经咽鼓管进入鼓室，使鼓室内气压与外界气压相平衡，以维持鼓膜正常的位置和功能。

3. 鼓窦及乳突小房 鼓窦及乳突小房均是中耳的含气腔隙，其黏膜与鼓室黏膜相延续。

（1）鼓窦：又称乳突窦，在婴儿期即存在。它有 6 个壁，其前壁上部为鼓窦入口，借此与鼓室相通，前下为外耳道后壁及面神经管垂直部的起始段；后壁借乙状窦骨板与颅后窝隔开；上壁鼓窦天盖与鼓室盖相延续，借此与颅中窝相隔；下壁与乳突气房相连通；内侧壁前下为外半规管骨凸；外侧壁相当于外耳道上三角，此处表面有小孔，又称筛区，是乳突手术进路的标志。

（2）乳突小房：也称乳突气房。乳突位于颞骨之后下，为人类所特有。乳突气房是在乳突内大小不等且不规则的含气小房，内衬黏膜上皮，主要为扁平上皮细胞，向前与鼓窦、鼓室、咽鼓管黏膜相连。根据气化程度，乳突气房可分为蜂窝型（气化型或含气型）、板障型、硬化型（坚质型）和混合型 4 种形式。

4. 中耳的血管和神经

（1）血管：中耳的血供主要来自颈外动脉：上颌动脉分支鼓室前动脉、耳后动脉分支茎乳动脉、脑膜中动脉分支鼓室上动脉及岩浅动脉。静脉则汇入岩上窦和翼静脉丛。

（2）神经：中耳的神经有鼓室神经丛和面神经。鼓室神经丛由舌咽神经之鼓室神经和颈内动脉交感神经丛的分支组成，位于鼓岬表面之浅沟内，主管中耳鼓室黏膜的感觉和腮腺的分泌。面神经是人体内居于骨管中最长的神经，伴随听神经和前庭神经，经内听道底部进入面神经管（自桥延沟出脑，至茎乳孔出颅，全长 36~53mm，在颞骨面神经管内长23~29mm），在前庭和耳蜗之间形成膝状神经节，从膝状神经节急转向后偏下，经鼓室内侧壁前庭窗上方达鼓室后壁，形成面神经水平段，自鼓室后壁达锥隆起的后上方，又呈弧形转折向下（即面神经第二曲，又叫锥曲），自此面神经几乎垂直下行，称面神经垂直段，该段神经发出鼓索神经和镫骨肌支，分别司舌前 2/3 味觉和支配镫骨肌（图 3-7）。面神经由茎乳孔出颅，向前上呈 105° 角，支配面部表情肌，中耳各种病变均可能引起面神经损伤而致面瘫。

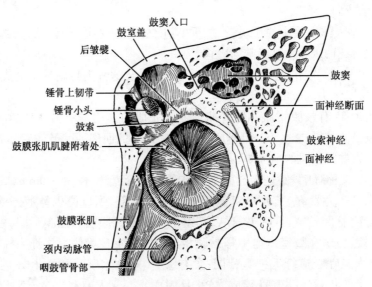

图 3-7 左侧鼓索神经在鼓室内的走行

（三）内耳

内耳结构复杂而精细，又称迷路，深藏于颞骨岩部骨质内，含有听觉和平衡觉感受器，包括骨迷路和膜迷路两部分。膜迷路位于骨迷路内，膜迷路内含有内淋巴，膜迷路和骨迷路之间含外淋巴，内、外淋巴互不相通。

1. 骨迷路 由致密骨质构成，分为耳蜗、前庭、半规管 3 部分（图 3-8）。

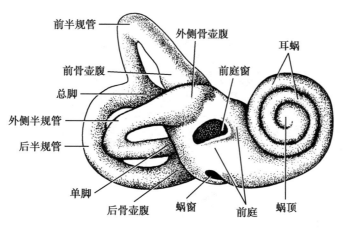

图 3-8　骨迷路(右)

（1）耳蜗：形似蜗牛壳，位于迷路前部，内藏听觉感受器，主要由中央的蜗轴和周围的骨蜗管组成，可分为基底及尖。尖端叫顶，向前外，指向颈动脉管；底向后内方，对向内耳道底叫蜗底。蜗底转突向鼓室内侧壁，约相当于鼓岬部位。蜗轴在耳蜗的中央，呈圆锥形，绕以螺旋形骨板，即骨螺旋板（图 3-9）。后者伸入骨蜗管中，达管径的一半，其外有基底膜连续螺旋板到骨蜗管的外侧壁，而将骨蜗管分为

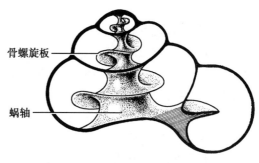

图 3-9　耳蜗剖面

上、下两腔。上腔又被前庭膜分为两腔。所以整个螺旋管内共有 3 个管腔，即前庭阶、中间阶、鼓阶。前庭阶居上，与前庭相通；鼓阶居下，借蜗窗及膜与鼓室相隔；前庭阶和鼓阶内均含有外淋巴，并借蜗孔相通。两阶中间是膜蜗管，内含内淋巴（图 3-10）。

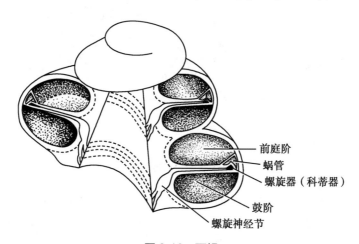

图 3-10　耳蜗

（2）前庭：为一不规则的卵圆形腔隙，位于耳蜗与半规管之间，前部与耳蜗的前庭阶相通，后部与半规管相通。外侧壁即中耳的内侧壁，上有前庭窗为镫骨底所封闭，构成听觉传导的主要路径。在此窗的后下方为蜗窗，被第二鼓膜所封闭。内侧壁有一前庭嵴，由此分内壁为上、下两窝，后上为椭圆囊隐窝，内含椭圆囊，前下为球囊隐窝，内含球囊（图 3-11），两囊与身体平衡调节有关。

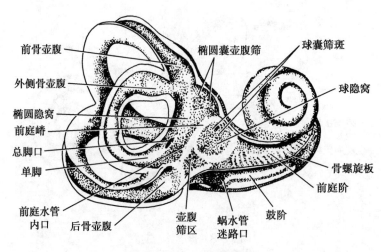

图 3-11　前庭剖示图

（3）半规管：位于前庭的上后方，为 3 个弓状弯曲的骨管，互成直角，分别称外半规管、上半规管和后半规管。每个半规管有两端，一端膨大，称壶腹，另一端称单脚，但上半规管及后半规管的单脚合并而成一总脚。因此，3 个半规管只有 5 个脚，即 3 个壶腹脚、1 个单脚和 1 个总脚。经 5 个开口与前庭相通。

2. 膜迷路　由套在骨迷路内的膜性管和膜性囊组成，形态与骨迷路相似，但不完全充满骨迷路。骨迷路与膜迷路之间尚留腔隙，充以外淋巴，膜迷路借纤维束固定于骨迷路壁，悬浮于外淋巴中，分为椭圆囊、球囊、膜半规管和膜蜗管 4 部分，各部相互连通（图 3-12）。

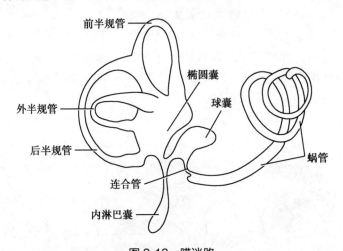

图 3-12　膜迷路

（1）椭圆囊与球囊：两者均位于骨前庭内的同名隐窝中。椭圆囊位于椭圆囊隐窝中，靠后上方；球囊位于球囊隐窝中，靠前下方。膜半规管借 5 个孔通入椭圆囊。椭圆囊和球囊各有一小管合并成内淋巴管，然后通向内淋巴囊。

椭圆囊壁上有椭圆囊斑，球囊壁上有球囊斑。囊斑内有带纤毛的感觉上皮细胞和前庭神经末梢，纤毛顶端覆盖一层胶质膜，称耳石膜，膜上含有极小的结晶体，称耳石。

椭圆囊和球囊均与静止位置觉有关，并能感受直线变速运动刺激。当机体进行直线加 / 减速运动时，斑中的耳石将发生移位，从一定方向刺激毛细胞，产生冲动通过中枢引起各种反射，以维持身体平衡。

（2）膜半规管：有 3 个，分别附着在骨半规管的外侧壁，约占骨半规管的 1/3 或 1/4，其壶腹部有壶腹嵴,内有带纤毛的感觉上皮细胞,纤毛上覆有胶质的终顶或嵴帽,是感受旋转变速运动的末梢感受器。

(3)膜蜗管:又称耳蜗管、中间阶,为膜性组织,藏于耳蜗内,是一盲管。膜蜗管的横切面呈三角形,分为底、上壁、外侧壁。从蜗底到蜗顶全长约32mm。底为螺旋板及基底膜,基底膜结构可分鼓阶面、固有膜和蜗管面,蜗管面有支持细胞和毛细胞构成的听觉末梢感受器,称螺旋器或科蒂器。膜蜗管借联合管和球囊相通,并间接与蛛网膜下腔沟通。

螺旋器由感觉细胞、支持细胞和盖膜组成(图3-13)。毛细胞是声刺激转化为电活动的感受器,分为内毛细胞和外毛细胞。靠蜗轴有单排的毛细胞如烧瓶,称内毛细胞,为2 800~4 400个;耳蜗外侧有3排毛细胞呈柱形,称外毛细胞,为11 200~16 000个。外毛细胞纤毛在扫描电镜下见呈"W"形排列,均为静纤毛,间或可见残留的动纤毛。

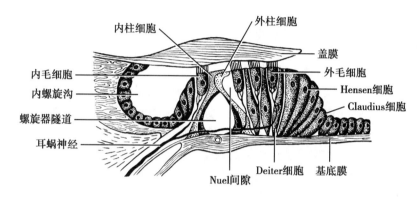

图 3-13 螺旋器示意图

3. 内耳的血管和神经

(1)血管:内耳血液供应主要来自基底动脉或小脑下前动脉分出的迷路动脉,以及耳后动脉的分支茎乳动脉。静脉回流经迷路静脉、前庭水管静脉和蜗水管静脉汇入横窦和岩上窦,最后至颈内静脉。

(2)神经:内耳神经即第8对脑神经——前庭蜗神经,也称位听神经,为感觉性神经,含有听觉和平衡觉纤维,前者组成蜗神经,后者组成前庭神经。前庭蜗神经出脑干后,与面神经、前庭神经等相伴随,一起进入内耳道。在内耳道分为蜗神经和前庭神经。蜗神经穿入蜗轴至螺旋神经节,节内双极神经元的周围突穿过骨螺旋板终止于螺旋器;前庭支至前庭神经节,节内双极神经元的周围突终止于3对半规管的壶腹嵴、椭圆囊斑和球囊斑。蜗神经主司耳蜗的听觉,前庭神经主司平衡觉,壶腹嵴感受旋转运动的加/减速刺激,椭圆囊斑和球囊斑感受直线运动的加/减速、振动和身体位置的改变。

二、耳的生理

(一) 听觉生理

耳具有听觉功能,人类凭借听觉来感受周围环境及自身所发出的一切声音,并在此基础上建立语言。听觉周围系统是精密的机械振动和生物学系统,负责感受声音振动的刺激能量,将其转化为对中枢听觉系统的生理刺激,即神经冲动,并进行初步的分析处理。听觉中枢包括中枢听觉神经通路的各级神经元及神经网络,负责对声音刺激产生的信息进行分析并传至大脑皮质产生听觉。

1. 声音传导 外界声音传入内耳有空气传导和骨传导两种途径,以空气传导为主。

(1)空气传导:声波经外耳道传至鼓膜,引起鼓膜的振动,再经听骨链传导到镫骨底,激荡内耳淋巴液产生波动,从而引起基底膜上的螺旋器振动而感受声音刺激,产生听觉。

(2)骨传导:声波直接经颅骨途径传导到内耳,使淋巴液产生波动,继而刺激基底膜上的螺旋器而产生听觉。骨传导有移动式和压缩式两种。

2. 外耳生理　耳郭形似喇叭,有助收集声波至外耳道并传到鼓膜,同时对某些频率的声波有增压作用。外耳道是一端封闭(鼓膜)、另一端开放(外耳道口)的管道,对波长为管长4倍的声波起最佳的共振作用。同时,双耳的协同作用有助声源定位。

3. 中耳生理　中耳的主要功能是将外耳道内空气中声音振动的能量传递至耳蜗淋巴液。中耳通过阻抗匹配作用,将空气中的声波振动能量高效能地传入内耳淋巴液中,这种功能的完成是通过鼓膜和听骨链作为声压转换增益装置来实现的。

(1)鼓膜的生理功能:鼓膜与镫骨底面积的差异在中耳的增压效应中起主要作用;鼓膜本身的弧形结构也产生杠杆作用,具有增压效应。鼓膜有效振动面积相当于解剖面积的2/3,约为55mm²,镫骨底面积约为3.2mm²,声波作用于鼓膜时,振动能量通过听骨链传至前庭窗,通过面积比增压作用,声能传至前庭膜时提高约17倍。同时,听骨链的杠杆作用中,由长度比决定的鼓膜振幅与锤骨柄振幅之比是2:1。再加上鼓膜的弧形杠杆作用可使声压提高1倍,进一步提高鼓膜增益效果,使耳蜗对声波刺激更加敏感。

(2)听骨链的生理功能:听骨链是鼓膜与前庭窗之间的机械联系,是实现中耳增压的关键。听骨链杠杆系统的两个力臂分别是锤骨柄和砧骨长脚,两者长度之比为1.3:1,声波传至前庭窗时,借助此杠杆作用可使声压提高约1.3倍。

综上所述,鼓膜与镫骨底面积比的增压作用约17倍,听骨链杠杆作用的增压效应为1.3倍,两者增压作用为22.1倍,相当于27dB。加上鼓膜弧形杠杆作用,则整个中耳增压效应可达到30dB。

中耳有鼓膜张肌和镫骨肌,声能可刺激这些肌肉活动。镫骨肌收缩,镫骨底向外牵拉,减少传入内耳的振动。鼓膜张肌收缩,鼓膜紧张度增加,镫骨底压向前庭窗,使外淋巴压力增高,减少声波引起的振动。

(3)咽鼓管的生理功能

1)保持中耳内外压力的平衡:咽鼓管分为骨部和软骨部。骨部管腔是开放的;软骨部具有弹性,在一般情况下处于闭合状态,当吞咽或打哈欠时,咽肌、腭肌收缩使其开放,从而调节鼓室内外气压,使之达到平衡,有利于鼓膜和听骨链的自由振动,维持正常听力。

2)引流作用:鼓室、咽鼓管的杯状细胞与黏液腺分泌的黏液,借助咽鼓管黏膜上皮的纤毛运动,不断地排至鼻咽部。

3)防声消声作用:咽鼓管自然的关闭状态,能阻隔说话、呼吸和心脏搏动等自体声响的声波直接传入鼓室,产生声音感觉。

4)防止逆行感染:咽鼓管软骨部的黏膜皱襞具有活瓣作用,加之黏膜的纤毛运动,对来自鼻咽部的感染具有一定的阻挡效应。

4. 耳蜗生理　耳蜗具有传声和感音双重功能。

(1)传声功能:声波振动通过镫骨底传至外淋巴时,引起基底膜振动,并以波的方式沿基底膜从蜗底向蜗顶传播,就像一条抖动的绸带。声音引起的行波都从基底膜底部(即靠近前庭窗膜处)开始,振动频率越低,行波传播越远,高频率声波引起的基底膜振动,只局限于前庭窗附近。高频声波引起的最大振幅部位在蜗底侧,低频声波引起的最大振幅部位靠近蜗顶侧,中频声波则在基底膜的中间部位发生共振。不同频率的声波引起不同形式的基底膜振动,被认为是耳蜗能区分不同声音频率的基础,亦即蜗底受损时主要影响高频听力、蜗顶受损时主要影响低频听力的机制。

(2)感音功能：基底膜内缘附着于骨螺旋板上,盖膜内缘则与螺旋板缘连接。因此,两膜的附着点不在同一轴上。毛细胞顶端的听毛有些埋在盖膜胶状物中,有些与盖膜下面接触,因盖膜和基底膜的振动轴不一致,于是两膜之间有横向交错移动,导致盖膜和基底膜上的螺旋器发生交错移行运动,即剪切运动。听毛受到切向力作用而弯曲。据研究,听毛弯曲引起毛细胞兴奋,是耳蜗将机械能转为生物电变化的第一步。激发传入神经递质谷氨酸钠等释放,使毛细胞底部具有突触样结构的蜗神经末梢产生神经冲动,沿蜗神经及其以上各级中枢传导结构传至大脑皮质听觉中枢,产生听觉。

（二）平衡生理

平衡是使身体在空间保持适宜位置的必要前提。人体维持平衡主要依靠前庭、视觉及本体感觉 3 个系统相互协调来完成,其中前庭系统最为重要。前庭感觉器包括半规管、椭圆囊和球囊。

1. 半规管生理　主要感受人体或头部旋转运动的刺激。当头部承受角加速度作用时,膜半规管内淋巴因惯性作用发生反旋转方向的流动,因而推动嵴帽顺着内淋巴流动的方向倾倒,直接牵引埋于嵴帽内的感觉纤毛弯曲,刺激感觉细胞,后者再把这种物理刺激通过介质的释放转变为化学刺激,经过突触传递给前庭中枢,引起综合反应,维持身体平衡。

2. 椭圆囊和球囊生理　椭圆囊壁上有椭圆囊斑,椭圆囊斑与球囊斑构造相同,都有耳石膜,故两者又合称耳石器官。主要功能是感受直线加速度,维持人体静态平衡。囊斑毛细胞的纤毛埋在耳石膜中,耳石膜的表面有耳石,耳石的比重明显高于内淋巴。当头部进行直线加速运动时,耳石因惯性而移位,使毛细胞的纤毛弯曲引起刺激,通过化学介质把物理性刺激转换为神经动作电位,沿前庭神经纤维传入前庭各级中枢,从而维持人体在运动过程中的平衡状态。椭圆囊斑主要感受头在矢状面上的静平衡和直线加速度,影响四肢伸肌和屈肌的张力。

第二节　鼻的应用解剖与生理

一、鼻的应用解剖

鼻位于面部中央,由外鼻、鼻腔和鼻窦 3 部分组成。

（一）外鼻

外鼻呈基底向下的三棱锥体形,上窄下宽,前棱最高部为鼻根,与额部相接,向下为正中部鼻梁及鼻尖,鼻梁两侧为鼻背,鼻尖两侧的半圆形隆起部分为鼻翼。该三棱锥体底部为鼻底,鼻底由鼻中隔前下缘及大翼软骨内侧脚构成的鼻小柱分成左右鼻前孔。鼻翼向外侧与面颊交界处有一浅沟,即鼻唇沟(图 3-14)。

外鼻骨支架由鼻骨、额骨鼻部和上颌骨额突组成。软骨支架主要由鼻外侧软骨(隔背软骨)和大翼软骨组成,两侧翼为鼻外侧软骨或称鼻背板,中间为鼻中隔软骨(鼻隔板)。上述软骨与鼻骨和上颌骨额突共同支持鼻背。大翼软骨呈马蹄形。外侧脚构成鼻翼支架,左右内侧脚夹鼻中隔软骨的前下缘构成鼻小柱支架。另有鼻翼软骨和籽状软骨(统称鼻副软骨)填充于鼻外侧软骨和大翼软骨之间(图 3-15)。

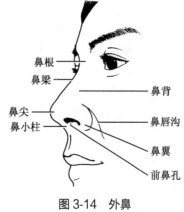

图 3-14　外鼻

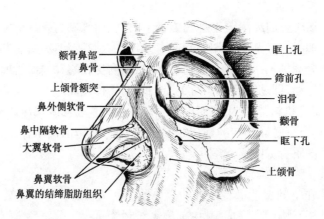

图 3-15 外鼻的骨和软骨支架

1. 皮肤　鼻根、鼻梁及侧面皮肤较薄,鼻尖、鼻翼及鼻前庭皮肤较厚,并与皮下纤维组织及软骨膜紧密相连。鼻尖及鼻翼处皮肤含较多汗腺和皮脂腺,是粉刺、痤疮、酒渣鼻和疖肿的好发部位。

2. 静脉回流　外鼻的静脉主要经过内眦静脉和面静脉汇入颈内静脉。但内眦静脉又可经眼上、下静脉与海绵窦相通(图 3-16)。面部静脉无瓣膜,血液可双向流动,故当鼻面部感染或疖肿时,若治疗不当或用力挤压,可造成致命的海绵窦血栓性静脉炎或其他颅内并发症。

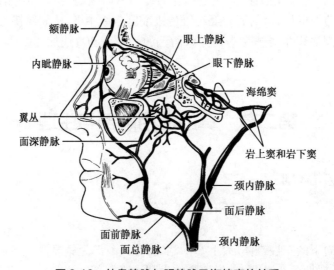

图 3-16 外鼻静脉与眼静脉及海绵窦的关系

3. 神经　运动神经主要为面神经颞支,感觉神经主要是三叉神经第一支(眼神经)和第二支(上颌神经)的一些分支(如鼻睫神经、眶下神经等)。

4. 淋巴回流　外鼻淋巴主要汇入下颌下淋巴结、耳前淋巴结和腮腺淋巴结。

(二) 鼻腔

鼻腔由鼻中隔分为左右各一,每侧鼻腔为一前后开放的狭长腔隙,顶部较窄,底部较宽,前起于鼻前孔,后止于鼻后孔。每侧鼻腔又分为鼻前庭和固有鼻腔,两者以鼻阈(鼻内孔)为界,鼻阈为皮肤与黏膜交界处。鼻前庭由皮肤覆盖,长有鼻毛,易发生疖肿,且疼痛剧烈。

1. 固有鼻腔　简称鼻腔,前界为鼻内孔,后界为鼻后孔,由顶、底、内侧、外侧 4 个壁构成。

(1)顶壁:呈穹隆状,前段倾斜上升,为鼻骨和额鼻突组成;中段呈水平状,为分隔颅前窝的筛骨水平板,板上有很多小孔叫筛孔,鼻腔嗅区黏膜有嗅丝穿过筛孔到达颅内,筛板薄而脆,外伤或鼻部手术时容易损伤;后段倾斜向下,主要由蝶骨前壁构成。

(2)底壁:即硬腭的鼻腔面,与口腔相隔。前 3/4 由上颌骨腭突构成,后 1/4 由腭骨水平部构成。

(3)内侧壁:为鼻中隔,由鼻中隔软骨、下侧鼻软骨内侧脚、筛骨正中板(筛骨垂直板)和犁骨组成(图 3-17)。软骨膜和骨膜外覆黏膜。鼻中隔最前下部分的黏膜内血管汇聚成丛,称利特尔区(Little area),是鼻出血的好发区。

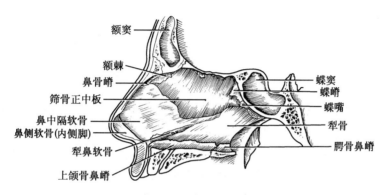

图 3-17　鼻中隔支架

(4)鼻后孔:左右各一,与鼻咽部相通。主要由蝶骨体(上)、蝶骨翼突内侧板(外)、腭骨水平部后缘(底)、犁骨后缘(内,左右鼻后孔分界)围绕而成。

(5)外侧壁:分别由上颌骨、泪骨、腭骨垂直板、筛骨、下鼻甲骨及蝶骨翼突构成。鼻腔外侧壁从下向上有 3 个长条骨片,呈阶梯状排列,游离缘向内下方悬垂,分别称下、中、上鼻甲,每一鼻甲的下方和鼻腔外侧壁均形成一间隙,分别称下、中、上鼻道(图 3-18~图 3-20)。

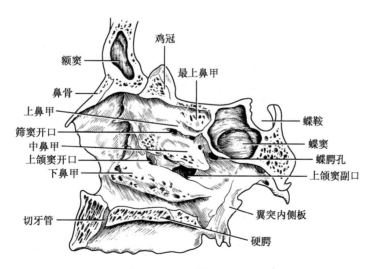

图 3-18　骨性鼻腔外侧壁

笔记栏

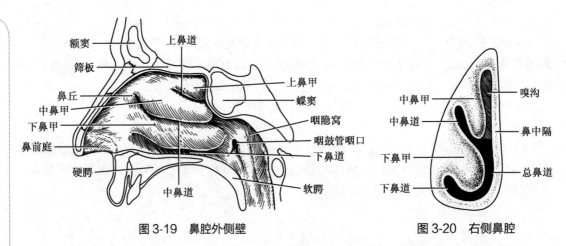

图 3-19　鼻腔外侧壁　　　　　　　　　　图 3-20　右侧鼻腔

1)下鼻甲:为一独立的薄骨片,是各鼻甲中最大者。下鼻甲前端距鼻前孔约 2cm,后端距咽鼓管开口 1~1.5cm,故下鼻甲肿胀或肥大时会影响咽鼓管的功能。下鼻道顶呈穹隆状,在其顶端有鼻泪管的开口。

2)中鼻甲:为筛窦内侧壁的标志。中鼻甲前端附着于筛窦顶壁和筛骨水平板交接处的前颅底,后部附着在鼻腔外侧壁(眶纸板)的后部,这部分称中鼻甲基板,中鼻甲后部附着于腭骨垂直突筛嵴处的鼻腔外侧壁。以中鼻甲前部下方游离缘水平为界,其上方鼻甲与鼻中隔之间的间隙称为嗅沟;在该水平以下,各鼻甲与鼻中隔之间的腔隙称为总鼻道。中鼻道位于中鼻甲的下外侧,为前组筛窦的开口引流所在。中鼻道外侧壁上有 2 个隆起,前下方的弧形嵴状隆起称钩突,后上方的隆起称筛泡。两个隆起之间有 1 个半月状裂隙,称半月裂。半月裂向前下和后上逐渐扩大的漏斗状空间,名筛漏斗。筛漏斗以钩突为内界,眶纸板为外界,外上为泪骨。向内经半月裂与中鼻道相通,前上部为额隐窝,额窦经额隐窝开口于筛漏斗的前上端,其后是前组筛窦开口,最后为上颌窦开口。中鼻甲、中鼻道及其附近的区域解剖结构的异常和病理改变与鼻窦炎的发病最为密切,这一区域称为窦口鼻道复合体,它是以筛漏斗为中心的附近区域,包括筛漏斗、钩突、筛泡、半月裂、中鼻道、中鼻甲、前组筛房、额隐窝口及上颌窦自然开口等一系列结构(图 3-21)。

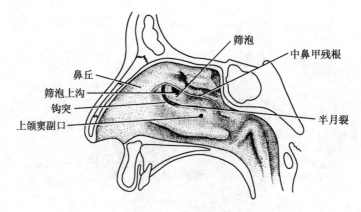

图 3-21　中鼻道外侧壁

3)上鼻甲:上鼻甲是 3 个鼻甲中最小者,其后端的内上方有蝶筛隐窝,是蝶窦的开口所在。后组筛窦开口于上鼻道。

2. 鼻腔黏膜　鼻腔黏膜分为嗅区黏膜和呼吸区黏膜两部分。

(1)嗅区黏膜:分布于鼻腔顶中部、向下至鼻中隔上部及鼻腔外侧壁上部等嗅沟区域。

嗅区黏膜为假复层无纤毛柱状上皮,由支持细胞、基底细胞和嗅细胞组成。

(2)呼吸区黏膜:占鼻腔大部分,主要为假复层纤毛柱状上皮,由纤毛细胞、柱状细胞、杯状细胞和基底细胞组成。呼吸区黏膜的纤毛向鼻咽方向摆动,鼻窦内纤毛向鼻窦口摆动,将尘埃等有害物质排到鼻咽部。黏膜下层有丰富的黏液腺和浆液腺,分泌液体形成黏液毯,对黏膜起到保护作用。

3. 鼻腔的血管及淋巴

(1)动脉:主要来自颈内动脉系统的分支眼动脉和颈外动脉系统的分支上颌动脉。眼动脉在眶内分出筛前动脉和筛后动脉,筛前动脉供应前组筛窦、额窦、鼻腔外侧壁及鼻中隔前上部,筛后动脉供应后筛、鼻腔外侧壁及鼻中隔的后上部。上颌动脉在翼腭窝内分出蝶腭动脉、眶下动脉和腭大动脉,其中蝶腭动脉是鼻腔的主要供血动脉。蝶腭动脉分成内、外侧支,内侧支分出鼻后中隔动脉,供应鼻中隔后部和下部;外侧支分成鼻后外侧动脉,供应鼻腔外侧壁后部、下部和鼻腔底(图 3-22、图 3-23)。

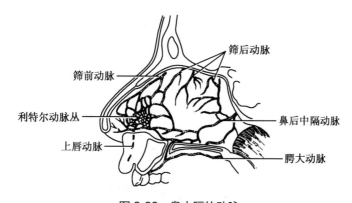

图 3-22 鼻中隔的动脉

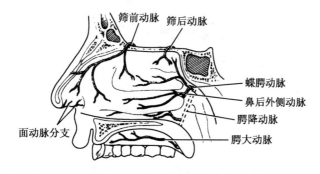

图 3-23 鼻腔外侧壁的动脉

(2)静脉回流:鼻腔前部、后部和下部的静脉汇入颈内静脉、颈外静脉,鼻腔上部静脉汇入海绵窦或颅内静脉和硬脑膜窦。老年人下鼻道外侧壁后部近鼻咽处有扩张的鼻后侧静脉丛,称为吴氏鼻-鼻咽静脉丛,常是鼻腔后部出血的主要来源。

(3)淋巴:鼻腔前 1/3 的淋巴汇入耳前淋巴结、腮腺淋巴结及下颌下淋巴结。鼻腔后 2/3 的淋巴汇入咽后淋巴结和颈深淋巴结上群,鼻部恶性肿瘤可循上述途径发生淋巴结转移。

4. 鼻腔的神经 包括嗅神经、感觉神经和自主神经。

(1)嗅神经:分布于嗅区黏膜。嗅神经中枢突汇集成多数嗅丝穿经筛板上的筛孔抵达嗅球。

(2)感觉神经:主要来自三叉神经第一支(眼神经)和第二支(上颌神经)的分支。

(3)自主神经:控制鼻黏膜血管的舒缩及腺体的分泌。交感神经来自岩深神经,主管鼻黏膜血管的收缩;副交感神经来自岩浅大神经,主管鼻黏膜血管的扩张和腺体的分泌。

(三)鼻窦

鼻窦为鼻腔周围颅骨中的一些含气空腔,左右成对,共4对,分别是上颌窦、筛窦、额窦和蝶窦(图3-24)。鼻窦分为前后两组,前组鼻窦包括上颌窦、前组筛窦和额窦,开口于中鼻道;后组鼻窦包括后组筛窦和蝶窦,前者开口于上鼻道,后者开口于蝶筛隐窝(图3-25)。

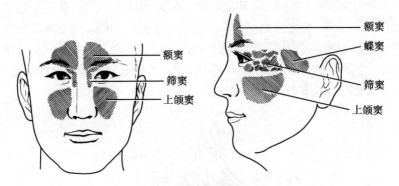

图 3-24　鼻窦的面部投影

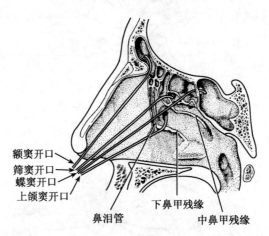

图 3-25　鼻窦开口部位

1. 上颌窦　为4对鼻窦中最大者,平均容积为13ml,有5个壁。

(1)前壁:中央薄而凹陷,称尖牙窝;在眶下缘之下正对瞳孔有一骨孔,称眶下孔,为眶下神经和血管通过之处。

(2)后外壁:与翼腭窝和颞下窝毗邻。

(3)内侧壁:即中鼻道和下鼻道外侧壁的大部分,上颌窦的自然开口位于内侧壁的前上部。

(4)上壁:为眼眶的底壁。

(5)底壁:即上颌牙槽突。底壁常低于鼻腔底,与第二前磨牙和第一、二磨牙关系密切。牙根与窦腔仅隔一层菲薄骨质,故牙根感染容易引起牙源性上颌窦炎。

2. 筛窦　由位于鼻腔外侧壁上方与两眶之间的筛骨迷路的小气房组成。筛窦气房数目视其发育程度不同而异,4~17个到8~30个不等。筛窦被中鼻甲基板分为前组筛窦和后组筛窦,前者开口于中鼻道,后者开口于上鼻道。筛窦内侧壁为鼻腔外侧壁上部,附有上鼻甲和中鼻甲；筛窦的外侧壁为眼眶的内侧壁，由泪骨和眶纸板构成；筛顶的上方为颅前窝；前壁由额骨的筛切迹、鼻骨和上颌骨额突组成；后壁与蝶窦相邻；下壁即中鼻道上部结构。

3. 额窦　额窦位于额骨的内板和外板之间、筛窦的前上方，左右各一。额窦开口位于其底部，经鼻额管引流至额隐窝。

4. 蝶窦　位于蝶骨体内、鼻腔最上后方，被蝶窦中隔分为左右两腔。蝶窦的外侧壁结构复杂，与海绵窦、视神经管、颈内动脉相邻；顶壁上方为颅中窝的底，呈鞍形，称为蝶鞍，蝶鞍的上方为脑垂体；前壁参与构成鼻腔顶壁的后部和筛窦的后壁；后壁毗邻枕骨斜坡；下壁为鼻后孔上缘和鼻咽顶，翼管神经位于下壁外侧的翼突根部。蝶窦开口于蝶筛隐窝。

二、鼻的生理

鼻腔的主要功能为呼吸、过滤、清洁、加温、加湿、嗅觉、共鸣和反射等。

（一）鼻阻力

一定的鼻阻力是维持正常鼻通气的前提条件。鼻阻力主要由鼻内孔区和下鼻甲形成。由于鼻阻力的存在，使进入鼻腔的气流分为层流和湍流。层流是气流向后上方向呈弧形流向鼻后孔后散开，此气流是鼻腔气流的大部分，也是肺进行气体交换的主要部分。层流和鼻腔黏膜接触面积大，可以充分发挥鼻腔调节温度和湿度的作用。湍流是气流在鼻阈后方形成不规则漩涡，是吸入气流的小部分。

（二）鼻周期

正常人体鼻阻力呈现昼夜及左右有规律和交替的变化，主要受双侧下鼻甲充血状态的影响，间隔2~7小时出现一个周期，称为鼻周期。鼻周期可以促使睡眠时翻身，有助于解除疲劳。正常鼻阻力的存在有助于肺泡气体交换。如果鼻腔阻力降低（如萎缩性鼻炎或下鼻甲切除过多），可出现肺功能下降；鼻阻力过大（如鼻甲肥大或鼻息肉），会造成鼻腔通气不足，影响呼吸和循环功能。

（三）过滤及清洁作用

正常人鼻前庭鼻毛及其生长方向（朝向前外）可以过滤吸入气流中的颗粒状物，并使异物难进易出。吸入气流中较小的颗粒状物，或通过喷嚏反射被排出体外，或借助湍流的作用沉降于鼻黏膜表面，然后通过黏液毯及纤毛的摆动被送入咽部。纤毛运动是维持鼻腔正常生理功能的重要机制。

（四）温度与湿度调节作用

依赖鼻腔黏膜血管的舒缩作用，使吸入鼻腔的气流保持恒定的温度。依赖鼻黏膜中的分泌性上皮的分泌物、各种腺体的分泌物及毛细血管的渗出维持鼻腔的湿度，以利于气体在肺泡的交换。

（五）嗅觉功能

空气中的气味微粒接触嗅黏膜后，溶解于嗅腺分泌液中，或借化学作用刺激嗅细胞产生神经冲动，经嗅神经、嗅球至嗅觉中枢，从而产生嗅觉。

（六）发声共鸣功能

从喉腔发出的声音经过鼻腔时，气流在鼻腔内撞击和回旋可产生共鸣效应，使声音变得柔润和洪亮。鼻窦腔亦参与了这种共鸣效应。

（七）反射功能

主要反射是鼻肺反射和喷嚏反射。

（八）其他功能

除上述功能外，鼻黏膜还具有免疫和排泄泪液的功能。

第三节　咽的应用解剖与生理

一、咽的应用解剖

(一)咽的分部

咽是呼吸道与消化道上端的共同通道,上宽下窄,位于第1~6颈椎前方。上起颅底,向下于环状软骨下缘与食管口连接,成人全长约12cm。咽后壁及侧壁完整,前壁与鼻腔、口腔和喉腔相通。咽自上而下可分为鼻咽、口咽、喉咽3部分(图3-26)。

1. 鼻咽　鼻咽又称上咽。顶壁位于蝶骨体及枕骨基底部下方;前方以鼻后孔为界与鼻腔相通,下方与口咽部相通。后壁相当于第1~2颈椎。顶壁与后壁之间无明显角度,呈穹隆状,常合称为顶后壁。儿童在鼻咽顶后壁上有淋巴组织团,称腺样体(又称咽扁桃体、增殖体)。两侧壁有咽鼓管的咽口,咽口上方有一唇状隆起,称咽鼓管圆枕。咽鼓管圆枕后上方与咽后壁之间有一凹陷,称咽隐窝,是鼻咽癌的好发部位之一。其上方与颅底破裂孔相邻,鼻咽癌易经此处侵入颅内。

2. 口咽　口咽又称中咽,是口腔向后方的延续部。上界为软腭游离缘平面,下界为会厌上缘,惯称的咽部即指此区。后壁平对第2~3颈椎体,上接鼻咽,下接喉咽。前方经咽峡与口腔相通。咽峡是由上方的悬雍垂和软腭游离缘、下方的舌背、两侧腭舌弓(前腭弓)和腭咽弓(后腭弓)共同构成的一个环形狭窄部分(图3-27)。侧壁由软腭向下分为两腭弓,前为腭舌弓,后为腭咽弓,在两腭弓之间为扁桃体窝,腭扁桃体即位于其中。咽后壁黏膜下散在的淋巴组织称为咽后壁淋巴滤泡。两侧腭咽弓后方各有纵行条索状淋巴组织,称咽侧索。

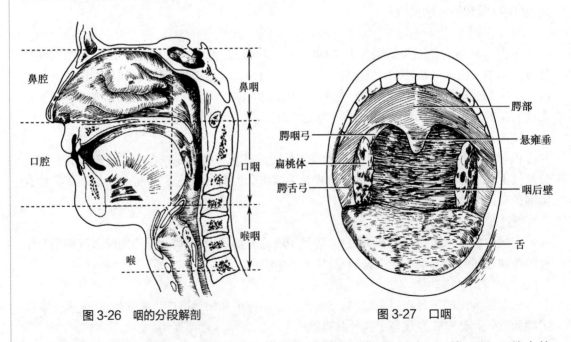

图 3-26　咽的分段解剖　　　　　　　　　　图 3-27　口咽

3. 喉咽　喉咽又称下咽,位于会厌上缘与环状软骨下缘平面之间,上接口咽,下接食管入口,后壁平对第3~6颈椎。前面自上而下有会厌、杓会厌皱襞和杓状软骨所围成的入口,称喉口,与喉腔相通。在喉口入口的两侧和甲状软骨板内侧面之间,各有两个较深的隐窝,称梨状隐窝。两侧梨状隐窝之间与环状软骨板后方的间隙称环后隙,其下方即为食管入口。

在舌根与会厌之间有 2 个浅凹,称为会厌谷,其中有舌骨会厌韧带将其分为左右各一。梨状隐窝与会厌谷常为异物停留之处。

（二）咽壁的构造

咽壁组织结构从内到外有 4 层,即黏膜层、纤维层、肌层、外膜层。特点是无明显的黏膜下组织层,纤维层与黏膜层紧密附着。

颊咽筋膜与邻近筋膜之间的疏松组织间隙称为颊咽筋膜间隙,较重要的有咽后间隙和咽旁间隙。这些间隙的存在,有利于咽腔在吞咽时的运动,协调头颈部自由活动,获得正常生理功能。咽间隙的存在既可将病变局限于一定范围之内,又为病变扩散提供了途径。

（三）咽的淋巴组织

咽部黏膜下富有淋巴组织,相互交通,较大的淋巴组织团块呈环状排列,称为咽淋巴环（图 3-28）。主要由咽扁桃体（腺样体）、咽鼓管扁桃体、腭扁桃体、咽侧索、咽后壁淋巴滤泡及舌扁桃体构成内环,内环淋巴流向颈部淋巴结,后者又互相交通,自成一环,称外环,主要由咽后淋巴结、下颌角淋巴结、下颌下淋巴结、颏下淋巴结等组成。其中腭扁桃体（习称扁桃体）,为咽淋巴组织中最大者,位于前后腭弓之间的扁桃体窝内,左右各一。扁桃体表面有 6~20 个伸入扁桃体实质所形成的深浅不一的盲管,称扁桃体隐窝,其内可积存脱落上皮、淋巴细胞、白细胞、细菌及食物碎屑等,故易潜藏病原体。扁桃体无输入淋巴管与淋巴窦,仅有输出淋巴管,因此与淋巴结的结构不同。扁桃体的动脉来自颈外动脉的分支腭升动脉、腭降动脉、舌动脉舌背支、面动脉扁桃体支、咽升动脉扁桃体支。扁桃体静脉经咽静脉丛及舌静脉汇入颈内静脉。扁桃体由咽丛、三叉神经第二支（上颌神经）及舌咽神经分支共同支配。

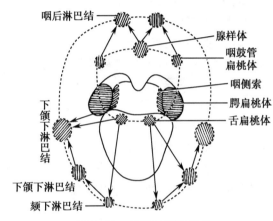

图 3-28　咽淋巴环示意图

咽扁桃体位于鼻咽顶与后壁交界处,呈橘瓣状,表面凹凸不平,有 5~6 条纵行裂隙。居中的裂隙往往深而宽,呈梭形,在其下端有时可见胚胎期残余的凹陷,称为咽囊。咽扁桃体与咽壁间无纤维组织包膜,故手术不易刮净。咽扁桃体出生后即存在,6~7 岁时最显著,10 岁以后逐渐萎缩,至成年则消失,但亦有成年有咽扁桃体残留者。

舌扁桃体位于舌根部,呈颗粒状,大小因人而异,含有丰富的黏液腺。

咽鼓管扁桃体为咽鼓管咽口后缘的淋巴组织,炎症肥大时可阻塞咽鼓管口而致听力减退或中耳感染。

咽侧索为咽部两侧壁的淋巴组织,位于腭咽弓后方,呈垂直带状,由口咽部上延至鼻咽,与咽隐窝淋巴组织相连。

（四）咽的血管和神经

1. 血管　咽部的血液由颈外动脉的分支咽升动脉、甲状腺上动脉、腭升动脉、腭降动脉、舌动脉舌背支等供给。咽部静脉经咽静脉丛与翼静脉丛,流经面静脉,汇入颈内静脉。

2. 神经　主要由来自迷走神经、舌咽神经及交感神经干的颈上神经节所构成的咽神经丛,司咽的感觉与相关肌肉运动。其中腭帆张肌由三叉神经第三支（下颌神经）支配,其他腭肌由咽丛支配。

二、咽的生理

(一)吞咽功能

吞咽动作是一种由多组咽肌参与的反射性协同运动。当食物经口腔作用后,通过咽峡被送进口咽部,由于腭咽弓收缩,食物不能返回口腔;软腭收缩,咽后壁向前突出,防止食物进入鼻咽部;喉头上升,舌根后移,会厌软骨向下趋近杓状软骨,使喉口关闭,同时,前庭裂及声门裂闭合,呼吸暂停,从而隔绝了喉腔和咽部的交通。这样在咽缩肌收缩作用下,食物便被迫进入食管。

(二)呼吸功能

咽是呼吸时气流出入的通道,咽黏膜内或黏膜下含有丰富的腺体,对吸入的空气有调节温度、湿度及清洁的作用。

(三)言语形成

咽腔对喉部发出的声音有共鸣作用,能使声音清晰、和谐悦耳,并由软腭、口、舌、唇、齿等协同作用,构成各种言语。

(四)防御保护功能

防御保护功能主要通过咽反射完成。吞咽时,通过咽反射封闭鼻咽和喉咽,避免食物进入鼻腔和气管;当有异物进入咽部时,则发生恶心呕吐,有利于排出异物。

(五)调节中耳气压功能

吞咽运动不断进行时,可使咽鼓管不断随之开闭,从而使中耳内气压与外界大气压得以平衡。

(六)扁桃体的免疫功能

腭扁桃体生发中心含有各种吞噬细胞,同时可以产生具有天然免疫力的细胞和抗体,如 T 细胞、B 细胞、吞噬细胞及免疫球蛋白等,消灭从血液、淋巴或其他组织侵入机体的有害物质。

第四节 喉的应用解剖与生理

一、喉的应用解剖

喉位于颈前部中央,是呼吸的重要通道,上通喉咽,下接气管。喉是由软骨借韧带和肌肉构成的腔道。喉腔内覆盖黏膜,与咽部黏膜和气管黏膜相连续(图 3-29)。

(一)喉软骨(图 3-30)

1. 甲状软骨　是喉部最大的软骨,由左右对称的四边形甲状软骨板合成,构成喉前壁和侧壁大部分;前正中呈崎状,上方特别突出的部位称喉结,是男性第二性征之一,也是颈部手术的重要标志之一。

2. 环状软骨　位于甲状软骨之下,前部较窄,称环状软骨弓;后部较宽,称环状软骨板。该软骨是喉部唯一的完整环形软骨,对保持喉外形及保证呼吸道通畅具有重要作用,如有损伤,则易形成严重喉狭窄,造成呼吸困难。

3. 会厌软骨　通常呈叶片状,位于喉上部,其茎部借甲状会厌韧带附着于甲状软骨交角内侧面靠近上切迹处。会厌软骨表面覆盖黏膜,构成会厌。会厌分舌面和喉面,舌面组织疏松,炎症时易肿胀。小儿会厌呈卷曲状。

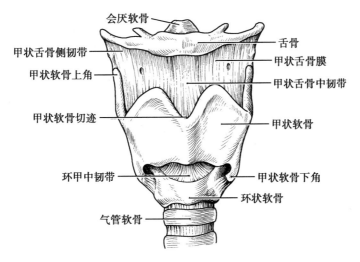

图 3-29　喉的前面观

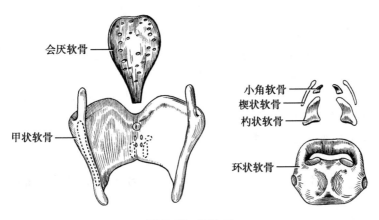

图 3-30　喉软骨

4. 杓状软骨　左右各一,形似三角锥体,位于环状软骨板上外缘,两者之间构成环杓关节,大部分喉内肌起止于此软骨。

5. 小角软骨　位于杓状软骨顶部,杓会厌皱襞之中,左右各一。

6. 楔状软骨　位于小角软骨的前外侧,杓会厌皱襞的黏膜下,左右各一。

(二) 喉韧带

喉韧带分喉外韧带和喉内韧带两种。喉外韧带将喉与邻近组织连接,喉内韧带将喉各软骨连接。喉韧带主要有甲状舌骨膜、喉纤维弹性膜、弹性圆锥、舌会厌正中襞、甲状会厌韧带、环杓后韧带、环状软骨气管韧带。

(三) 喉肌

喉肌分喉外肌和喉内肌。

1. 喉外肌　将喉与邻近组织相连,其作用是使喉体上升、下降或固定在一定位置。

2. 喉内肌　按功能分为外展肌和内收肌。外展肌即环杓后肌,使声门张开;内收肌有环杓侧肌、杓斜肌和杓横肌,使声门闭合。此外,环甲肌、甲杓肌能调节声带的紧张度。

(四) 喉腔

以声带为界,可将喉腔分为声门上区、声门区和声门下区(图 3-31)。

笔记栏

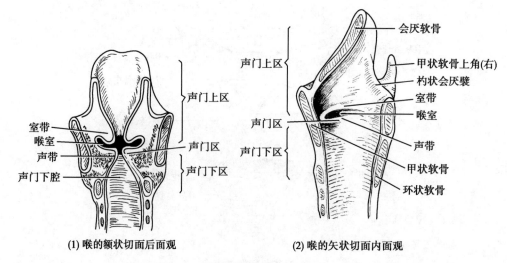

(1) 喉的额状切面后面观　　**(2) 喉的矢状切面内面观**

图 3-31　喉腔的分区

1. **声门上区**　位于声带以上,其上口通喉咽部。喉腔上界为喉入口,喉前庭介于喉入口与室带之间。室带又称假声带,左右各一,由黏膜、喉腺、室韧带及少量肌纤维组成,外观呈淡红色。室带与声带之间,两侧各有开口呈椭圆形的腔隙,称喉室。喉室前端有喉室小囊,内含黏液腺,分泌黏液,润滑声带。

2. **声门区**　两侧声带之间的区域。声带位于室带下方,左右各一,由声韧带、声带肌、黏膜组成,呈白色。声带前端起于甲状软骨板交界内面,后端附着于杓状软骨声带突,故可随声带突运动而张开或闭合。声带张开时,出现一个等腰三角形裂隙,称声门裂,为喉最窄处。声门裂的前端称前联合,后端称后联合。

3. **声门下区**　为声带以下至环状软骨下缘以上的喉腔,上小下大。此区黏膜下组织结构疏松,炎症时容易发生水肿,常引起喉阻塞。

(五) 喉的血管

动脉来自颈外动脉的分支甲状腺上动脉的喉上动脉和环甲动脉(喉中动脉),以及甲状腺下动脉的喉下动脉。静脉主要通过甲状腺上、中、下静脉汇入颈内静脉。

(六) 喉的淋巴

喉的淋巴引流与喉癌的局部扩散及向颈部转移有密切关系。喉的淋巴分声门上区、声门区、声门下区 3 组。声门上区组淋巴最丰富,淋巴管稠密而粗大,多数引流入颈深上淋巴结;声门区组几乎无深层淋巴系统,故声带癌的转移率极低;声门下区组淋巴一部分引流入气管前淋巴结,再进入颈深中淋巴结,另一部分穿过环状软骨气管韧带和弹性圆锥汇入颈深下淋巴结。

(七) 喉的神经

喉的神经包括喉上神经和喉返神经,都是迷走神经的分支。

1. **喉上神经**　于舌骨大角平面处分内外两支。外支主要为运动神经,支配环甲肌及咽下缩肌;内支主要为感觉神经,在甲状舌骨膜后 1/3 处进入喉内,分布于声带以上各黏膜。

2. **喉返神经**　主要为运动神经,支配除环甲肌以外的喉内诸肌,控制声带开合;亦含感觉神经,分布于声门下腔、气管、食管及一部分喉咽黏膜。

(1)左侧喉返神经:起始于主动脉弓前由迷走神经分出,绕主动脉弓下方,沿气管、食管间沟上行,在环甲关节后方进入喉部,前支分布于喉内的内收肌,后支分布于喉内的外展肌。

(2)右侧喉返神经:在右锁骨下动脉前方由右迷走神经分出向下,绕右锁骨下动脉,然后沿气管、食管间沟上行,到环甲关节后方入喉。

左侧喉返神经较右侧长,故较易受邻近器官疾病及手术损伤。单侧喉返神经损伤后出现短期声音嘶哑;若为双侧损伤,则使声带外展受限,常有严重呼吸困难,需做气管切开。

（八）喉的间隙

喉有 3 个间隙,即会厌前间隙、声门旁间隙和任克间隙。这些间隙与喉癌的扩散有密切关系。

二、喉的生理

（一）呼吸功能

喉是呼吸要道。声门张开时,空气可以自由出入。根据呼吸需要,调节声门的大小。一般吸气时,声门张大,呼气时则稍合拢。

（二）发音功能

喉是发音器官,人发音的主要部位是声带。发音时,声门闭合,声带紧张,声门下气压增高,呼出气流使声带发生震动而产生声音。喉部发出的音称为原音(基音),经咽、腭、舌、齿、唇、鼻腔、鼻窦等的协调或共鸣作用,使之音节清晰,形成语音。

（三）保护下呼吸道功能

吞咽时,呼吸暂停,声门关闭,防止食物进入喉部。当异物误入喉部时,由于喉的反射性痉挛,可使异物被阻留在声门的部位,防止其进入气管。若异物已误入气管,引起反射性咳嗽,也可促使异物排出。

（四）屏气功能

人在深吸气后声门紧闭,胸廓固定,能增加双臂的力量,同时也能增加腹压。这种屏气功能可使人完成某些生理功能,如咳嗽、排便、分娩、举重物等。

（五）其他功能

除以上主要功能外,喉尚有喉循环反射系统功能及情绪表达作用等。

（江 燕 毛得宏 靖春颖）

复习思考题

1. 试述中耳的解剖及鼓膜的正常标志。

2. 耳蜗和前庭分别有哪些生理功能?

3. 嗅沟指什么?鼻窦共分为几组?开口在哪?

4. 鼻出血最容易发生在什么部位?

5. 儿童与成人的咽鼓管有什么不同?

6. 扁桃体位于什么部位?有什么生理意义?咽扁桃体位于什么部位?生长异常可能有什么危害?

笔记栏

PPT 课件

第四章

耳鼻咽喉疾病的病因病机

> **学习目标**
>
> 1. 熟悉耳鼻咽喉虚实病证的发病机理及致病特点。
> 2. 重点掌握外感六淫、疫疠之邪、外伤、异物、异气引发耳鼻咽喉疾病的特点;七情失节、饮食与劳倦所伤、官窍间疾病相传引发耳鼻咽喉疾病的特点;外邪侵袭、脏腑火热、肝气郁结、肺脏虚弱、脾气虚弱、肾脏亏损、气滞血瘀等常见病因导致耳鼻咽喉疾病的特点。

第一节 耳鼻咽喉疾病的病因

各种致病因素导致机体脏腑、经络、阴阳、气血等失调即可引发疾病。耳、鼻、咽、喉位于头颈体表,内连脏腑,属清空之窍,其疾病的发生,外因多为外感六淫或疫疠之邪及外伤、异物、异气,内因多为七情失节、饮食与劳倦所伤、官窍间疾病相传。

一、外因

（一）风邪

《素问·风论》载:"风者,百病之长也。"《素问·太阴阳明论》载:"伤于风者,上先受之。"故耳鼻咽喉病之初起,多为风邪侵袭,或兼寒邪、或兼热邪、或风邪入络,可导致耳胀、耳疖、耳面瘫、伤风鼻塞、鼻衄、急喉痹、急乳蛾、急喉瘖等。

（二）热邪

外感热邪,或引动脏腑内热,循经上犯耳、鼻、咽、喉,肌膜受灼,可致耳胀、耳疖、脓耳、鼻疖、鼻疮、伤风鼻塞、鼻渊、鼻衄、急喉痹、急乳蛾、急喉瘖,甚则急喉风等。

（三）寒邪

外感寒邪,循经上犯,凝滞鼻窍,可致伤风鼻塞、鼻衄等;寒邪凝滞咽喉,可致急喉痹、急喉瘖等;寒邪凝滞耳窍,郁而化热可致耳胀、脓耳等。

（四）湿邪

外湿侵袭,常兼热邪,湿热上犯,可致耳疮、旋耳疮、鼻疳等。因湿性黏滞,故病程长,反复发作,缠绵难愈。

（五）燥邪

外感燥邪,从口鼻而入,或环境干燥、高温致燥邪耗伤津液,灼伤肌膜,可致鼻槁、鼻衄、咽喉干燥、疼痛、阵发性咳嗽等。

（六）疫疠之邪

疫疠之邪从口鼻而入,疫毒壅盛,上犯咽喉,可致咽喉重症,如疫喉痧、白喉等。因疫疠之邪毒力强,故起病急、病情重,呈传播蔓延之势。

（七）异气

异气指被污染的空气,如汽车尾气、工业废气,以及各种有毒的气体或粉尘、花粉等,均可从口鼻而入,引发慢喉痹、鼻鼽等。

（八）外伤

耳、鼻、咽、喉位于头部体表,易受到外力伤害,如撞击、跌仆、刀枪伤、爆炸、噪声、烧灼伤等,故而引发耳鼻咽喉疾病。

（九）异物

异物误入耳,可致耳内堵塞、耳鸣、耳痛,甚或损伤鼓膜;异物误入咽喉,可致咽喉疼痛,甚或阻塞气道引发急喉风;异物滞留鼻窍,日久染毒,可致一侧鼻塞、流污秽脓血涕等。

二、内因

（一）情志失调

七情过度,脏腑气机失常,功能紊乱,可引发耳鸣、耳聋、耳眩晕等;情志失节,恼怒愤郁,肝郁气滞,化火上炎,或心火亢盛,可致鼻衄、急喉痹、慢喉痹、急乳蛾、慢乳蛾、喉痈等;情志不舒,气机失常,肝气郁滞,可引发梅核气、喉瘤、咽喉肿瘤等。

（二）饮食失调

饮食不节,如过度饮酒、过食肥甘炙煿,损伤脾胃,可致耳鸣、耳聋或脓耳、鼻疮、鼻窒、鼻鼽、鼻渊、急喉痹、慢喉痹、急乳蛾、慢乳蛾、喉痈等。

（三）劳倦失调

房劳过度、劳逸失当、久病虚损均可导致脏腑功能失调,可引发耳鸣、耳聋、耳眩晕反复发作、脓耳日久不愈,或鼻槁、鼻窒、鼻鼽、鼻渊日久不愈,或喉痹、乳蛾反复发作;过度发声,损伤声户,可致慢喉瘖。

（四）官窍间疾病相传

耳、鼻、咽、喉相互连通,一窍有病,失治或邪毒壅盛,可致邪毒蔓延,传至他窍。如鼻窒、鼻渊可引发喉痹、乳蛾等;伤风鼻塞可引发耳胀、脓耳,邪毒壅盛可引发鼻渊等。

第二节 耳鼻咽喉疾病的病机

急发的耳鼻咽喉疾病多属实证,常与外邪侵袭、脏腑火热有关;久病的耳鼻咽喉疾病多属虚证或虚实夹杂证,常与肺、肾、脾脏腑亏虚、邪毒滞留有关。

一、外邪侵袭

《素问·风论》载:"风者,百病之长也。"风邪常挟其他各邪侵袭人体。如风热或风寒之邪外侵,上扰清窍,阻滞脉络,内犯于肺,肺失宣畅,清肃失常,可致耳胀、伤风鼻塞、急乳蛾、急喉痹等;风热湿邪上犯,可致耳疮、旋耳疮、鼻疳;风邪入络,经气闭塞,气血瘀阻,可致耳面瘫;燥邪犯肺,耗伤津液,清窍失养,可致鼻槁、慢喉痹;疫疠之邪,上犯咽喉,可致疫喉痧、白喉等。

二、脏腑火热

肺经火热，上犯清窍，可致耳胀、鼻渊、急喉痹、急乳蛾、急喉瘖等；胃腑火热，壅盛上犯，可致鼻衄、急喉痹、急乳蛾、喉痈等；肝胆火热，循经上犯，可致耳疖、脓耳、耳鸣、暴聋、耳眩晕、鼻渊、鼻衄等；邪热灼津成痰，痰热上壅，可致喉痈、急喉风等；脾胃湿热上蒸，可致鼻疳、鼻渊、脓耳等；肝胆湿热，上犯耳窍，可致脓耳、耳疮等。

三、肝气郁结

情志不舒，肝失条达，气机阻滞，肝气郁结，可致耳胀不适、耳鸣、梅核气等；肝木犯脾，肝郁脾滞，运化失司，痰气互结，可致咽部如物梗塞，见于梅核气；肝气郁结，气机郁滞，日久气血凝滞，可致耳鼻咽喉肿瘤。

四、肺气虚弱

肺气虚，卫表不固，外邪乘虚侵袭，上犯清窍，可致耳胀、伤风鼻塞、鼻鼽等；肺气虚，祛邪无力，余邪滞留，可致鼻窒、鼻渊、慢喉痹、慢乳蛾、慢喉瘖等；肺气虚弱，肺阴不足，肌膜失于濡养，可致鼻槁、慢喉痹、慢乳蛾、慢喉瘖等。

五、脾气虚弱

脾虚运化失职，痰湿内生，上犯停滞，可致耳鼻咽喉痰包及息肉、耳胀、耳眩晕、耳鸣、耳聋、喉核肥大、鼻渊日久不愈等；脾虚气血生化乏源，气血不足可致鼻槁、耳鸣、耳聋、耳眩晕等；脾气虚弱，统摄失司，血不循经，溢于脉外，可致鼻衄；脾气虚弱，鼓动声门乏力，可致慢喉瘖。

六、肾脏亏损

肾精不足，耳鼻咽喉失养，可致鼻槁、慢喉痹、慢喉瘖、耳鸣、耳聋、耳眩晕反复发作等；《素问·宣明五气》载："五气所病……肾为欠为嚏。"肾脏亏损，纳气失司，可致鼻鼽；肾阴虚，虚火上炎，可致耳鸣、耳聋、鼻衄、慢喉痹、慢乳蛾、慢喉瘖等；肾阳虚，寒湿内生，上犯清窍，可致耳鸣、耳聋、耳眩晕、鼻鼽等；肾虚骨质松脆，易为邪毒滞留侵蚀，可致脓耳重症之黄耳伤寒。

七、气滞血瘀

跌仆损伤，血溢脉外，致耳、鼻、咽、喉外伤；久病正虚邪滞，脉络瘀阻，可致耳闭、耳鸣、耳聋、耳眩晕、鼻窒、喉痹等；气滞血瘀日久甚可引发耳鼻咽喉肿瘤。

（江　华）

复习思考题

1. 哪些致病因素容易引起耳鼻咽喉实热病证？为什么？
2. 虚寒性耳鼻咽喉疾病的发生与哪些脏腑的病变有关？为什么？
3. 为何官窍间疾病容易相互传播？请举例说明。
4. 耳鼻咽喉虚证疾病的发生常与哪些脏腑有关？
5. 耳鼻咽喉实证疾病的发生常与哪些因素有关？

第五章

耳鼻咽喉疾病的治疗概要

> 📝 **学习目标**
>
> 1. 了解中医耳鼻咽喉疾病的常用治疗方法。
>
> 2. 重点了解内治法中的通窍法、利咽法等;外治法中的滴耳法、滴鼻法、鼻腔冲洗法等;耳、鼻、咽喉各部的按摩导引法;针灸疗法中的体针、穴位注射、耳针等治疗方法。

中医耳鼻咽喉科疾病的治疗方法相当丰富,有内治、外治、针灸及其他疗法。各种治法均源于古今医家的临床实践,遵照辨病、辨证的原则,根据专科治疗需要,有选择地互相配合使用。

第一节　耳鼻咽喉疾病的常用内治法

内治法指通过内服药物以达到治疗目的的方法,是中医耳鼻咽喉疾病的主要治疗方法。"整体观念"是中医学最显著的特点之一。与中医临床各科一样,在运用内治法时,注重从整体观念出发,以四诊八纲为基础,结合脏腑辨证、卫气营血辨证和六经辨证,综合局部与全身辨证,抓住疾病的本质,结合病情轻、重、缓、急,仔细审证求因,审因论治,制定治疗原则,根据病情选择不同的治法。邪在表者,宜疏散外邪;邪热偏盛于某个脏腑而出现热证者,治宜清脏腑之热;脏腑虚损而致病者,宜补益脏腑。所不同的是,局部表现还应结合全身辨证进行分析,从而得出正确的治则治法。

耳、鼻、咽、喉为清空之窍,或因外邪侵袭,或因脏腑功能失调而产生邪毒、痰浊、瘀血、气闭等病理变化,所以采用常规治法的同时,往往针对疾病特点和发病部位,配合通窍、利咽、开音、祛痰、化瘀、解郁、通络、消痈及理气等法,从而提高临床疗效。常用的内治法有:

一、通窍法

通窍法主要用于治疗清窍闭塞一类的疾病,选用具有升清、辛散、芳香、走窜或利湿、化浊、消肿的药物,舒畅气机,清除壅滞,透邪外出,达到耳、鼻、咽、喉诸窍通利的目的,为治疗耳鼻咽喉疾病常用的治法。临床上应根据耳鼻咽喉疾病不同的病因病机,结合通窍药的特长,分别选择芳香通窍、化浊通窍、利湿通窍、升阳通窍、理气通窍、活血通窍等治法。

(一)芳香通窍

选用升散的药物,以其轻升上达的作用,将闭塞的孔窍宣通打开。常用药有辛夷、苍耳子、白芷、远志、细辛、菖蒲、川芎、薄荷、葱白、藿香等。

笔记栏

（二）化浊通窍

选用气味芳香、具有化湿功效的药物，以宣化湿浊，疏通壅滞，从而起到通窍的作用。常用药有藿香、佩兰、豆蔻、菖蒲、砂仁、苍术、白芷等。

（三）利湿通窍

选用具有利水渗湿功效的药物，主要治疗水湿停聚清窍所致的耳鼻病证。此法可分清热利湿和健脾利湿两种，清热利湿常用药物有车前子、地肤子、通草、白鲜皮、萆薢等；健脾利湿常用药物有茯苓、猪苓、薏苡仁、泽泻等。

（四）升阳通窍

选用升清透邪通窍的药物，协助补气升阳，以升提脾胃清阳之气，托邪通窍。常用药有柴胡、升麻、葛根等，多与人参、黄芪、白术等补气药同用。

（五）理气通窍

选用疏肝理气及行气、降气的药物，治疗因情志不畅，肝气郁结，气机失调所致的耳鼻咽喉诸病。常用药有陈皮、青皮、香附、木香、厚朴、枳实、佛手、香橼等。

（六）活血通窍

选用具有祛瘀化滞作用的药物，用于气滞血瘀、清窍闭阻所致的耳鼻咽喉病证。常用药有川芎、桃仁、红花、赤芍之类。痰瘀互结气机不畅者，则应与祛痰散结药配伍，如贝母、瓜蒌仁、天竺黄等。

二、利咽法

利咽法选用具有通利咽喉作用的中药与其他药物配合，治疗以咽喉疼痛为主要表现的疾病。咽喉是饮食、呼吸要道，为经络循行交会之要冲，最易受到外邪侵袭，若邪热循经上犯咽喉，可导致各种咽喉疾病，如喉痹、喉痈、乳蛾、喉痛等。咽喉红肿疼痛是咽喉疾病常见的症状，临证时要注意病情的轻重缓急，根据利咽药的药性选择使用。常用的利咽法有疏风散邪利咽、清热解毒利咽、清热化痰利咽、清热养阴利咽、健脾和胃利咽、疏肝解郁利咽等。

（一）疏风散邪利咽

选用性味辛凉，具有疏散风热作用的药物，治疗咽喉疾病初起，外邪侵袭，邪在肺卫，症见咽喉微痛、微红、微肿，伴头痛、鼻塞等。常用药有荆芥、防风、薄荷、蝉蜕、牛蒡子、马勃等。

（二）清热解毒利咽

选用性味苦寒，具有清热解毒、消肿利咽作用的药物，治疗邪热壅盛，由表入里，或肺胃热盛，热毒上攻咽喉，症见咽喉红肿热痛、吞咽困难，伴发热、头痛、口干引饮等。常用药有板蓝根、大青叶、山豆根、金果榄、野菊花、穿心莲、射干等。

（三）清热化痰利咽

选用性味苦凉，具有清热化痰利咽作用的药物，配合清热解毒药物，治疗痰热壅盛，上攻咽喉，症见咽喉红肿热痛、咳嗽痰黄、吞咽不利等。常用药有射干、桔梗、马勃、浙贝母、瓜蒌仁、僵蚕等。

（四）清热养阴利咽

选用性味甘凉，具有养阴润燥、清热利咽作用的药物，治疗阴虚火旺，上炎咽喉，症见咽喉干燥疼痛、痰黏少而难咯等。常用药有玄参、麦冬、沙参、知母等。

（五）健脾和胃利咽

选用药性温和，具有健脾益气、温养胃气的药物，治疗脾胃不调，咽喉不利，症见咽喉不适、反酸灼热、咳嗽少痰等。常用药有党参、茯苓、砂仁、陈皮、山药、炒扁豆等。

（六）疏肝解郁利咽

选用具有行气、化痰、疏肝解郁作用的药物,治疗肝气郁结、气滞痰凝所致的咽喉病,症见咽喉梗塞不利如有炙脔,吐之不出,吞之不下,胸中痞闷等。常用药有半夏、厚朴、郁金、苏叶、柴胡等。

三、开音法

声音嘶哑可分为虚、实两类,实证宜用宣散、清热、化痰、活血等法,虚证宜用益气或养阴等法。临床除辨证治疗,还应配合使用利喉开音药,增强通闭开音的作用。常用的开音药有薄荷、蝉蜕、桔梗、射干、马勃、胖大海、木蝴蝶、诃子、菖蒲、郁金等。

四、化痰法

选用具有化痰作用的药物,根据病情配合他法,治疗痰浊困结耳鼻咽喉的病证,如耳眩晕、耳胀、耳闭、喉痹、乳蛾、喉瘤、痰包等。根据病证的寒热虚实,有清化热痰与温化寒痰两类。清化热痰常用药有贝母、瓜蒌、竹茹、天竺黄、前胡、昆布、海藻等;温化寒痰常用药有半夏、天南星、陈皮、白附子、白芥子等。

五、祛瘀法

选用具有通血脉、祛瘀滞作用的药物,或配合他法,治疗血行不畅、气滞血瘀,或痰瘀互结所致的耳鼻咽喉病,如耳鼻咽喉外伤及肿瘤、耳鸣、耳聋、鼻窒、乳蛾、喉痹、喉瘤等。常用药有川芎、丹参、泽兰、王不留行、毛冬青、桃仁、红花、郁金、五灵脂等。

临证根据患者体质强弱、病情轻重缓急选药,活血药多与行气药配伍组方,以行气活血,消肿散结;若久病入络,瘀血内停,则宜活血祛瘀,通经活络;若兼见正气不足,则宜与补气药同用;若跌打损伤,或瘀阻脉络所致的鼻衄,则可选用散瘀止血药,如三七、蒲黄、茜草根、仙鹤草等。

六、消痈排脓法

消痈排脓法用于治疗耳鼻咽喉的痈疮疔肿。

（一）清热解毒消痈

多选用药性寒凉,具有清解里热作用的药物,治疗火热邪毒壅盛、上灼清窍之病证,症见耳道红肿、鼓膜充血、鼻窍红肿疼痛、咽喉红肿疼痛等。常用方如五味消毒饮、黄连解毒汤。

（二）散瘀排脓

选用具有清热解毒、活血祛瘀、透脓溃坚作用的药物,治疗热毒壅聚、气滞血瘀而致痈疮疔肿,如鼻疔、耳疖、喉痈等。常用方如仙方活命饮、四妙勇安汤。

（三）托毒排脓

选用具有祛邪解毒、养血补气作用的药物,以扶助正气,托毒外出,治疗气血不足、邪毒滞留所致的流脓经久不愈。常用方如托里消毒散。

第二节　耳鼻咽喉疾病的常用外治法

外治法指除内服药物以外施治于局部的治疗方法。

笔记栏

一、滴耳法

滴耳法是将药物直接滴入耳内发挥治疗作用,是耳科常用的一种治法。主要用于外耳道及中耳疾病,如耳疖、耳疮、脓耳,也可用于异物入耳、耵耳等。滴耳时患者取坐位或侧卧位,患耳向上,轻轻将耳郭向后上方牵拉,向耳内滴入药液,以手指轻按耳屏数次,使药液直达患处。使用滴耳法应注意药液温度与体温接近,以免引起眩晕等不适。

二、滴鼻法

滴鼻法是将药物制成滴鼻药液,滴入鼻腔,发挥治疗作用。滴鼻法常用于伤风鼻塞、鼻窒、鼻渊、鼻槁、鼻鼽、鼻出血、鼻咽癌放疗后及某些鼻病手术后。滴鼻时患者可以仰卧、侧卧或端坐,无论采取何种体位,均应使头部后仰鼻孔朝上,将药物经鼻前孔滴入鼻腔。

三、冲洗(灌洗)法

(一)鼻腔冲洗法

鼻腔冲洗法是将中药制剂借助鼻腔冲洗器直接灌注到鼻腔,使药物直接作用于鼻腔,达到治疗目的。鼻腔冲洗法常用于鼻渊、鼻窒、鼻槁、鼻鼽、鼻痔及鼻腔术后等,具有清热解毒、利水消肿、活血化瘀、化浊通窍作用。冲洗时使用合适的容器盛放冲洗液,低头由鼻前孔将药液吸入或抬头后仰将药液冲入,然后经口吐出,反复多次。

(二)耳部冲洗法

耳部冲洗法是清除局部脓液、耵聍等的一种外治方法,可选用生理盐水或中药煎水冲洗患处,具有清洁局部的作用,常用于脓耳、耳疮、耵耳等疾病。

四、吹张法

吹张法又称咽鼓管吹张法,即将空气经咽鼓管吹入中耳,达到治疗目的。本法是治疗耳胀、耳闭常用的有效方法,具体操作详见第七章第一节"耳科常用治疗操作"。

五、吹药法

吹药法是选取不同功用的药物(如清热解毒、消肿止痛、除痰祛腐、生肌收敛、凉血止血、祛邪通窍)制成粉末,吹在咽喉部、口腔黏膜、鼻腔黏膜及耳内,使药物直达患处而达到治疗目的。

六、含法

含法是将药物含于口内徐徐溶化,较长时间地作用于局部,从而达到治疗咽喉疾病的一种方法。含法应用方便,是目前治疗咽喉疾病较常用的外治法之一。所用药物一般具有清热解毒、消肿止痛、生津润燥、化痰利咽等功效。含药使用过多可伤脾胃,故不宜大量或过多使用,脾胃虚寒者更需注意。

七、含漱法

含漱法是根据病情选用中药制成药液,漱涤口咽部而达到解毒消肿、清利咽喉目的的一种方法,适用于各种急、慢性咽部疾病,常用于喉痹、乳蛾、喉痈、梅核气,尤适用于咽喉红肿、化脓、溃烂等。咽科疾病手术前后亦可配合使用,具有清洁咽腔作用。含漱次数根据病情急慢、证候虚实而定。

八、熏蒸疗法

熏蒸疗法是将药物的有效成分溶解并变成气雾状,作用于患处达到治疗目的,也包括闻吸疗法。熏法和蒸法既可分别使用也可同时使用,合用则称熏蒸疗法。熏蒸疗法常用于伤风鼻塞、鼻窒、鼻渊、鼻槁、鼻鼽、鼻咽癌放疗后及某些鼻病手术后,症见鼻塞、脓涕、鼻痂多,或鼻干痒;也常用于治疗咽喉红肿疼痛的咽喉疾病。

九、雾化吸入法

雾化吸入法是应用较为普遍的一种外治法,借鉴熏蒸疗法发展而成。将药物通过雾化器形成雾状,然后吸入。雾化吸入法适用于各种急慢性鼻腔疾病、鼻窦疾病、鼻部手术后、急慢性咽喉疾病等。

十、涂敷法

涂敷法是将散瘀止痛、除湿解毒、拔毒消肿等药物制成散剂、膏剂或糊剂,涂敷于患处,从而发挥治疗作用。本法包括某些塞耳法、塞鼻法。主要用于耳疔、耳疮、旋耳疮、断耳疮、鼻疔、鼻疳、鼻息肉、鼻衄、酒渣鼻、耳鸣、耳聋、咽喉肿痛等病证的治疗。

十一、烙治法

烙治法是中医专科特色疗法,适用于乳蛾、喉痹。将特制的烙铁烧红,蘸香油后迅速烙于患处,经反复烧烙达到治疗目的。可根据扁桃体肥大程度采取不同施烙方法,如按烙、触烙、点烙、拨烙和滚烙等。

十二、啄治法及割治法

啄治法及割治法是一种从传统针刺疗法改革、演变而来的专科外治法。啄治法是用啄治刀在扁桃体上做雀啄样动作,使局部出血、消肿而达到治疗目的。割治法是用微波、射频或电刀等仪器在内窥镜或前鼻镜下对鼻丘黏膜进行割治的手法,多用于鼻腔内,通过刺激经络来治疗鼻鼽,亦可治疗乳蛾、喉痹。

十三、排脓法

排脓法是在患处肉腐成脓后,将局部切开排出脓液,以去腐生新的治法,适用于耳、鼻、咽、喉部位脓肿。因耳、鼻、咽、喉形态各异,脓肿切开的方法根据部位不同而异。为了确保脓肿切开顺利,切开前可先用注射器进行穿刺抽脓,以便确定脓肿的位置与深度,从而确定切开排脓的部位。

十四、敷贴法

敷贴法又名围药、箍围药、涂药,是将药物敷贴于患处或循经所取部位达到治疗目的的方法。临证根据不同疾病,选择不同药物。阳虚鼻鼽,用附子、甘遂、麻黄等研粉,取少许撒在胶布上,敷贴于肺俞、肾俞、大椎等穴位;急性红肿疼痛,可选用清热解毒、消肿止痛药物(如四黄散、如意金黄散等)外敷患处;阳虚所致的咽喉病,可用吴茱萸研末或附子捣烂敷于足心,以引火归原。

笔记栏

十五、熨法

熨法是使药物借助热力迅速达于肌肤,使腠理疏通而起到治疗作用的方法。本法可用于治疗各种耳鼻咽喉病证。熨法有药熨、湿熨、砖瓦熨等不同方法。

药熨一种是将药物碾成粗末,炒热后装入布袋内,放于皮肤表面,或往返推移;另一种是先将药物制成饼状,放于身体某部皮肤表面,再用熨斗一类的热器熨于药上。

湿熨是将棉纸或纱布等投入药液或药酒中浸煮,取出绞去汁液,趁热湿敷皮肤,同时来回移动。

砖瓦熨是将砖瓦烧热后以布包好,趁热熨患处。

各法根据病证选用。

十六、塞药法

塞药法是将药物经过搓揉、刮削、粉碎制成散剂而后包裹,或将液体、油膏药物用药棉、布帛等浸泡,然后塞入耳、鼻等处达到治疗目的的方法。本法可归纳为塞耳、塞鼻两种。

(一)塞耳法

在清洗外耳道后,将具有清热解毒、燥湿收敛、化腐生肌、降火止血作用的药物制成粉剂,用药棉包裹,或制成油膏剂,用纱条、药棉浸透后塞耳,治疗耳外伤、耳衄、耳覃、耳疖、耳疮等。

(二)塞鼻法

用具有疏风散寒、解毒祛湿、芳香开窍作用的药物制剂单侧或双侧交替塞鼻,适用于伤风鼻塞、鼻窒、鼻渊、鼻鼽、鼻衄等。

第三节　耳鼻咽喉疾病的针灸疗法

一、体针

根据病证特点采用辨证取穴与循经取穴相结合的方法,选取适当穴位进行针刺,实证、热证用泻法,虚证、寒证用补法,得气后出针或留针 10~20 分钟。

耳病常用穴位有手太阴肺经的少商等,手少阴心经的神门等,手少阳三焦经的中渚、外关、翳风、耳门等,手太阳小肠经的听宫等,督脉的百会、神庭等,手阳明大肠经的曲池、迎香、合谷等,足少阳胆经的听会、正营、侠溪、上关等。

鼻病常用穴位有手太阴肺经的天府、少商等,手阳明大肠经的二间、合谷、迎香等,足少阳胆经的目窗、风池等,足太阳膀胱经的眉冲、玉枕、天柱等,足阳明胃经的巨髎、足三里等,督脉的囟会、上星、素髎等,奇穴的印堂、鼻通等。

咽喉病常用穴位有手太阴肺经的列缺、鱼际、少商等,手少阳三焦经的关冲、中渚、支沟、四渎等,手太阳小肠经的少泽、天窗、天容等,手阳明大肠经的商阳、合谷、曲池等,足阳明胃经的人迎、内庭等,足少阴肾经的涌泉、照海、太溪等,督脉的哑门、风池等,任脉的天突、廉泉等。

二、穴位注射

穴位注射以局部取穴为主,亦可根据经络循行的部位配合远端取穴。常规消毒局部皮肤后,将针头按照毫针刺法快速刺入穴位,并上下提插,出现针感后,回抽无血,即将药液注入。通过针刺与药液对穴位的刺激及药理作用,调整机体的功能,改善病理状态。穴位注射可根据病情及辨证的结果选用不同的药物。

三、耳针

耳针是采用毫针、埋针、药籽贴压等多种方法刺激耳郭穴位,通过疏通经络、调和气血、调整脏腑功能、纠正阴阳失衡而达到防治疾病的一种疗法。实施耳针疗法应注意局部严格消毒,防止感染。年老体弱患者,针刺前后应适当休息。孕妇一般不采用耳针疗法。有时耳针也可发生晕针,故需注意预防和及时处理。

四、灸法

灸法是利用易燃材料及药物,通过对经络腧穴的温热刺激,发挥温经散寒、温通气血、舒经活络、升提阳气、消瘀散结等作用,从而达到防病治病目的。多用于治疗耳鼻咽喉虚寒性疾病。耳病常用穴位有百会、中脘、关元、足三里等;鼻病常用穴位有合谷、百会、鼻通、迎香、风池、大椎等;咽喉病常用穴位有足三里、合谷、曲池、少泽、涌泉、外关、天突等。

五、穴位埋线及穴位植入法

穴位埋线是将羊肠线埋在穴位内;穴位植入是借助套管针头,将羊肠线送入穴位深处。这两种治法的作用在于对穴位进行持续性刺激而达到治疗疾病的目的。

治疗前应进行皮肤消毒,铺小孔巾,埋线法用带有肠线的三角缝针,穿过穴位将线埋入,剪去露出皮肤的线头;局部少量出血时,稍加压迫,不必包扎。穴位植入法是将针头刺入穴位,当产生针感时将羊肠线注入。迎香穴位埋线可用于治疗鼻槁、鼻鼽等;喉结旁或天突穴位埋线常用于治疗喉瘖等;翳风穴位植入可用于治疗耳鸣、耳聋等。

六、刺血法

针刺放血方法自古就有。其法是用三棱针在皮肤表面特定部位(多为穴位)点刺,令其出血,达到泻热开窍、活血通络、消肿止痛的目的。如咽喉红肿疼痛、高热者,常取少商、商阳、耳尖等穴。咽喉局部红肿严重,吞咽、呼吸不利者,可用三棱针在咽喉红肿高突处刺入,排出瘀血,以泻毒祛邪。操作时应注意皮肤消毒,使用一次性针具,避免局部感染及交叉感染。

第四节　耳鼻咽喉疾病的常用推拿按摩、导引法

擒拿法、按摩法、导引法可用于治疗耳鸣、耳聋、鼻塞、流涕、声哑、咽喉肿痛等多种耳鼻咽喉病证,能够起到有病治病、无病健身的作用。

一、耳的按摩、导引法

耳的按摩、导引法主要有咽鼓管自行吹张法、鼓膜按摩法、鸣天鼓、耳聋导引法、掩耳去头旋法等。

(一)咽鼓管自行吹张法

《保生秘要》卷三记载:"定息以坐,塞兑,咬紧牙关,以脾肠二指捏紧鼻孔,睁二目,使气

笔记栏

串耳,通窍内,觉哄哄然有声,行之二三日,窍通为度。"即调整好呼吸,闭紧两唇,用拇、示两指捏双侧鼻孔,然后用力鼓气,使气体经咽鼓管口进入中耳,可感到鼓膜向外鼓动,并有哄然之声。此与咽鼓管自行吹张法相同,用以治疗耳闭、耳鸣、重听、耳聋等。

（二）鼓膜按摩法

《景岳全书》卷二十七描述:"凡耳窍或损,或塞,或震伤,以致暴聋,或鸣不止者,即宜以手中指于耳窍中轻轻按捺,随捺随放,随放随捺,或轻轻摇动,以引其气,捺之数次,其气必至,气至则窍自通矣。凡值此者,若不速为引导,恐因而渐闭,而竟至不开耳。"此法用于治疗耳闭、耳鸣、耳聋等。

（三）鸣天鼓

《内功图说·十二段锦第三图》记载:"左右鸣天鼓,二十四度闻,记算鼻息出入各九次,毕,即放所叉之手,移两手掌擦耳。以第二指在中指上,作力放下第二指,重弹脑后,要如击鼓之声。左右各二十四度,两手同弹共四十八声,仍放手握固。"方法是调整呼吸,先用两手掌摩擦耳郭,再用两掌心紧贴双耳,两手示指、中指、环指、小指对称地横按在枕部,两中指接触,示指叠放在中指上,然后用力滑下,叩击脑后枕部,此时可闻洪亮之声,响如击鼓。先左手24次,再右手24次,最后双手同时叩击48次。

（四）耳聋导引法

《保生秘要》卷三记载:"凡搓掌心五十度,热闭耳门,空观。次又搓又闭又观,如此六度,耳重皆如此导法,兼以后功,无不应验。"双掌快速摩擦50次,然后趁热分别捂住双耳,同时凝神空思,如此反复6遍。《诸病源候论》卷二十九引用《养生方》中导引法治疗耳聋:"坐地,交叉两脚,以两手从曲脚中入,低头叉手项上,治久寒不能自温,耳不闻声。""脚着项上,不息十二通,必愈大寒,不觉暖热,久顽冷患,耳聋目眩。"即双脚交叉,席地而坐,双手从两脚和腘窝处伸入,然后低头将颈项放于双膝之间。

（五）掩耳去头旋法

《红炉点雪》卷四载:"静坐,升身,闭息,以两手掩耳,摇头五七次,存想元神,逆上泥丸,以逐其邪,自然风散邪去。"指心无杂念,集中意志,从而达到恬淡虚无、凝神用意的境界。此法可治疗眩晕。

（六）耳的按摩法

根据耳病辨证分型,分别遵循温、通、补、泻、汗、和、散、清等治则,选取不同的手法进行按摩。如耳鸣、耳聋者,可揉印堂,开天门,摩听宫、翳风、百会、风池、合谷,推大椎、肾俞等。如眩晕实证,可用摩涌泉、推大椎、揉囟会等手法;如眩晕虚证,可揉百会、合谷,按揉足三里等穴。

二、鼻的按摩、导引法

（一）治鼻塞不闻香臭法

《杂病源流犀烛》卷二十三引《养性书》记载:"常以手中指,于鼻梁两边揩二三十遍,令表里俱热,所谓灌溉中岳,以润于肺也。"《保生秘要》卷三记载:"用中指尖于掌心搓令极热,熨搓迎香二穴,可时搓时运,兼行后功,此法并治不闻香臭。"

（二）治疗鼻塞、多涕导引法

《诸病源候论》卷二十九引用《养生方》记载:"东向坐不息三通,手捻鼻两孔,治鼻中患。交脚趺坐,治鼻中患,通脚癞疮,去其涕唾,令鼻道通,得闻香臭。"

（三）治鼻疮法

《诸病源候论》卷二十九引用《养生方》记载:"踞坐,合两膝,张两足,不息五通,治鼻疮。"《红炉点雪》卷四中述:"咽则通肺,去肺家一切和气,或感风寒咳嗽,或鼻流涕,或鼻热成疮。"("咽"为用口呼吸之意。)

（四）治鼻衄法

《保生秘要》记有止鼻衄导引法:"开二目,鼻朝天,吸气得法,咽吞,如此久吸久咽,血见津而自回,兼行后功,气脉自和也。"发生鼻出血时,可用手掌沾冷水拍打前额或后颈部,或用手指揉按神庭、上星穴,或紧捏双侧鼻翼;用温水浸泡双足,或以大蒜捣烂敷涌泉穴,均有辅助止血的作用。

三、咽喉的按摩、导引法

（一）擒拿法

擒拿法常用于急性咽喉疾病,症见咽喉疼痛剧烈,吞咽困难,痰涎壅盛,口噤难开等。本法能调和气血,疏通经络,减轻症状,以便进食。其方法有多种,常用单侧擒拿法和双侧擒拿法。

1. 单侧擒拿法　患者正坐,单手侧平举,拇指在上、小指在下,若患者左手侧平举,则术者立于举手之正侧面。术者左手示指、中指、环指紧按患者合谷穴,小指扣住腕部,拇指与患者拇指相对,并用力向前压紧,另用拇指按住患者锁骨上缘肩关节处,示指、中指、环指紧握腋窝,用力向外拉伸。

2. 双侧擒拿法　患者正坐,术者站在其背后,两手从患者腋窝下伸向胸前,并以示指、中指、环指按住患者锁骨上缘,两肘臂压住患者胁肋,而胸紧贴患者背部,如此,即可开始擒拿。两手用力沿锁骨到肩胛向左右两侧拉开,两肘臂和胸部将患者胁肋及背部压紧,3个方向同时用力,以使患者咽喉部轻松,便于吞咽。

（二）按摩法

常用于治疗声音嘶哑或失音,以及咽喉疼痛等症。

1. 治失音按摩法　取人迎、水突、局部敏感的压痛点采用揉法,手法要求轻快柔和,不可粗暴用力。

2. 治咽喉痛按摩法　取风池、风府、天突、曲池、合谷、肩井等穴采用一指推及揉法。亦可在喉结两旁及天突穴用推拿或一指推、揉法,上下往返数次。

（三）导引法

古代医家常用于喉痹、暴瘖的治疗和预防。

1. 治喉痹导引法　《诸病源候论》卷三十引用《养生方》记载:"两手拓两颊,手不动,搂肘,使急,腰内亦然,住定,放两肋头,向外肘髀腰,气散尽势,大阖始起,来去七通,去喉痹。"又说:"一手长舒,合掌仰,一手捉颏,挽之向外,一时极势,二七。左右亦然。手不动,两向侧极势,急挽之二七,去……喉痹。"《红炉点雪》卷四介绍了治疗梅核气的导引法:"升身闭息,往来鼓腹,俟其气满,缓缓呵出,怡然运五七次。"

2. 防治喉痹、暴瘖导引法　《红炉点雪》卷四描述:"凝神息虑,舌舐上腭,闭口调息,津液自生,分作三次以意送下,此水潮之功也……"

第五节　耳鼻咽喉疾病的其他疗法

随着现代治疗设备的更新与发展,耳鼻咽喉疾病专科治疗也逐渐增添了新的手段,既丰富了专科治疗内容,又体现了专科治疗特色。较普遍应用的设备有:

一、超短波

超短波是利用高频电原理,使用波长为1~10m、频率为30~300MHz的超短波电流产生高频振荡,从而形成超短波高频电场,电场产生热效应,对人体组织起到治疗作用。可用于治疗喉痹、乳蛾、喉瘤、耳疖、耳疮、脓耳及皮肤感染性疾病。

二、冷冻

冷冻疗法是利用低温冷冻原理,使局部活体组织坏死,达到治疗疾病的方法。适用于耳鼻咽喉疾病的耳郭痰包、鼻衄、鼻窒、鼻鼽、喉痹、乳蛾、咽喉瘤等。

三、激光

激光手术是治疗耳鼻咽喉疾病常用的方法。医用激光有两种类型,即二氧化碳激光与固体激光。二氧化碳激光主要用于表面组织的切割、汽化,可用于治疗咽喉多种疾病;固体激光可通过光纤传递,用于内镜下及皮肤、黏膜表面的操作,常用于治疗鼻窒、咽喉肿瘤等。

四、低温等离子射频

低温等离子射频技术是一种微创疗法,治疗原理是利用低温等离子射频的能量,以40℃左右的等离子低温对病变组织进行消融。射频在耳鼻咽喉科有广泛的适应证,如鼻窒、鼻息肉、鼻鼽、鼻衄、鼻腔血管瘤、鼻前部肿物、咽喉肿瘤、乳蛾、喉痹、喉瘤、鼾眠、外耳道肿物、耳瘘、耳郭痰包等。

五、微波

微波治疗疾病主要是通过热效应和生物效应来实现的。由于极性分子间存在磁阻,对振荡产生阻尼作用,从而消耗微波能量而生热,利用这些热量起到治病的目的,这就是微波治疗的热效应。微波治疗耳鼻咽喉疾病较广泛,如鼻衄、鼻窒、鼻鼽、喉痹、乳蛾、喉瘤、咽喉肿瘤、耳鸣、耳聋。

（邓玎玎）

复习思考题

1. 耳鼻咽喉科常用的内治法有哪些?
2. 耳鼻咽喉科常用的外治法有哪些?
3. 耳鼻咽喉科常用的推拿、按摩、导引法有哪些?
4. 耳鼻咽喉科常用的针灸疗法有哪些?
5. 耳鼻咽喉科学除了以上的治疗方法外,尚有哪些治疗方法?

第六章

耳鼻咽喉科的常用检查法

学习目标

1. 了解耳鼻咽喉科常用专科器械的使用方法。
2. 熟悉常用专科检查法的临床意义。
3. 重点掌握外耳及耳周的检查、鼓膜的检查、咽鼓管功能检查(咽鼓管吹张法、声导抗仪检查法)、听觉功能检查(纯音听力测试、纯音阈上听功能测试)、声导抗测试法、前庭功能检查法(平衡功能检查、眼震检查、耳石功能检查)等检查的操作方法及临床意义；外鼻检查法、鼻腔检查法(鼻前庭检查法、前鼻镜检查法、后鼻镜检查法)、鼻窦检查法(视诊和触诊、鼻内镜检查、影像学检查法)、鼻功能检查法等检查的操作方法及临床意义；口咽检查法、鼻咽检查法(间接鼻咽镜检查、纤维镜检查)、喉咽检查法；喉的外部检查、间接喉镜检查、纤维或电子喉镜检查及动态喉镜等检查的操作方法及临床意义。

第一节 耳的检查法

一、外耳及耳周

观察耳郭及周围组织是否有病变,如两侧耳郭是否对称,有无畸形、新生物,以及皮肤有无肿胀隆起、疱疹、糜烂、渗液、结痂、皮肤增厚、创伤等。

检查外耳道时成人应将耳郭向后上外方牵拉,使外耳道变直,示指将耳屏向前推压,使外耳道口扩大,婴幼儿应将耳郭向后下外方牵拉,以便窥清外耳道和鼓膜。如外耳道狭小或汗毛多可借助耳镜进行检查。观察外耳道有无闭锁、狭窄、塌陷或红肿、耵聍、异物、新生物、脓性分泌物等,如有分泌物应注意其颜色、性状、气味和量。

检查乳突尖,鼓窦区有无红肿、压痛；观察耳周有无瘘管开口、红肿或化脓；牵拉耳郭和按压耳屏,有无疼痛。

二、鼓膜

检查鼓膜应注意其正常标志是否改变,有无内陷、外凸、液平、充血、疱疹、肉芽、钙斑或增厚、菲薄等病变；活动度是否正常,以及有无穿孔(注意穿孔的大小、位置、形状),用鼓气放大耳镜、电耳镜或硬性耳内镜可发现鼓膜的细微病变；当外耳道有耵聍、分泌物、异物时应于清除后再观察鼓膜。

三、咽鼓管功能检查

咽鼓管功能障碍与多种中耳疾病的发生、发展和预后有关。故咽鼓管功能检查为耳科临床常用检查法。

(一) 声导抗仪检查法

将探头置于外耳道口并密封,将压力调至 –200mmH$_2$O,嘱受检者吞咽数次,咽鼓管功能正常则压力在正常范围(约 0mmH$_2$O)。如数次吞咽后负压不能达到 –150mmH$_2$O,为咽鼓管功能障碍;如吞咽一次压力即在正常范围为咽鼓管异常开放。

(二) 捏鼻吞咽法

比较捏鼻吞咽前后的鼓室导抗图,如图像峰压有明显移动,表明咽鼓管功能正常,反之为咽鼓管功能障碍。

四、听觉功能检查

(一) 音叉试验

通过音叉检查气导和骨导听力,初步判断受检者听力损失的性质。常用的检查方法有林纳试验(气骨导比较试验)、韦伯试验(骨导偏向试验)、施瓦巴赫试验(骨导比较试验)、盖莱试验(镫骨底活动试验)。

(二) 纯音听力测试

纯音听力计是根据电声学原理设计的仪器,可发出不同频率和不同强度的纯音,用于测试人耳听觉功能,判断是否有听力障碍及听力障碍的程度,并对引发耳聋的部位和类型做出初步诊断。

测试项目包括气导和骨导,先测试气导,再测试骨导。两种纯音听阈图为以横坐标为频率(Hz)、纵坐标为声级(dB)的坐标图,或称听力曲线。将受试耳不同频率的听阈连线,形成气导和骨导听力曲线,对最大声强无听觉时,在该处记录向下箭头"↓"并与相邻符号不连线。一般以 500Hz、1 000Hz 和 2 000Hz 三个频率的气导听阈值平均数来评价耳聋的程度:25~40dB 为轻度聋,41~55dB 为中度聋,56~70dB 为中重度聋,71~90dB 重度聋,>90dB 为极度聋又称全聋。

根据听力曲线的特点,可判断耳聋的性质。如骨导正常或接近正常,气导下降(气骨导间距大于 10dB,一般不大于 40dB),气导曲线平坦或以低频听力下降为主而呈上升型者,多为传导性聋(图 6-1);如气骨导间距大于 40dB,可考虑为听骨链中断。气导骨导曲线一致性下降,一般以高频听力下降较重,曲线呈渐降型或陡降型者,多为感音神经性聋(图 6-2),兼有上述两种听力曲线特点者为混合性聋(图 6-3)。

(三) 纯音阈上听功能测试

纯音阈上听功能测试是用声强大于受检耳听阈的声音测试其听觉功能的试验,对于鉴别耳聋性质及病变部位有一定的参考意义。包括病理性听觉适应现象测验、响度重振试验。

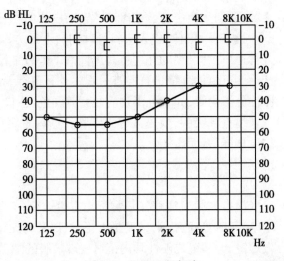

图 6-1 传导性聋(右)

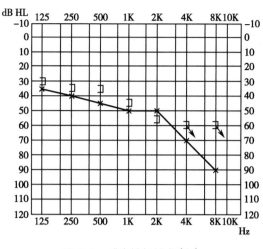

图6-2　感音神经性聋(左)

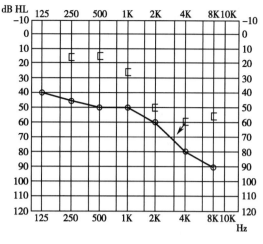

图6-3　混合性聋(右)

（四）言语测听法

言语测听法是将录入标准词汇的言语信号通过收录机或 CD 机传入听力计耳机进行测试,不但可弥补纯音听阈测听法的不足,而且有助于耳聋病变部位的诊断、评估助听器的效能及耳蜗植入术后听觉康复训练的评价。

五、声导抗测试法

声导抗测试法是客观测试中耳传音系统、内耳功能、听神经和脑干听觉通路功能的方法。根据鼓室导抗曲线图的形态、峰压点、峰的高度及曲线的坡度等,可较客观地判断鼓室内各种病变的情况,如中耳内的压力、咽鼓管功能、中耳传音系统的病变及中耳有无积液等。常见的鼓室导抗图见图 6-4。

六、前庭功能检查法

前庭功能检查有两大类:平衡功能检查及眼震检查。

（一）平衡功能检查

平衡功能检查分为静平衡功能检查和动态平衡功能检查两大类,常用的方法有:

1. 闭目直立试验　该方法是最常用的静平衡功能检查法。受试者直立,两脚并拢,两手手指互扣于胸前并向两侧拉紧,观察受试者睁眼及闭目时身体有无倾倒。平衡功能正常者无倾倒,迷路病变者倒向前庭功能低侧倾倒,小脑病变者倒向患侧或向后倾倒。

2. 过指试验　检查者与受试者相对而坐,检查者双手置于前下方,伸出两手示指,受试者睁眼、闭目各数次,用两手示指轮流碰触置于前下方的检查者示指。正常人均能准确接触目标,迷路病变者双臂偏向前庭功能低侧,小脑病变者仅有一侧上臂偏移。

3. 行走试验　该方法是动态平衡功能检查法。受试者闭眼,向正前方行走 5 步,然后后退 5 步,如此行走 5 次,观察其步态,并计算起点与终点之间的偏差角度。偏差角度大于90° 者,表示两侧前庭功能有显著差异。中枢性病变者常有特殊的蹒跚步态。

（二）眼震检查

眼球震颤是眼球的一种不随意的节律性运动,简称眼震。前庭周围性病变、中枢性病变及一些眼病均可引发眼震。前庭性眼震由交替出现的慢相和快相运动组成。慢相为眼球转向某一方向的缓慢运动,由前庭刺激所引起;快相则是眼球的快速回位运动,为中枢的矫正性运动。慢相朝向前庭兴奋性较低的一侧,快相朝向前庭兴奋性较高的一侧。因快相便于

51

观察,故通常将快相所指方向作为眼震方向。按眼震方向的不同,可分为水平性、垂直性、旋转性及对角性等。眼震方向可呈联合形式出现,如水平旋转性、垂直旋转性等。

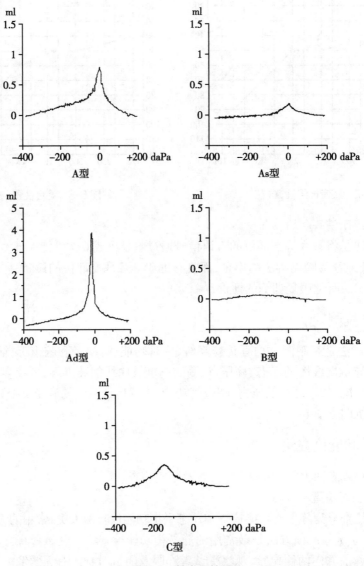

图 6-4 鼓室导抗图
A 型:中耳功能正常;As 型:见于耳硬化、听骨固定、鼓膜明显增厚;Ad 型:见于听骨链中断、鼓膜萎缩、咽鼓管异常开放、愈合性穿孔;B 型:鼓室积液、中耳粘连;C 型:咽鼓管功能障碍

眼震的检查方法有裸眼检查法、Frenzel 眼镜检查法、眼震电图描记法 3 种。

根据检查时是否施加诱发因素可分为自发性眼震与诱发性眼震两大类。

1. 自发性眼震检查 自发性眼震是一种无需通过诱发措施即已存在的眼震。检查者立于受检者的正前方 40~60cm 处,用手指引导受检者眼向左、右、上、下及正前方 5 个基本方向注视(检查者手指向两侧移动偏离中线的角度不能超过 20°~30°),观察有无眼震及眼震的方向、强度等。

2. 诱发性眼震检查

(1)位置性眼震:当患者头部处于某一位置时引发的眼震称位置性眼震。检查时可取以下 3 种头位:①坐位:头向左、右,前俯、后仰各 45°~60°;②仰卧位:头向左、右扭转;③仰卧悬头位:头向左、右扭转。在每一头位观察记录至少30秒,变换位置时要缓慢进行。

(2)变位性眼震:是头位和体位迅速改变时诱发的眼震,主要用于诊断良性位置性眩晕。受检者坐在检查台上,头平直,检查者立于其右侧,双手扶其头,按以下步骤进行检查:坐位—头向右转45°—仰卧右侧45°悬头—坐位—头向左转45°—仰卧左侧45°悬头—坐位。每次变位要在3秒内完成,每次变位后,应观察、记录20~30秒,注意潜伏期、眼震性质、振幅、方向、慢相角速度及持续时间,有无眩晕、恶心、呕吐等。若有眼震,要连续观察、记录1分钟,待眼震消失后再变换至下一体位。

(3)温度试验:将比体温高或低7℃的冷、温水或空气注入外耳道内以诱发前庭反应。可用于研究前庭重振与减振、固视抑制等,以区别周围性和中枢性前庭系病变。

(4)旋转试验:主要分为两类,正弦脉冲式旋转试验和摆动旋转试验。可判断外周前庭功能状况。

(5)瘘管试验:将鼓气耳镜置于外耳道,塞紧并交替加、减压力,同时观察有无眼动和眩晕。如出现眼球偏斜或眼震并伴眩晕感,为瘘管试验阳性;无眼球偏斜或眼震仅有眩晕感者为弱阳性,提示有可疑瘘管;无任何反应为阴性。瘘管试验阴性不排除瘘管存在的可能。

(三) 耳石功能检查

前庭诱发肌源性电位用于测试球囊功能;主观水平视觉检查和主观垂直视觉检查用于测试椭圆囊功能。

第二节　鼻的检查法

一、外鼻检查法

主要观察外鼻有无形态、皮肤色泽的改变,有无充血、肿胀、隆起,触诊有无压痛、皮肤增厚、变硬,以及鼻背有无塌陷、鼻梁有无歪斜等。

二、鼻腔检查法

(一) 鼻前庭检查法

受检者头稍后仰,检查者用拇指推起鼻尖并左右轻轻移动。观察鼻前庭皮肤有无充血、肿胀、局限性隆起、溃疡、渗液、结痂、皲裂、新生物等。

(二) 前鼻镜检查法

手持前鼻镜,先将前鼻镜两叶合拢,与鼻腔底平行置入鼻前庭(勿超过鼻阈以免引起疼痛或损伤鼻黏膜导致出血),然后将两叶轻缓张开进行检查(图6-5)。取出前鼻镜时,勿将两叶完全闭合,以免夹住鼻毛引起疼痛。鼻腔的检查一般按由下向上、由内向外、由前向后的顺序进行(图6-6)。如鼻黏膜肿胀,可用1%麻黄素生理盐水喷入鼻腔后再行检查。注意观察鼻甲黏膜颜色,有无充血、肿胀、肥厚样或息肉样改变、干燥或萎缩,有无溃疡或粘连;各鼻道有无分泌物及分泌物的量、色和性状;鼻中隔有无偏曲、黏膜糜烂或肥厚、血管扩张、出血点,有无穿孔;鼻腔有无异物、息肉和肿瘤。

正常鼻腔黏膜表面光滑、湿润、呈淡红色,鼻甲黏膜有弹性,各鼻道与鼻底无分泌物。

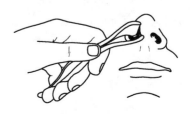

图6-5　前鼻镜检查

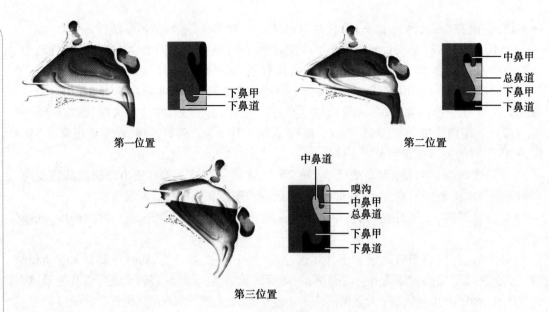

第一位置　　　　　　　　　　　　　第二位置

第三位置

图6-6　前鼻镜检查的3种位置

（三）后鼻镜检查法

用于检查鼻后孔及上鼻甲、各鼻道后端及鼻咽部。受检者头稍前倾张口,检查者一手持压舌板,压下舌体,另一手持稍加温的后鼻镜置于软腭与咽后壁之间(图6-7)。调整镜面,当镜面移向前位,可见软腭背面及鼻后孔各部;镜面向左右两侧移动,可见咽鼓管咽口、圆枕及咽隐窝等;镜面移向水平位,可见鼻咽顶部和咽扁桃体(图6-8)。对咽反射敏感者,可先用1%丁卡因表面喷雾麻醉后再行检查。注意观察黏膜有无充血、肿胀、粗糙、隆起、出血和溃疡,是否有分泌物或痂皮,有无肿物等。

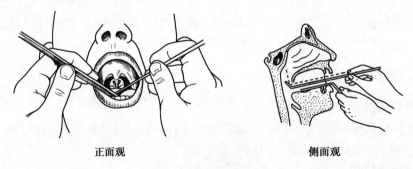

正面观　　　　　　　　　　　　侧面观

图6-7　后鼻镜检查

三、鼻窦检查法

（一）视诊和触诊

观察前额、面颊、内眦及眉根部位皮肤有无红肿,局部有无隆起,眼球有无移位及运动障碍。检查有无压痛,根据压痛位置可判断病变鼻窦的位置。

（二）鼻镜检查

1. 前鼻镜、后鼻镜检查法　见"鼻腔检查法"。观察鼻腔中有无分泌物及其量、色、

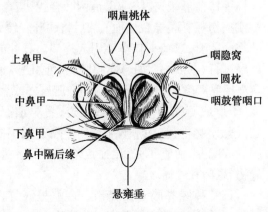

图6-8　后鼻镜检查所见镜像

性质和引流部位,检查各鼻道有无息肉或新生物。如中鼻道有分泌物,提示为前组鼻窦炎症;上鼻道有分泌物提示为后组鼻窦炎症。如疑似鼻窦炎而中、上鼻道未见分泌物,可先用 1% 麻黄素生理盐水收缩鼻腔黏膜,然后采用体位引流法;若疑为上颌窦炎,让患者取侧卧低头位,患侧在上;疑为额窦炎或筛窦炎,则取正坐位,约 10 分钟后观察鼻道中有无分泌物。

2. 纤维鼻咽镜检查 先用 1% 丁卡因和 1% 麻黄素棉片麻醉并收缩鼻腔黏膜,再用纤维鼻咽镜进行检查(图 6-9)。可观察鼻中隔、各鼻甲、各鼻道、鼻窦开口、鼻后孔、鼻咽部,并可进行拍照或录像、直视下取活检或手术等。纤维鼻咽镜检查可进入鼻腔的深部及各鼻窦,其检查直观、方便、可靠。

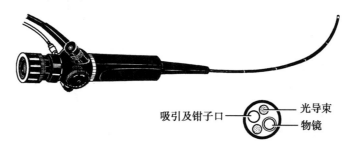

吸引及钳子口 光导束 物镜

图 6-9 纤维鼻咽镜

(三)上颌窦穿刺冲洗法(图 6-10)

用于上颌窦疾病的诊断和治疗(急性炎症期禁用)。注意冲出物的量和性状,必要时可将冲出物做细菌培养、药敏试验或细胞学检查。

(四)影像学检查法

鼻旁窦华氏位用于检查上颌窦,也可显示筛窦、额窦和鼻腔及眼眶;鼻旁窦柯氏位用于检查额窦、筛窦,也可显示上颌窦、鼻腔和眼眶。X 线摄影可判断窦腔的发育情况,以及有无鼻窦炎性病变、占位性病变和骨质破坏等。计算机断层扫描(CT)与磁共振成像(MRI)已被广泛应用于临床,对鼻腔和鼻窦病变的诊断比传统的 X 线摄影更加清晰准确。

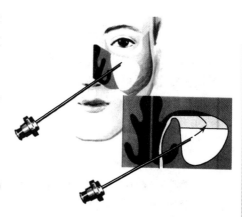

图 6-10 上颌窦穿刺冲洗

四、鼻功能检查法

(一)鼻通气功能检查法

鼻通气功能检查法用于检查鼻通气功能、鼻气道阻力大小、鼻气道狭窄部位、鼻气道有效横断面积等。可借助鼻测压计、声反射鼻量计进行检查。

(二)嗅觉功能检查法

嗅觉功能检查法用于嗅觉功能、嗅觉系统及其相关疾病的诊断。可借助嗅阈值浓度检查、嗅觉诱发电位进行检查。

(三)鼻自洁功能检查法

鼻自洁功能检查法通过对鼻黏液纤毛传输系统的检查而判断鼻的自洁功能。可借助糖精试验进行检查。

笔记栏

第三节　咽喉的检查法

一、口咽检查法

受检者正坐，自然张口，检查者手持压舌板轻压受检者舌前 2/3 处，观察口咽部黏膜色泽，扁桃体大小，软腭、腭舌弓和腭咽弓是否对称及活动情况等。观察黏膜有无充血、肿胀、萎缩、溃疡、分泌物、假膜、新生物，扁桃体隐窝口有无分泌物，咽后壁有无淋巴滤泡红肿、增生等。对咽反射敏感者，可先用 1% 丁卡因喷雾麻醉咽部，然后再行检查。

二、鼻咽检查法

(一) 间接鼻咽镜检查
见鼻的检查法"后鼻镜检查法"。

(二) 纤维鼻咽镜检查
见鼻的检查法"纤维鼻咽镜检查"。

三、喉咽检查法

见下文"间接喉镜检查"和"纤维喉镜检查"。

四、影像学检查法

诊断咽后壁、侧壁和深部等处病变及范围，可施行 X 线检查，如拍摄鼻咽侧位片、颈侧位片、茎突片、颏顶位颅底片等。CT 和 MRI 可清晰显示咽部软组织病变及肿瘤的浸润范围，有利于鼻咽癌或翼腭窝肿瘤等的早期诊断。

五、喉的检查法

(一) 喉的外部检查
观察喉是否在颈前正中、两侧是否对称，有无肿胀、触痛、畸形，颈部有无肿大的淋巴结或皮下气肿等。

(二) 间接喉镜检查
间接喉镜检查为常用而简便的喉部和喉咽部检查方法。受检者正坐，张口将舌伸出，检查者一手拇指和中指持纱布包裹受检者舌前部并将舌向外下拉出，另一手持间接喉镜，镜面在酒精灯上稍加温，先在检查者手背上测温确定不烫，然后放入受检者咽峡，镜面朝前下方，用镜背将悬雍垂推向上方（图 6-11）。观察舌根、会厌谷、会厌舌面、喉咽侧壁、喉咽后壁，然后嘱受检者发"一"声，再观察会厌喉面、杓状会厌襞、声带、室带、杓区、杓间区、梨状隐窝、声门下等喉咽及喉腔各部，发声时观察声带内收、外展是否正常（图 6-12）。咽反射敏感者，可先用 1% 丁卡因喷雾做咽部表面麻醉，然后再行检查。

喉的正常表现为喉咽及喉腔黏膜呈淡红色、两侧对称，声带呈白色、表面光整、两侧对称，梨状隐窝无积液。检查时应注意各处黏膜有无充血、肿胀、溃疡、肿物和异物等，以及声带和杓状软骨活动是否正常。

(三) 纤维喉镜检查
纤维喉镜的原理和使用方法同纤维鼻咽镜。可从鼻腔进入鼻咽、喉咽、喉腔或从口咽部进入进行检查,并可直接行活检、异物取出、息肉切除术等。因其图像清晰并可在视屏上进行动态观察、拍片、录像,可发现细微病变,为临床常用的检查方法。

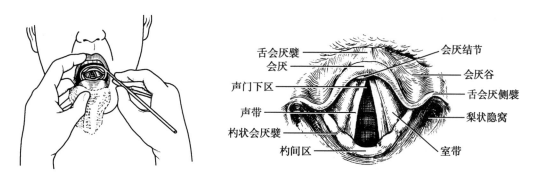

图 6-11 间接喉镜检查

舌会厌襞 —— 会厌结节
会厌 —— 会厌谷
声门下区 —— 舌会厌侧襞
声带 —— 梨状隐窝
杓状会厌襞 ——
杓间区 —— 室带

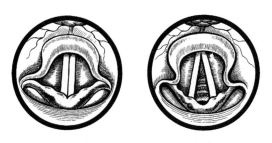

图 6-12 发声时声带内收(左图)/ 深吸气时声带外展(右图)

(四)电子喉镜检查

电子喉镜(图 6-13)的原理和使用方法与纤维鼻咽镜相似,电子喉镜较纤维鼻咽镜具有更高的分辨率,故对鼻、咽喉病变的直观检查更加清晰。

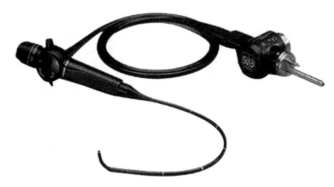

图 6-13 电子喉镜

(五)动态喉镜检查

动态喉镜又名频闪喉镜,主要用于观察发声时声带活动形态,借以研究发声生理和检查发声障碍与声带振动之间的关系。它能发出不同频率的闪动光线,用这种光源来观察声带运动,可将高速度的声带连续运动变慢或呈相对静止状态,能看清在常规间接喉镜检查时所不能看清的声带细微变化,为声带癌的早期诊断及声带手术前后的观察提供客观依据。

(六)影像学检查

喉部 X 线摄影可用于喉部肿瘤、喉软骨骨折、异物等的诊断。CT、MRI 可清晰显示喉

笔记栏

部肿瘤的大小和浸润范围,以及有无淋巴结转移等情况。

（江 华）

复习思考题

1. 鼻窦疾病可以用哪些检查法？哪个方法最有诊断意义？
2. 咽喉疾病可以用哪些检查法？最直观清晰的方法是什么？
3. 声带疾病最直观清晰的检查方法是什么？
4. 试分析听力曲线图来判断耳聋的性质。
5. 临床上常用的听觉功能检查法有哪些？其在临床上如何运用？
6. 临床上常用的前庭功能检查法有哪些？各有何临床意义？

第七章

耳鼻咽喉科的常用治疗操作

学习目标

1. 了解耳鼻咽喉科的常用治疗操作方法。

2. 重点了解耳科常用治疗操作,如外耳道冲洗、鼓膜穿刺术等;鼻科常用治疗操作,如鼻骨骨折复位术、下鼻甲黏膜下注射术、上颌窦穿刺冲洗术等;咽科常用治疗操作,如扁桃体周脓肿切开排脓或穿刺抽脓术、下咽异物取出术等;喉科常用治疗操作,如直接喉镜、纤维或电子喉镜操作等。

第一节　耳科常用治疗操作

一、外耳道冲洗

适用于外耳道异物、耵聍取出。

患者取坐位,手握受水器紧贴患侧耳垂下方皮肤,准备接收流出的冲洗液。操作者一手将耳郭轻轻牵拉,尽量将外耳道拉直,一手持吸满冲洗液的注射器向外耳道后上壁方向冲洗(图 7-1)。反复操作至异物或耵聍冲洗干净,最后用干棉签拭净外耳道,并检查外耳道皮肤有无损伤,视情况酌情涂敷消炎软膏。

注意冲洗液不能过冷或过热,以接近体温为宜;冲洗方向不可直对鼓膜;鼓膜穿孔忌用此法。

二、鼓膜穿刺术

适用于鼓室积液或积血等中耳疾病。

成人可用表面麻醉剂进行鼓膜麻醉,不配合治疗的儿童可行全身麻醉。

先行外耳道及鼓膜消毒。以针尖斜面较短的长针头,在无菌操作下从鼓膜前下方(或后下方)刺入鼓室,抽吸积液或积血(图 7-2)。必要时可根据病情重复穿刺,抽液后可注入药物,促进疾病痊愈。

亦可在耳内镜下进行穿刺,并借助吸引器将鼓室积液吸出。

三、鼓膜切开术

多用于急性化脓性中耳炎,脓液已形成但鼓膜尚未穿孔,以致患者高热不退、耳内剧痛难忍者;亦可用于鼓室积液黏稠穿刺不能抽出者。

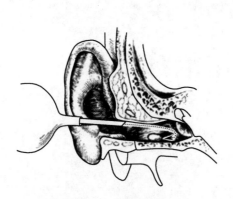

图 7-1 外耳道冲洗

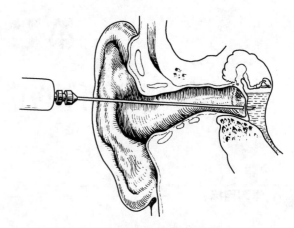

图 7-2 鼓膜穿刺术

成人可采用局部麻醉,小儿则需全麻下进行。用鼓膜切开刀在鼓膜前下象限做放射状或弧形切口,可有效引流脓液或利于鼓室内黏稠分泌物排出。

操作时注意勿伤及鼓室内壁。

四、鼓室置管术

适用于分泌性中耳炎反复发作,鼓室积液黏稠者;或鼻咽癌放疗后,咽鼓管阻塞者。

成人可采用局部麻醉,儿童则需全麻。在鼓膜下方置入硅胶管,使鼓室与外界相通,以改善中耳负压,促进引流,亦便于进行鼓室冲洗和注药。术后应定期观察,防止置管脱落。

五、咽鼓管吹张术

适用于咽鼓管功能不良所致的疾病。咽鼓管自行吹张法亦称捏鼻鼓气法,在耳的按摩、导引法中已经介绍,在此介绍咽鼓管间接吹张法及直接吹张法。

(一)咽鼓管间接吹张法

多采用橡皮球吹张,亦称波氏球吹张法。嘱患者含一口水,将鼓气球前端的橄榄头塞于一侧鼻前孔并压紧对侧鼻翼。在患者吞咽水的瞬间迅速挤压橡皮球,将气流压入咽鼓管达鼓室,以改善中耳负压状态(图 7-3)。

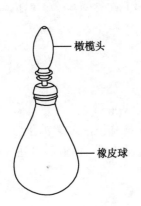
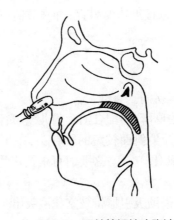
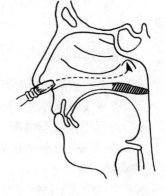

橄榄头

橡皮球

图 7-3 咽鼓管间接吹张法

(二)咽鼓管直接吹张法

咽鼓管直接吹张法亦称导管吹张法。鼻腔黏膜表面麻醉后,将咽鼓管导管弯头朝下沿鼻底伸入至鼻咽部,当导管抵达鼻咽后壁时,将导管向内侧旋转90°,轻轻钩住鼻中隔后缘,再向下、向外旋转180°,进入咽鼓管咽口。然后一手固定导管,一手适当用力挤压橡皮球吹气,此时患者可感到有空气进入耳内。将听诊管一端塞于受检耳外耳道,另一端塞于检查者外耳道,则吹气时可借助听诊管的声音判断咽鼓管是否通畅。此法常用于咽鼓管功能不良的治疗。注意避免吹张压力过大导致鼓膜破裂(图7-4)。

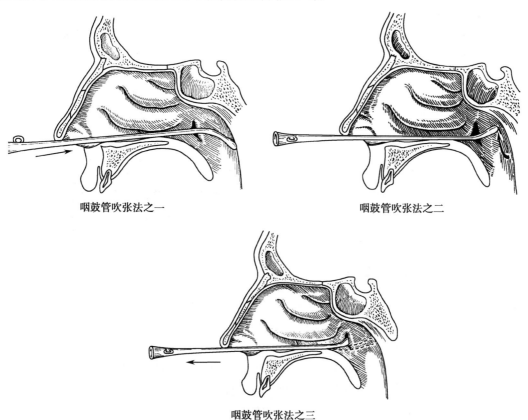

咽鼓管吹张法之一　　　　　　　　咽鼓管吹张法之二

咽鼓管吹张法之三

图7-4　咽鼓管直接吹张法

第二节　鼻科常用治疗操作

一、鼻骨骨折复位术

适用于鼻骨骨折有畸形移位者。

清理鼻腔后进行鼻腔表面麻醉,儿童可采用全身麻醉。使用鼻骨骨折复位钳或大小适宜的复位器,伸入鼻腔塌陷的鼻骨下方,将鼻骨向上、向外抬起。同时另一手拇指和示指在鼻外协助复位,使双侧鼻背对称。

双侧鼻骨塌陷时,可用鼻骨复位器伸入双侧鼻腔同时进行复位。若合并鼻中隔骨折、脱位或外伤性偏曲时,可用鼻骨复位钳或行手术将鼻中隔先行复位,再行鼻骨复位。如骨折超过2周,则因骨痂形成复位困难,有时需开放式复位。

操作时注意复位器械伸入鼻腔不宜超过两内眦连线。复位后,以凡士林纱条填塞双侧鼻腔,保留24~48小时。必要时外鼻需加固定(图7-5)。

笔记栏

二、下鼻甲黏膜下注射

适用于慢性肥厚性鼻炎下鼻甲黏膜肥厚患者。

先行下鼻甲黏膜表面麻醉,用长针从下鼻甲前端游离缘刺入,向后直达下鼻甲后端,勿刺破黏膜;然后边退针边注射,直至针头退出为止。每侧可注入 1~2ml 药液,注射后在进针处以棉球压迫止血。

常用药物为 50% 葡萄糖注射液,亦可选用川芎嗪、丹参注射液等活血化瘀中药(图 7-6)。因鼻甲注射较痛,目前已较少应用。

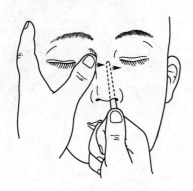
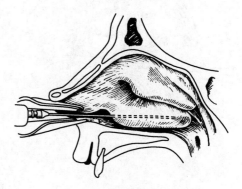

图 7-5　鼻骨骨折复位术　　　　　　图 7-6　下鼻甲黏膜下注射

三、上颌窦穿刺冲洗术

适用于上颌窦炎,在全身症状消退和局部炎症基本控制后进行。

先将鼻黏膜收缩麻醉,并以卷棉子浸麻醉药置于下鼻道外侧壁、距下鼻甲前端 1~1.5cm 的部位。待麻醉充分后将上颌窦穿刺针尖端放入进针部位,针头指向外眼角并固定。

穿刺时,一手固定患者头部,一手拇指、示指和中指持针,掌心顶住针尾,稍加用力钻动即可穿通骨壁,进入窦腔有落空感,拔出针芯,接注射器回抽检查有无空气或脓液,判断针头是否在窦腔内,确认针尖进入窦腔后方可冲洗。

上颌窦如有积脓,脓液即可经窦口自鼻腔冲出。反复冲洗至脓液彻底干净。亦可在脓液冲净后注入抗生素药液。冲洗结束退出穿刺针,一般情况穿刺部位出血极少,鼻前孔放置棉球避免血液流出即可。

冲洗完毕记录脓液性质(黏脓、脓性、蛋花样或米汤样)、颜色、气味和脓量。根据病情每周可冲洗 1~2 次。

并发症:①因进针部位偏前,针刺入面颊部软组织造成面颊部皮下气肿或感染;②因进针方向偏上或用力过猛,针头穿入眼眶内造成眶内气肿或感染;③针头穿通上颌窦后壁进入翼腭窝造成翼腭窝感染;④针头刺入较大血管并注入空气后造成空气栓塞。

注意事项:①进针部位和方向要正确,用力适中,有落空感后即刻停止进针。②在未确定针头进入窦腔时切忌注入空气。③冲洗如遇阻力则说明针尖可能不在窦腔内,或在窦壁黏膜下,此时应调整针尖位置和深度然后再试冲,如仍有较大阻力应停止冲洗;窦口堵塞亦可产生冲洗阻力,此时如能判断针尖确在窦腔内,稍加用力即可冲出,如阻力仍大应停止冲洗。④冲洗时密切观察患者眼球及面颊部,如患者诉眶内胀痛或眼球有被挤压的感觉,或发现面颊部肿起时,应停止冲洗。⑤穿刺过程中如患者出现晕针、虚脱等意外时,立即拔除穿刺针,使患者平卧,给予必要处理并密切观察。⑥拔针后如遇出血不止,可在进针部位压迫止血。⑦如疑有气栓形成,应急使患者左侧卧头低位,以免气栓进入颅内血管和冠状动脉,并给氧及采取其他急救措施(图7-7)。

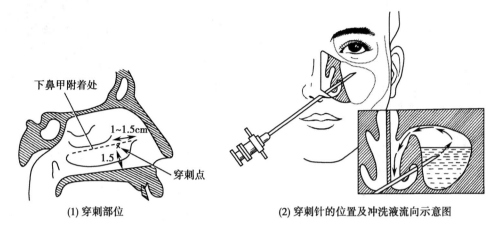

(1) 穿刺部位　　　　　　　　　　(2) 穿刺针的位置及冲洗液流向示意图

图7-7　上颌窦穿刺冲洗术

四、鼻窦负压置换

适用于慢性额窦炎、筛窦炎、蝶窦炎及全组鼻窦炎。

操作:患者取仰卧头低垂位。收缩鼻黏膜后将连接吸引器的橄榄头塞紧治疗侧鼻前孔,同时指压另一侧鼻翼封闭对侧鼻孔,嘱患者间断发"开、开、开"声音,在发音同时启动吸引器(负压不超过24kPa),持续1~2秒即停,如此反复数次。吸净脓液后向鼻腔滴入药液。

原理:当橄榄头塞住鼻前孔和指压另一侧鼻翼封闭鼻孔且患者发"开"音时,软腭上提,鼻腔和鼻咽腔暂时处于封闭状态,同时开动吸引器,使鼻腔处于负压,于是窦内脓液经窦口排入鼻腔,继而被吸除。当"开"音中断时,软腭复位,鼻腔和鼻咽腔开放,鼻腔压力与大气压相等,而窦内却处于负压,于是鼻腔内药液经窦口进入窦腔,利用鼻腔和鼻窦内正负压交替改变而达到治疗目的(图7-8)。

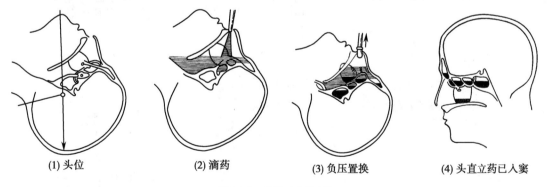

(1) 头位　　　　(2) 滴药　　　　(3) 负压置换　　　　(4) 头直立药已入窦

图7-8　鼻窦负压置换

五、鼻腔填塞止血

使用可吸收材料,如明胶海绵等,亦可在明胶海绵上蘸云南白药或止血酶等外用止血药。填塞时需加一定压力,亦可用凡士林油纱条加压。此法较适用于鼻黏膜弥漫性渗血。

（一）鼻前孔填塞止血法

可用凡士林油纱条、碘仿纱条、抗生素油膏纱条等。将纱条一端双叠约 10cm，将折叠端置于鼻腔后上部嵌紧，然后将双叠的纱条分开，短端贴于鼻腔上部，长端平贴于鼻腔底，形成一向外开放的"口袋"；将长端纱条填入"口袋"深处，自上而下、从后向前进行填塞，使纱条紧紧填满鼻腔，剪去鼻前孔多余纱条。凡士林油纱条填塞时间一般为 24~48 小时，如需延长填塞时间，应给予抗生素抗感染，填塞一般不超过 5 天，否则可能引起局部压迫性坏死及鼻腔感染（图 7-9）。也可直接填入膨胀海绵、可降解吸收耳鼻止血敷料等。

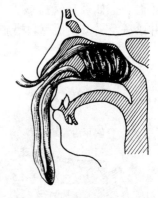

图 7-9 鼻前孔填塞止血法

（二）鼻后孔填塞止血法

先将凡士林纱布制成与鼻后孔直径相似的锥形纱球，尖端系粗丝线 2 根，底端系 1 根；用导尿管伸入出血侧鼻前孔直至口咽部，以长弯血管钳将导尿管头端牵出口外，尾端仍留在鼻前孔外，将系于纱球尖端的丝线缚牢于导尿管头端；回抽导尿管尾端，将纱球引入口腔，用一手指或器械将纱球越过软腭顶入鼻咽部，同时另一手牵拉导尿管尾端将丝线引出，使纱球紧塞于鼻后孔，然后再进行鼻前孔填塞；将拉出的两根丝线系于小纱布卷固定于鼻前孔，再将纱球底部丝线自口腔引出固定于口角旁。填塞留置期间应给予抗生素，填塞时间一般不超过 3 天，最多不超过 6 天。鼻后孔填塞球取出前应先撤除鼻腔内填塞物，然后牵引口角旁留置的丝线，借助血管钳，将纱球迅速经口取出（图 7-10）。

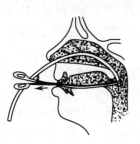

(1) 将导尿管头端拉出口外

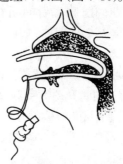

(2) 将纱球尖端的丝线缚于导尿管头端，回抽导尿管

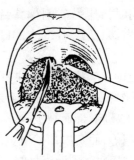

(3) 借器械之助，将纱球向上推入鼻咽部

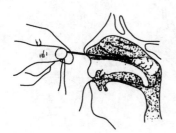

(4) 将线拉紧，使纱球嵌入后鼻孔

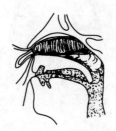

(5) 再行鼻腔填塞

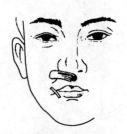

(6) 纱球尖端上的系线固定于前鼻孔处，底部丝线固定于口角

图 7-10 鼻后孔填塞止血法

（三）鼻腔或鼻咽气囊或水囊填塞止血法

用橡胶套或气囊系在导管头端，置于鼻腔或鼻咽部，囊内充气或充水以达到压迫止血的目的。近年国内已有生产与鼻腔结构相适应的止血气囊，此法较适合黏膜渗血。

六、鼻内镜操作

先行鼻腔黏膜收缩及表面麻醉。患者可取坐位,也可取半卧位或仰卧位。

鼻内镜伸入鼻腔,按照自下向上、从前至后的顺序仔细检查。注意观察中鼻道、钩突、筛泡、上颌窦开口、嗅沟、鼻咽部及咽鼓管开口、咽扁桃体等。

第三节　咽科常用治疗操作

一、扁桃体周脓肿穿刺抽脓术及切开排脓术

(一)穿刺抽脓术

表面麻醉后,穿刺针在脓肿最隆起处刺入,以判断脓肿是否形成及脓腔位置。

(二)切开排脓术

1. 前上型　在穿刺确认成脓后,选择最隆起和最软化处切开,也可按常规定位,以悬雍垂根部做一水平线,从腭舌弓游离缘下端做一垂直线,两线交点稍外为切口处。切开后用长弯钳向后外撑开软组织,进入脓腔,充分排脓。

2. 后上型　在腭咽弓处切开。必要时可重复撑开排脓(图 7-11)。

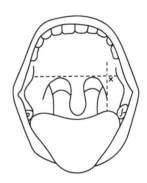

图 7-11　扁桃体周脓肿穿刺部位

二、咽后壁脓肿切开排脓术

儿童多不需麻醉,成人采用黏膜表面麻醉。

患者取仰卧垂头位,用直接喉镜将舌根压向口底,暴露咽后壁,在脓肿最隆起处穿刺抽脓并尽量抽吸干净。

在脓肿最隆起处和最低部位做一纵行切口,用血管钳扩大切口,彻底排出脓液并充分抽吸(图 7-12)。若切开时脓液大量涌出吸引不及时,应将患者立即转身俯卧,便于吐出脓液,以免误吸。

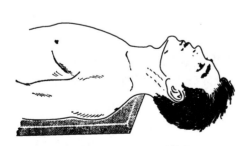

(1) 咽后壁脓肿切开时的正确体位

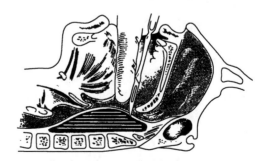

(2) 咽后壁脓肿切开法
(食指如图引导切刀并可避免刺入过深)

图 7-12　咽后壁脓肿切开排脓术

三、间接喉镜下咽异物取出术

先将黏膜麻醉剂喷入口咽及下咽部做充分麻醉。患者取坐位,自行以右手持纱布将舌

拉出口外,术者一手持间接喉镜,一手持异物钳,伸入下咽部异物处,张开钳嘴夹住异物,轻轻迅速取出。

第四节　喉科常用治疗操作

一、直接喉镜检查法

按照口咽—舌根—喉咽顺序进行黏膜表面麻醉。

患者取仰卧垂头位,术者左手持镜,以厚纱布或牙垫保护牙齿,右手示指推开上唇,将直接喉镜沿舌背送入口腔直达舌根,轻压舌根暴露会厌。喉镜近端向上倾斜,远端指向咽后壁但勿接触。继续深入约1cm,越过会厌游离缘,左手平行向上用力提起喉镜,加压于会厌,即可暴露喉腔(图7-13)。

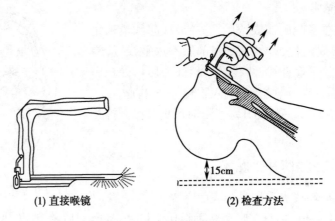

(1) 直接喉镜　　　　　(2) 检查方法

图7-13　直接喉镜检查法

操作手法应准确、轻巧,以免损伤局部黏膜引起血肿、出血或继发感染等。

直接喉镜检查偶可发生喉痉挛,多因麻醉不充分、操作粗暴或患者情绪紧张所致。一旦发生喉痉挛,应立即停止操作,使受检者坐起,做有规律的深呼吸,多能逐渐缓解。

二、纤维喉镜检查法

先行咽及喉部黏膜表面麻醉。

患者可采取坐位或仰卧位。术者左手持镜体,拇指控制方向钮,直视下从口腔或经鼻腔插入镜体达咽部,当见到会厌或声门时,使镜体前端越过会厌达喉前庭,向前可视前连合,超越声门可见声门下区。

动态喉镜、电子喉镜检查同理进行。

（邓玲玲）

复习思考题

1. 试述外耳道冲洗的适应证。
2. 试述鼻骨骨折复位术的操作要领。
3. 试述鼻腔填塞止血的操作要领。
4. 试述扁桃体周脓肿穿刺抽脓术的操作要领。

第八章

耳 科 疾 病

📝 **学习目标**

1. 掌握耳科疾病的发病特点,以及耳科各病的概念、病因病机、诊断与鉴别诊断、治疗等。

2. 重点掌握旋耳疮、耳疖、耳疮、大疱性鼓膜炎、耳胀耳闭、脓耳、耳眩晕、耳鸣耳聋、耳带状疱疹的概念、病因病机、诊断、鉴别诊断、治疗及预防与调护。

第一节 耳 瘘

耳瘘指发生于耳前或耳后的瘘管。未染毒时一般无自觉症状;若染毒,则局部红肿疼痛,且常反复发作,经久不愈。瘘管单侧多于双侧。西医学的先天性耳前瘘管可参考本病辨证施治。

本病中医又名耳漏、耳前瘘、耳前瘘管。清代陈士铎《洞天奥旨》卷五曰:"耳前发者,发于两耳之前,乃悬厘、客主人之穴也。虽曰耳发,实生于耳之外,非生于耳之中。"所论耳前发虽非全是耳瘘,但发病部位类似,亦有指本病之意。

【病因病机】

母体胎中肾气不足,而致耳瘘;或日久邪毒结聚,化腐成脓。

【诊断与鉴别诊断】

(一)诊断要点

1. 症状 耳瘘未染毒,一般无自觉症状;若染毒,则局部红肿疼痛,且反复发作。

2. 检查 耳瘘开口多位于耳轮脚前缘,少数位于耳甲腔、耳垂及耳郭背面。未染毒者,瘘口周围皮肤如常,挤压时可有少许白色分泌物溢出,探针可探知瘘管深度,瘘管可有分支。若染毒,则见瘘口周围红肿,时有脓液自瘘口溢出。

(二)鉴别诊断

本病应与耳根毒鉴别。

【治疗】

(一)辨证论治

1. 热毒外侵

主证:耳前肿痛,瘘管开口处红肿触痛、溢脓,小儿可伴有发热;舌尖红、苔黄,脉滑数。

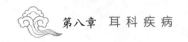

证候分析:风热邪毒侵犯,致气血瘀滞,化腐成脓,故见瘘口红肿疼痛,有脓液溢出,舌尖红、苔黄,脉滑数。小儿稚阳不胜外邪,正邪相争,故发热。

治法:疏风清热,解毒排脓。

方药:五味消毒饮加减。

方解:金银花、野菊花疏风清热;蒲公英、地丁、紫背天葵解毒消肿。可于方中加入白芷、皂角刺、天花粉等。

2. 邪毒滞留

主证:瘘口日久不收,脓液稀薄,局部微肿微痛;舌淡、苔薄白,脉细缓。

证候分析:素体虚弱,正不胜邪,以致邪毒久留,耗伤气血。正虚邪滞,故瘘口日久不收,脓液稀薄;病程迁延,气血不足,故肿痛不甚,舌淡、苔薄白,脉细缓。

治法:益气养血,托毒排脓。

方药:托里消毒散加减。

方解:黄芪、党参、白术、茯苓益气托毒;白芍、当归、川芎养血生肌;金银花、连翘清解余毒;皂角刺、白芷排脓。脓液稀薄量多者,加制附子、薏苡仁;局部暗红发硬者,加桃仁、红花、千里光。

(二) 外治法

1. 外敷　耳瘘染毒未成脓者,可用如意金黄散调敷。

2. 切开排脓　瘘口周围脓肿形成,应切开排脓,放置引流条。

3. 药线治疗　耳瘘长期流脓,经久不愈者,待脓液减少或干净后,用药捻插入瘘管。

4. 手术治疗　控制感染后,可行瘘管切除术。

【预后与转归】

耳瘘未染毒者无碍健康;染毒后应及时治疗。若失治误治,可致瘘口长期不愈。

【预防与调护】

1. 忌挤压。

2. 红肿疼痛者,忌食辛辣温燥之物。

第二节　耳郭痰包

耳郭痰包指发生于耳郭,以局部隆起,皮色不变,按之柔软,不红不痛,穿刺可抽出淡黄色液体为主要临床表现的耳病。西医学的耳郭假性囊肿可参考本病辨证施治。

明代陈实功《外科正宗》卷十一说:"痰包乃痰饮乘火流行凝注舌下,结而匏肿,绵软不硬,有妨言语,作痛不安,用利剪当包剪破,流出黄痰;若痰稠黏难断……"所论虽是舌下痰包,但与本病病因颇为相似。

【病因病机】

脾胃虚弱,运化失职,痰湿内生,加之风邪外犯,挟痰浊上窜耳窍,痰浊凝聚于耳郭发为本病。

【诊断与鉴别诊断】

(一) 诊断要点

1. 病史　耳郭可有外伤或机械性刺激史。

2. 症状　耳郭局部肿起,或有发胀不适感。

3. 检查　耳郭的三角窝、舟状窝、耳甲腔、耳甲艇等部位局限性隆起,常为一侧性,皮肤色泽正常。穿刺可抽吸出淡黄色或暗红色液体,局部如不进行加压包扎,数日内可复发。

（二）鉴别诊断

本病应与断耳疮鉴别。

【治疗】

（一）辨证论治

风邪挟痰上犯

主证:起病急,耳郭局部肿起,大小不一,皮肤表面色泽正常,无疼痛,一般无全身症状;舌苔微腻,脉缓或滑。

证候分析:风为阳邪,易袭阳位,上攻头面,变化迅速,故耳窍发病突然;因非热邪为患,故肤色不变,无压痛,无热感。痰浊上犯,故局部肿胀,穿刺可见淡黄色或暗红色液体,舌苔腻,脉缓或滑。

治法:健脾化痰,通络散结。

方药:二陈汤加减。

方解:半夏化痰燥湿,陈皮理气燥湿,茯苓健脾利湿,甘草调和诸药。可加竹茹、枳实、胆南星、僵蚕、地龙等,诸药配合共奏健脾化痰、通络散结之功效。

（二）外治法

在无菌条件下抽出肿起部位液体,并加压固定(如石膏固定)。保守治疗无效者可考虑手术切除囊肿。

【预后与转归】

经过适当治疗后可痊愈,也可反复发作,若复感邪毒则可能变成断耳疮。

【预防与调护】

1. 平时注意保护耳部,避免按压揉搓。

2. 穿刺抽液应严格无菌操作,以防感染;不可揉按患处,以免痰包迅速增大。

3. 一般不宜切开引流,以免感染而转为断耳疮。反复穿刺不愈者,可在严格无菌条件下切开引流。

第三节　断　耳　疮

断耳疮指耳郭红肿热痛,继而成脓溃烂,甚至软骨坏死,耳郭缺损、畸形的一种耳部疾病。西医学的化脓性耳软骨膜炎可参考本病辨证施治。

中医古籍对本病早有论述,其病名首见于隋代巢元方《诸病源候论》卷三十五:"断耳疮,生于耳边,久不瘥,耳乃取断……此疮亦是风湿搏于血气所生。以其断耳,因以为名也。"明代王肯堂《证治准绳·耳部》中有"耳发""耳轮生疮""耳发疽"等称谓,并对其证候进行了描述。

【病因病机】

1. 邪毒侵入　多因耳郭外伤,如耳郭冻伤、烧伤、切割伤、手术等,或因耳郭痰包穿刺或针刺后感染邪毒,邪毒与气血相搏所致。

2. 火热炽盛　耳部为少阳经脉所循,早期邪毒侵耳,病位多在少阳;少阳与厥阴相表里,邪毒内侵,引肝胆火炽,上燔灼耳。

3. 气血不足　后期溃脓,病程日久,气血不足,邪毒不胜而未清,留恋于耳。

【诊断与鉴别诊断】

(一) 诊断要点

1. 病史　多有耳郭损伤、手术、穿刺或针刺等病史。

2. 症状　初起耳郭红肿热痛,进而呈波动性跳痛,成脓后甚至耳郭溃烂、软骨坏死。全身可有发热、头痛等症状。

3. 检查　耳郭红肿,拒按,成脓后按之有波动感,继而溃破流脓,甚至软骨坏死,最终可造成耳郭缺损、变形。另可有耳周淋巴结肿痛,外周血白细胞计数升高等。

(二) 鉴别诊断

本病应与耳郭痰包鉴别(表 8-1)。

表 8-1　耳郭痰包与断耳疮鉴别表

	耳郭痰包	断耳疮
病史	耳郭可有外伤或机械性刺激史	多有耳郭外伤史
症状特点	1. 发病迅速,局部隆起,皮色不变,按之柔软,不红不痛,穿刺可抽出淡黄色液体 2. 无全身症状	1. 发病渐起,耳郭红赤肿胀,灼热疼痛剧烈,有脓液溢渗,耳郭软骨逐渐坏死,可造成缺损或变形 2. 可有发热等全身症状
检查	皮色不变,按之柔软	耳郭红赤肿胀,有脓液渗出

【治疗】

(一) 辨证论治

1. 热毒入侵

主证:耳郭红赤肿胀,灼热疼痛拒按,甚或局部隆起,可有畏寒发热;舌红、苔黄,脉数。

证候分析:耳郭外伤,皮肤受损,风热邪毒侵入,正邪交争,故畏寒发热;气血壅滞,故局部红肿疼痛,灼热拒按,舌红、苔黄,脉数。

治法:清热解毒,消肿止痛。

方药:五味消毒饮加减。发热甚者,可加石膏、知母等。

2. 火热炽盛

主证:耳郭灼热剧痛,局部红肿或紫红,按之可有波动感,甚或脓液渗溢,可有发热、口苦、咽干;舌红、苔黄,脉弦滑数。

证候分析:火热邪毒炽盛,燔腾上炎,灼烧耳郭,故耳郭红肿灼热剧痛;火热积聚于局部,搏结气血,热盛肉腐成脓,故按之有波动感,甚或脓液溢出;肝胆火热炽盛,故发热、口苦、咽干,舌红、苔黄,脉弦滑数。

治法:清肝泻火,消肿排脓。

方药:龙胆泻肝汤加减。

方解:龙胆大苦大寒,上泻肝胆实火,下清下焦湿热;黄芩、栀子苦寒泻火;泽泻、川木通、车前子清热利湿,使热从水道排出;生地、当归凉血活血;柴胡引药入肝胆;甘草调和诸药。

3. 气血不足

主证：耳郭溃脓后久不收口，脓稀色淡，绵绵不绝，脓液微臭，局部暗红微肿，疼痛不甚，耳郭可变形或缺损；舌淡、苔白，脉细。

证候分析：年老、素体虚弱，或病久耗伤正气，正虚不能托邪外出，邪毒滞耳，故溃脓后久不收口，脓稀色淡，绵绵不绝；邪气已衰未尽，故局部暗红微肿，痛不甚；脓溃肉腐骨坏，可造成耳郭变形或缺损；气血不足，故舌淡、苔白，脉细。

治法：益气养血，托里排脓。

方药：托里消毒散加减。

（二）外治法

1. 外敷　成脓前，用醋调紫金锭、如意金黄散或冲和散之类外敷患处；或用内服药汁凉后湿敷患处。脓成腐烂者，创面均匀撒布五五丹或七三丹，再敷以黄连膏。后期久不收口者，用九一丹或生肌散，再敷黄连膏纱布。

2. 其他　手术切开排脓，清理脓腔，清除坏死组织。给予敏感抗生素冲洗，留置引流管，适当加压包扎。

【预后与转归】

经及时正确治疗可痊愈。若治疗不当或失治，可致耳郭畸形、缺损。

【预防与调护】

1. 注意预防各类耳部损伤。
2. 及时治疗耳部及耳周围病变，以防引发本病。
3. 忌食辛辣温燥之物。
4. 痊愈后，耳郭畸形者可做整容修复。

第四节　旋　耳　疮

旋耳疮指旋绕于耳郭，以局部皮肤瘙痒、灼热潮红、水疱、糜烂、渗液或皮肤粗糙增厚、结痂、脱屑、皲裂为主要特征的疾病。西医学的外耳道湿疹可参考本病辨证施治。

本病中医又名月食疮、月蚀疮、黄水疮等。清代吴谦在《医宗金鉴·外科心法要诀》首论旋耳疮一病："旋耳疮生耳后缝，疮延上下连耳疼，状如刀裂因湿热，穿粉散搽即成功。"并在文中记载："黄水疮如粟米形，起时作痒破时疼，外因风邪内湿热，黄水浸淫更复生。"认为本病内因脾胃湿热，外受风邪相搏而成。这一时期对旋耳疮的病因病机及治疗的论述都较为明确。

【病因病机】

1. 风热湿邪浸渍　多因接触某些刺激物、脓液浸渍或邻近部位渗液蔓延至耳部，以致风热湿邪积聚；由于足少阳胆经从耳后入耳中走耳前，肝胆互为表里，故进一步发展引动肝胆湿热，循经上犯，风热与湿邪蒸灼耳部皮肤而为病。

2. 血虚生风化燥　发病日久，脾失健运，或素体脾气虚弱，脾为气血生化之源，脾虚日久则血虚津亏。又因渗液淋漓，津液损耗，津血同源，故致血虚生风，风盛化燥，耳部皮肤失于濡养，兼之余邪未清，留恋耳部，以致耳部皮肤粗糙、皲裂、覆盖鳞屑等。

【诊断与鉴别诊断】

（一）诊断要点

1. 病史　可有耳道流脓或污水入耳史，或过敏性物质刺激史。

2. 症状　外耳道、耳郭或耳周皮肤瘙痒、灼热、渗液、脱屑等。

3. 检查　外耳道、耳郭或耳周皮肤潮红、水疱、糜烂、渗液，干后结痂，或见外耳皮肤粗糙、结痂、脱屑、皲裂、增厚，甚则外耳道狭窄。

（二）鉴别诊断

本病主要与耳疮相鉴别。

【治疗】

（一）辨证论治

1. 风热湿邪浸渍

主证：初起患处皮肤瘙痒，甚者奇痒难忍，夜间为甚，灼热、潮红，继之出现小水疱，溃破后渗黄水，皮肤糜烂，干后结痂，痂皮下仍有黄水脓液，一般无明显全身症状，婴儿可见发热、烦躁、睡眠不安等；舌红、苔黄腻，脉滑数或弦数。

证候分析：风盛则痒，风邪扰耳，故皮肤瘙痒，甚者奇痒难忍，夜间为甚；湿邪重浊黏腻，风热夹湿熏蒸于耳，故灼热潮红；湿邪渐重，故出现水疱、渗液、糜烂、痂皮下黄水脓液；湿热相争，故舌红、苔黄腻，脉滑数或弦数。

治法：疏风止痒，清热除湿。

方药：消风散加减。

方解：荆芥、防风、牛蒡子、蝉蜕疏风止痒；苍术祛风燥湿；苦参清热燥湿；川木通清热利湿；石膏、知母清热泻火；当归、生地、胡麻仁养血润燥；甘草调和诸药。本方重在疏风，兼以清热除湿，佐以润燥，兼顾标本，是治疗湿疹的常用方剂。

2. 血虚生风化燥

主证：耳部瘙痒，迁延日久，反复发作，患处皮肤粗糙、增厚，上覆痂皮或鳞屑、皲裂等，可伴有神疲乏力；舌淡、苔白，脉细。

证候分析：久病耗伤阴血，皮肤受损，失于濡养，或素体阴虚血亏，耳失所养，故患处皮肤粗糙、脱屑、皲裂等；血虚又可生风化燥，兼余邪未清，故耳部作痒；脾虚气血生化不足，故神疲乏力，舌淡、苔白，脉细。

治法：养血润燥，祛风止痒。

方药：地黄饮加减。

方解：熟地、当归、何首乌滋阴养血；玄参、生地、丹皮、红花凉血活血；僵蚕、白蒺藜祛风止痒；甘草调和诸药。痒甚者，加地肤子、蝉蜕、苦参等。

（二）外治法

1. 风热湿邪浸渍者，以清热除湿、收敛止痒为主。

（1）黄水淋漓不止者，可用青黛散、柏石散调敷患处。

（2）表面结痂者，用桉树叶、花椒叶、桃叶等适量煎水，外洗或湿敷。

（3）湿热邪盛，红肿、疼痛、瘙痒、出水者，用如意金黄散调敷患处。

（4）热盛有脓痂者，用黄连膏外涂或黄连粉撒布患处。

2. 血虚生风化燥者，以养血润燥、解毒祛湿为主。穿粉散合香油调敷患处。

【预后与转归】

经正确及时治疗预后良好。体质虚弱、反复发作者,病情迁延难愈。

【预防与调护】

1. 注意保持耳部清洁。
2. 避免接触可能诱发本病的物质。
3. 积极治疗引发本病的原发病,如脓耳、耳疮及邻近部位的黄水疮等。
4. 发病期间忌食鱼虾、辛辣、燥热之品,忌搔抓患处,忌用肥皂水等刺激物洗涤。

第五节 耳 疖

耳疖是以耳痛、外耳道局限性红肿为主要特征的耳病。西医学的外耳道疖可参考本病辨证施治。

耳疖在古代医籍中有"耳疔""黑疔"等别称。如《外科证治全书》卷二谓:"生耳窍暗藏之处,色黑,形如椒目,疼如锥刺,引及腮脑,破流血水。"

【病因病机】

1. 风热邪毒侵袭 多因挖耳损伤局部皮肤,致风热邪毒乘机侵犯,壅塞耳窍而发为本病。

2. 肝胆火热上蒸 热毒壅盛,引动肝胆火热上攻,内外邪热,蒸灼耳窍,致耳道红肿、疼痛。

【诊断与鉴别诊断】

(一) 诊断要点

1. 病史 多有挖耳、污水入耳史。

2. 症状 耳痛剧烈,张口、咀嚼时疼痛加重,当疖肿堵塞耳道时,听力可减退,全身可有发热、恶寒、头痛等症状,疖肿溃破后,症状可明显减轻。

3. 检查 按压耳屏或牵拉耳郭时耳痛加重,外耳道局限性红肿或顶部有黄白色脓点,溃后可有少许脓血,肿甚者可堵塞外耳道。

4. 其他 严重者外周血白细胞计数及中性粒细胞计数和百分比可升高。

(二) 鉴别诊断

本病应与脓耳实证鉴别。

【治疗】

(一) 辨证论治

1. 风热邪毒侵袭

主证:耳部疼痛,张口、咀嚼时疼痛加重,患侧耳屏压痛,耳郭牵拉痛,外耳道局限性红肿、隆起;可兼有发热、头痛、恶风、周身不适;舌红、苔薄黄、脉浮数。

证候分析:外耳道皮肤受损,风热邪毒乘虚侵犯,客于耳窍,阻滞经脉,故可致耳痛;客于经络,气壅血滞,可见耳道红肿或隆起如椒目状;耳部经脉多连头部,故头部疼痛,张口、咀嚼时疼痛加剧；风热侵袭，故发热、恶风、舌红、苔薄黄、脉浮数。

治法：疏风清热，解毒消肿。

方药：五味消毒饮合银翘散加减。

方解：五味消毒饮以清热解毒为主，银翘散为辛凉轻清之剂，用之以疏风散邪。金银花、连翘为君药，既有辛凉透邪之效，又具芳香辟秽解毒之功；臣药荆芥、豆豉，助君药开皮毛而逐邪；桔梗宣肺、排脓；甘草清热解毒；竹叶清上焦热；芦根清热生津。

2. 肝胆火热上蒸

主证：耳痛剧烈，甚者痛引腮脑，如疖肿堵塞耳道，可出现暂时听力减退，外耳道局限性红肿，顶部可见黄白色脓点，溃破后外耳道可见黄稠脓液，耳前后可有瘰核肿大疼痛；可有发热、口苦、咽干、便秘；舌红、苔黄腻，脉弦数。

证候分析：肝胆火热上犯耳道，熏灼皮肤，故耳道红肿疼痛剧烈；肿甚者堵塞耳道，故暂时听力减退；耳部脉络多连头部，故痛连腮脑；若邪毒阻滞脉络，故耳前后瘰核肿大疼痛；热甚灼腐皮肤则化脓；肝胆郁热，故发热、口苦咽干，舌红、苔黄腻，脉弦数。

治法：清泻肝胆，消肿排脓。

方药：龙胆泻肝汤加减。脓已成而未破者，可加皂角刺、穿山甲、天花粉，或用仙方活命饮加减。

（二）外治法

1. 外敷　内服中药渣再煎，取汁热敷患侧耳部，或用黄连膏、紫金锭涂敷。

2. 排脓　疖肿成脓而未自行溃破者，可消毒后用针头挑破脓头，取出脓栓，或切开排脓，排出脓血后敷黄连膏或紫金锭。切开排脓时应注意切口需与外耳道纵轴方向平行，以免造成外耳道狭窄。

3. 物理疗法　局部可配合超短波或微波理疗。

（三）针灸疗法

1. 体针　患病早期，取手阳明经穴为主，如合谷、内关、少商、商阳、曲池等，毫针泻法或三棱针点刺出血，以疏通经脉、泻热止痛。

2. 耳针　用耳针或王不留行籽埋于肝、肺、心、屏间等穴位。

【预后与转归】

经积极治疗，一般预后良好。

【预防与调护】

1. 注意耳部卫生，戒除挖耳习惯，避免污水入耳。

2. 保持外耳道清洁，如疖肿成脓溃破，应及时清除脓液。脓未成熟时禁止过早切开引流。

3. 患病期间宜清淡饮食，忌食辛辣燥热之品。

4. 如疖肿反复发作，要注意寻找全身性诱因，如消渴病。

第六节 耳 疮

耳疮是以耳内疼痛、外耳道弥漫性红肿为主要特征的耳病，好发于夏秋季节。西医学的外耳道炎可参考本病辨证施治。

本病又名"耳内生疮"。"耳疮"一名首见于《诸病源候论》卷二十九："足少阴为肾之经,其气通于耳。其经虚,风热乘之,随脉入于耳,与血气相搏,故耳生疮。"

【病因病机】

1. 风热湿邪上犯　外耳道皮肤受损,或污水入耳,或因脓耳之脓液浸渍,湿郁化热,风热湿邪犯耳,与气血相搏,致生耳疮。

2. 肝胆湿热上攻　湿热邪毒壅盛,引动肝胆火热,循经上犯耳窍,蒸灼耳道,壅遏经脉,逆于皮肤而生耳疮。

3. 血虚生风化燥　久病不愈,阴血耗伤,血虚生风化燥,耳窍皮肤失于濡养,而致耳疮。

【诊断与鉴别诊断】

(一)诊断要点

1. 病史　多有挖耳、污水入耳或耳流脓史。

2. 症状　耳内灼热疼痛,或耳内发痒不适,可有少许渗液。

3. 检查　耳屏压痛,耳郭牵拉痛,外耳道弥漫性红肿,反复发作出现外耳道皮肤增厚、皲裂、脱屑等。

(二)鉴别诊断

本病应与旋耳疮鉴别(表 8-2)。

表 8-2　耳疮与旋耳疮鉴别表

	耳疮	旋耳疮
病史	可有挖耳、污水入耳或耳流脓史	有过敏性物质接触史,或耳流脓及污水入耳史
症状特点	耳内灼热疼痛,可有少量渗液	耳郭或耳周皮肤瘙痒、灼热、渗液等
检查	外耳道弥漫性充血、红肿,耳屏压痛,耳郭牵拉痛	外耳道、耳郭或耳周皮肤潮红、水疱、糜烂、渗液,干后结痂,甚则外耳道狭窄

【治疗】

(一)辨证论治

1. 风热湿邪上犯

主证:多在挖耳数日后出现耳痛、耳痒,耳屏压痛,耳郭牵拉痛,外耳道弥漫性红肿,或耳道有少量渗液,伴头痛、发热、恶寒;舌红、苔薄黄,脉浮数。

证候分析:风热湿邪犯耳,与气血相搏,故耳道弥漫性红肿;风热侵袭,则耳痒、灼热、疼痛;湿热壅盛,则耳痛、渗液;风热外犯,故头痛、发热、恶寒,舌红、苔薄黄,脉浮数。

治法:疏风清热,解毒祛湿。

方药:银花解毒汤加减。

方解:金银花、连翘疏风清热;紫花地丁、黄连、夏枯草清热解毒;牡丹皮清热凉血活血;赤茯苓利水祛湿。

2. 肝胆湿热上攻

主证:耳痛,可牵连同侧头痛,耳屏压痛,耳郭牵拉痛,外耳道弥漫性红肿、糜烂、渗液,口苦,咽干;舌红、苔黄腻,脉弦数。

证候分析:肝胆湿热上犯耳道,熏灼皮肤,故耳道弥漫性红肿;湿热盛,则皮肤糜烂,耳道渗液;肝胆热盛则口苦、咽干,舌红、苔黄腻,脉弦数。

治法:清泻肝胆,利湿消肿。

方药:龙胆泻肝汤加减。可加夏枯草、地肤子、赤芍、牡丹皮等。

3. 血虚生风化燥

主证:耳痒、耳痛反复发作,全身症状不明显,外耳道皮肤潮红、增厚、皲裂、脱屑;舌淡、苔薄白,脉细。

证候分析:久病气血虚损,邪毒久羁,故耳痒、耳微痛反复发作;血虚耳窍失养,故耳道皮肤增厚、皲裂、脱屑,舌淡、苔薄白,脉细。

治法:养血润燥,祛风止痒。

方药:地黄饮加减。痒甚者,加蝉蜕、地肤子等。

方解:全方以治血为主而达到治风的目的。正所谓"治风先治血,血行风自灭"。

(二) 外治法

1. 外敷 可用黄连膏、紫金锭等局部涂敷;亦可用鱼石脂软膏、抗生素软膏等。

2. 滴耳 局部用 3% 过氧化氢溶液清洗后,用清热解毒的中药制成滴耳液滴耳,如黄连滴耳液。也可用抗生素滴耳液滴耳。

(三) 针灸疗法

可针刺合谷、内关、少商等穴,以疏通经脉、泻热止痛。

(四) 其他疗法

局部可配合超短波理疗或微波理疗。

【预后与转归】

一般预后良好。

【预防与调护】

1. 注意耳部卫生,戒除挖耳习惯,避免污水入耳。
2. 积极治疗脓耳,以免脓液浸渍耳道而为病,及时清理耳道分泌物。
3. 患病期间,忌食辛燥油腻食品及海鲜发物,以防热毒内蕴,加重病情。
4. 加强全身相关疾病的诊治,如糖尿病、肾病、贫血、内分泌紊乱等。

知识链接

真菌性外耳道炎

真菌性外耳道炎又称外耳道真菌病,是一种外耳道真菌感染性疾病,由真菌感染所致,致病原因主要是机体抵抗力下降、用不洁物挖耳、长期全身应用抗生素或耳内滴用抗生素。常见病原有曲霉菌及白念珠菌等。常见症状有外耳道奇痒或胀痛、耳鸣、眩晕、听力下降等,检查可见外耳道有白色、灰黄色或褐色堆积物,表面可有脓性分泌物。治疗首先要清除外耳道内的污物,保持局部干燥,局部应用广谱抗真菌药,待获得真菌培养结果后尽快选用敏感的抗真菌药。

第七节 异物入耳

异物入耳是外来物体误入并停留耳道所致的耳病,西医学称为外耳道异物。外来物体包括一切可进入外耳道的动植物及非生物类异物。

异物入耳又称"耳异物"。历代中医文献根据进入外耳道异物的不同而有不同的称谓,如《肘后备急方》卷六中有"百虫入耳""蚰蜒入耳""蜈蚣入耳""耳中有物"等,《太平圣惠方》卷三十六中有"飞蛾入耳""蚊虫入耳"等。

【病因病机】

多见于儿童,因年幼无知将异物塞入耳内,成人多为挖耳或外伤遗留物体于耳内,或野营露宿昆虫入耳。根据异物种类不同,可分为以下 3 类:

1. 动物类异物 包括蚊、蝇、蟑螂、飞蛾、蚂蚁、水蛭、蛆等可能进入耳道的小动物,多在夜间睡觉等情况下进入耳内,在外耳道爬行、骚动而致病。

2. 植物类异物 包括谷类、豆类、小果核等,多因小儿年幼无知,玩耍时将异物塞入,或不慎进入,这类异物遇水体积膨胀,可阻塞耳道而为病。

3. 非生物类异物 包括小石块、沙粒、铁屑、木屑、小玻璃球、断棉签、树枝、火柴棒、纸团等,可损伤外耳道皮肤,若为较大异物压迫耳道,使局部皮肤受损或脉络不通而致病。

【诊断与鉴别诊断】

(一)诊断要点

1. 病史 有异物入耳史。

2. 症状 根据异物的形态、大小、性质和所在位置不同,而有不同的症状,如耳内瘙痒、耳痛、耳鸣、听力下降、眩晕、反射性咳嗽等,轻者可无明显症状。

3. 检查 外耳道检查见异物存在,即可做出明确诊断。

(二)鉴别诊断

本病应与耵耳鉴别。

【治疗】

本病的治疗,以外治为主,通过各种方法,将异物取出为治疗原则。根据进入外耳道异物的种类、形态、大小和所在位置的深浅,选择适当的方法取出异物。

1. 动物类异物 先用麻醉药滴入外耳道内,使虫体麻醉失去活动能力,然后用镊子取出,或用外耳道冲洗法。使用此法时应注意,在虫体未失去活动能力前不宜贸然取出,以免引起骚动,损伤耳道皮肤或鼓膜。古书曾记载有在暗室中以亮光贴近耳部将虫诱出的方法。

2. 不规则异物 根据具体情况用耵聍钩或枪状镊取出。耵聍钩应沿外耳道壁与异物的缝隙或外耳道前下方进入,将异物钩出。对已膨胀、体积过大的异物,可夹碎成小块,分块取出;或先用 95% 乙醇溶液滴入,使其脱水缩小后再行取出。

3. 圆球形异物 可用刮匙或耵聍钩,沿外耳道壁与异物间的缝隙伸到异物后方,然后轻轻地将异物向外拨动。切勿用镊子或钳子夹取,以防异物滑入耳道深部。

4. 细小能移动异物 可用冲洗法将其冲出,冲洗时应注意勿正对异物冲洗,以免将异

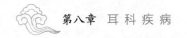

物冲入深处。遇水膨胀、易起化学反应、锐利的异物,以及有鼓膜穿孔者,忌用冲洗法。

5. 其他 对于躁动不安不合作的儿童,且异物较难取出时,可考虑在全身麻醉下取出异物。若因异物损伤而致耳道皮肤红肿、焮痛、糜烂等症,可参考"耳疖""耳疮"治疗。

【预后与转归】

本病经恰当合理治疗,一般预后良好。如失治、误治,可引起耳疮、鼓膜破损等并发症。

【预防与调护】

1. 戒除挖耳习惯,以免棉签等物遗留耳内。
2. 加强对小儿的看护,教育小孩不要将物体放入耳内。
3. 野外露宿者,应加强防护,以防昆虫入耳。
4. 发现异物入耳,应到医院由专科医生取出,不要自行盲目挖取,以免损伤外耳道皮肤及鼓膜或将异物推向深处。

第八节 耵 耳

耵耳指因耵聍阻塞外耳道所致的以耳胀闷闭塞感或听力减退等为主要症状的耳病。西医学的耵聍栓塞可参考本病辨证施治。

耵聍俗称耳垢、耳屎,多可自行排出。若耵聍分泌过多或排出受阻,耵聍凝结,阻塞耳道,引起症状,则成耵耳。《黄帝内经》中已有"耵耳"的记载。《灵枢·厥病》云:"若有干耵聍,耳无闻也。"而"耵耳"一名则首见于《仁斋直指方》卷二十一:"人耳间有津液,轻则不能为害,若风热搏之,津液结塞成核,亦令暴聋,谓之耵耳。"

【病因病机】

正常情况下,耵聍可随咀嚼、哈欠、说话等运动自行排出,若因风热湿邪外犯耳窍,与耵聍搏结,凝结成块,阻塞外耳道,或因耳道狭窄、畸形、瘢痕、肿物、异物等影响耵聍排出,耵聍堆积,阻塞外耳道,而致耵耳。

【诊断与鉴别诊断】

(一) 诊断要点
1. 病史 可有耵耳反复发作史,或游泳、洗浴等外耳道进水等病史。
2. 症状 耵聍少者多无症状;耵聍较大堵塞外耳道时,可有胀闷闭塞感,或听力减退;耵聍压迫鼓膜时可引起耳鸣、眩晕。
3. 检查 外耳道可见黄褐色或棕黑色块状物堵塞,质地不等,有的松软如泥,有的坚硬如石,听力检查呈传导性聋。
(二) 鉴别诊断
本病应与异物入耳鉴别(表8-3)。

【治疗】

以外治法为主,去除耵聍。

表 8-3　耵耳与异物入耳鉴别表

	耵耳	异物入耳
病史	有耵耳反复发作史，或游泳、洗浴等外耳道进水病史	可有挖耳、污水入耳或耳流脓史
症状特点	耵聍少者多无症状；耵聍较大堵塞外耳道时，可有胀闷闭塞感，或听力减退；耵聍压迫鼓膜时可引起耳鸣、眩晕	根据异物的形态、大小、性质和所在位置不同，而有不同的症状，可有耳内瘙痒、耳痛、耳鸣、听力下降、眩晕、反射性咳嗽等，轻者可无明显症状
检查	外耳道可见耵聍栓塞，取出耵聍后症状消失	外耳道有异物存在，异物取出后症状消失

1. 耵聍钩取出法　可在耳内镜下用耵聍钩将耵聍取出。

2. 外耳道冲洗法　软的耵聍可直接用温水冲出；较大的硬的耵聍可用 3%~5% 碳酸氢钠溶液滴耳，一天数次，3 天后待耵聍完全软化用吸引法或外耳道冲洗法清除耵聍。

【预后与转归】

预后良好，但易反复发生。若处理耵聍损伤外耳道皮肤时，可引起耳疮。

【预防与调护】

1. 戒除挖耳习惯，以免将耵聍推向深部或损伤外耳道及鼓膜。

2. 有鼓膜穿孔或脓耳病史者，忌用冲洗法。

知识拓展

外耳道胆脂瘤

　　外耳道胆脂瘤是一种外耳道皮肤脱屑、胆固醇结晶堆积、上皮包裹所形成的囊状团块，并非真性肿瘤，故又称外耳道阻塞性角化病、表皮病。其组织结构中常混有耵聍碎屑，与周围邻近组织连接紧密。多见于中老年人，男女发病率无明显差别，单侧多见，也可以双耳发病。由于胆脂瘤呈膨胀性生长，周围骨质长时间受压、破坏、吸收，导致外耳道扩大。主要危害是对外耳道、中耳乳突及相邻骨质的广泛破坏，引起听力下降，甚至引起颅内外严重并发症而危及生命，应及时取出。

第九节　大疱性鼓膜炎

　　大疱性鼓膜炎是以耳痛、鼓膜血疱为主要特征的耳病。本病好发于儿童及青年，多为单侧发病。

　　西医学认为本病是鼓膜及其相连续外耳道皮肤的急性炎症，常发生于急性病毒性上呼吸道感染的流行期，亦可散发。

【病因病机】

1. 外感风热　风热时邪外袭，首先犯肺，循经直犯耳窍，搏结于鼓膜而为病。

2. 肝胆火毒　平素肝胆郁火,风热时邪外袭,引动肝胆火热,火毒循经上灼鼓膜而发病。

【诊断与鉴别诊断】

(一) 诊断要点

1. 病史　多有感冒病史。

2. 症状　耳部疼痛剧烈,耳胀闷感,听力减退,可伴头痛、发热等。

3. 检查　可见鼓膜及邻近外耳道皮肤色红,常于鼓膜后上方出现血疱。若血疱破裂,则有少量血性分泌物流出。

(二) 鉴别诊断

本病主要与脓耳早期鉴别:脓耳早期有耳部疼痛,但程度略轻于大疱性鼓膜炎;检查见鼓膜色红,鼓膜穿孔后流脓性或黏液脓性分泌物。

【治疗】

(一) 辨证论治

1. 外感风热

主证:患耳疼痛剧烈,耳胀闷感,轻度听力减退,可伴有发热、恶寒、头痛、周身不适等;舌红、苔薄黄、脉浮数。

证候分析:风热时邪外袭,首先犯肺,肺经受邪,则发热恶寒、头痛、周身不适。肺经受邪,风热时邪循经直犯耳窍,搏结鼓膜,则耳痛、鼓膜及外耳道皮肤色红,甚则鼓膜起血疱。舌红、苔薄黄、脉浮数为风热时邪犯肺之征象。

治法:疏风散邪,清热解毒。

方药:银翘散合五味消毒饮加减。

2. 肝胆火毒

主证:患耳疼痛剧烈,痛引同侧头面部,可伴有目赤、口苦咽干、小便黄、大便秘结;舌红、苔黄、脉弦数。

证候分析:肝胆素有郁火,复感风热时邪,引动肝胆之火,内外邪毒搏结,循经上灼耳窍,故耳痛剧烈,痛引头面部;肝胆火毒循经灼伤鼓膜,故鼓膜色红,甚则起血疱;肝胆之火上攻则目赤、口苦咽干;舌红、苔黄、脉弦数均为肝胆火毒内盛之征象。

治法:清泻肝胆,解毒止痛。

方药:龙胆泻肝汤加减。血疱溃破出血者,加牡丹皮、赤芍、白茅根等凉血止血;痛甚者,加白芷、川芎。

(二) 外治法

1. 定时清洁外耳道,可用黄连膏涂敷、清热解毒药液滴耳。

2. 耳痛剧烈难忍时,可在无菌操作下刺破血疱,以缓解疼痛。

(三) 其他疗法

局部超短波、微波疗法可促进液体吸收,加速血疱消退,止痛。

【预后与转归】

本病预后良好。

【预防与调护】

1. 加强体育锻炼,增强抗病能力,预防感冒。

2. 注意耳部清洁,避免污水入耳。

📖 **知识拓展**

大疱性鼓膜炎

　　大疱性鼓膜炎常继发于流感之后,由流感病毒所致,故有急性流感性外耳炎之称,亦可继发于其他病毒感染(如脊髓灰质炎病毒)后,少数病例由药物、物理刺激或过敏等因素所引起。大疱性鼓膜炎的治疗原则是抗病毒、缓解耳痛。清洁耳道,减少污染,防止继发感染,有继发感染者予抗生素治疗。近年不断有报道,认为大疱性鼓膜炎可引起听力损失,也可引起内耳损害,受损部位可在耳蜗。也有文献报道感音神经性听力损失为永久性。如伴眩晕,需检查前庭功能,了解前庭损害程度。

第十节　耳　胀　耳　闭

　　耳胀耳闭是以耳内胀闷堵塞感及听力下降为主要特征的中耳疾病。

　　耳胀多为病之初,以耳内胀闷为主,多因风邪侵袭而致,所以古人又有"风聋"之称。耳闭多为病之久,耳内如物阻隔,听力明显下降,多为耳胀反复发作,邪毒滞留耳窍,迁延日久转化而致,故古代医籍中又有"气闭耳聋"之称。西医学的分泌性中耳炎、耳气压伤等疾病可参考本病辨证论治。

　　历代文献中有不少与耳胀耳闭有关的论述。如《诸病源候论·卷二十九》"风入于耳之脉,使经气痞塞不宣,故为风聋",《太平圣惠方·卷三十六》"上焦风热,耳忽聋鸣",《大众问病顾问·下册》始立耳胀病名,"何谓耳胀? 耳中作胀之病,是谓耳胀",并列举了病因、症状及治法。耳闭的治疗,《灵枢·刺节真邪》有咽鼓管吹张法的最原始记载,《景岳全书》卷二十七中详细描述了耳闭的病因及治疗,并记载了鼓膜按摩法。

【病因病机】

　　耳胀多为病之初起,多由风邪侵袭,经气闭塞而致;耳闭多为耳胀反复发作,迁延日久,由邪毒滞留而致,与脏腑失调有关,因此多为虚实夹杂之证。

　　1. 风邪袭耳,闭塞耳窍　起居失慎,寒暖不调,或过度疲劳之后,正气虚弱,肺卫不固,风邪乘虚而袭。风邪外袭多兼夹寒热。风寒外袭,肺失清肃,津液不布,聚而为痰湿,积于耳窍而为病;若风热外袭或风寒化热,循经上犯,结于耳窍,致耳窍闭塞不宣而为病。

　　2. 肝胆蕴热,上壅耳窍　邪热内传肝胆,肝胆火热上蒸;七情所伤,肝气郁结,内生湿热,循经上壅闭阻耳窍而为病。

　　3. 脾虚湿困,痰湿泛耳　素体虚弱或肝郁气滞,肝气横逆犯脾,脾失健运,痰浊内困于耳窍而为病。

　　4. 邪毒滞留,气血瘀阻　耳胀失治或反复发作,病情迁延日久不愈,邪毒滞留,阻于脉络,气血瘀阻致闭塞失用而成耳闭。

【诊断与鉴别诊断】

(一)诊断要点

1. 病史 耳胀者,多有近期感冒病史;耳闭者,一般病程较长。

2. 症状 以耳内胀闷堵塞感、耳鸣、听力下降为主要症状。病变有新久不同,耳胀者,耳胀闷感,微痛不适,耳鸣时如机器声、风声,在打哈欠、打喷嚏或擤鼻时稍觉好转。耳闭者,耳聋逐渐加重,耳鸣声低,耳内闭塞感。

3. 检查 早期可见鼓膜微红,呈条纹状,或呈橘红色,鼓膜内陷。若中耳有积液,则可在鼓膜上见到液平线。若反复发作,鼓膜增厚凹陷,可见灰白色斑块、萎缩或粘连。听力检查呈传导性聋,反复发作者可呈混合性聋。声导抗检查呈 B 型或 C 型图。

(二)鉴别诊断

本病主要与外耳道异物、鼻咽癌(咽鼓管阻塞引起的鼓室积液)、耳鸣耳聋、脓耳鉴别。

【治疗】

(一)辨证论治

1. 风邪袭耳,闭塞耳窍

主证:耳内胀闷、不适或微痛,耳鸣如闻风声,听力减退,但自声增强,患者常以手指轻按耳屏,以求减轻耳部之不适,提高听力,全身可伴有风寒或风热表证。检查见鼓膜微红、呈条纹状,或呈橘红色,鼓膜内陷;若中耳有积液,则可在鼓膜上见到液平线,鼓膜穿刺可抽出清稀淡黄色积液。

证候分析:风邪侵袭,肺经受邪,耳内经气闭塞不宣,故耳内胀闷微痛。风邪扰于清窍,故耳鸣如闻风声,听力突然减退。风寒偏重者,可见恶寒重、发热轻、头痛、肢体酸痛、鼻塞、流清涕、舌淡、脉浮紧等风寒表证;若因风热外袭,正邪抗争,则有恶寒发热、鼻塞流涕、咽痛、脉浮数等风热表证。

治法:疏风散邪,宣肺通窍。

方药:风寒偏重者,用荆防败毒散加减;风热外袭者,用银翘散加减。耳胀堵塞甚者,加石菖蒲增加散邪通窍之功;耳内积液多者,加滑石、车前子、川木通以清热利湿。

方解:荆防败毒散中荆芥、防风辛温发散;前胡化痰;枳壳、桔梗、柴胡、川芎行气活血;茯苓化痰利水;羌活、独活祛风寒,除湿邪。

2. 肝胆蕴热,上壅耳窍

主证:耳内胀闷堵塞甚,耳内微痛,耳鸣如机器声,自声增强,或耳不闻声,烦躁易怒,口苦咽干;舌红、苔黄,脉弦数。检查见鼓膜色红、内陷,若见液平线,鼓膜穿刺可抽出黄色较黏稠的积液。

证候分析:肝胆热邪上壅耳窍,故耳内胀闷堵塞而微痛、耳内鸣响如机器声或听力下降较明显;火热灼耳则鼓膜色红。肝热夹湿上聚耳窍,故见积液;口苦咽干、舌红、苔黄、脉弦数均为肝胆热盛表现。

治法:清泻肝胆,利湿通窍。

方药:龙胆泻肝汤加减。耳堵塞甚者,可酌加苍耳子、辛夷、川木通、石菖蒲。

3. 脾虚湿困,痰湿泛耳

主证:耳内胀闷堵塞甚,日久不愈,听力下降,耳鸣声嘈杂,可伴有肢倦乏力、面色不华;舌淡红或舌体胖、边有齿痕,脉细滑或细缓。检查见鼓膜内陷、失去光泽、增厚,鼓膜穿刺可抽出黏稠或清稀的积液。

证候分析：脾虚气弱，气不贯耳，则耳窍闭塞不通；脾虚气弱，运化水湿不利，痰湿滞留耳窍，故中耳积液。肢倦乏力、面色不华、舌淡红或舌体胖、舌边齿痕、脉细滑或细缓均为脾虚湿盛表现。

治法：健脾利湿，化浊通窍。

方药：参苓白术散加减。耳窍积液黏稠量多者，可加藿香、佩兰以芳香化浊；积液清稀者，宜加泽泻、川木通。

方解：人参、白术、茯苓益气健脾；配以扁豆、薏苡仁、山药健脾渗湿；加砂仁芳香醒脾和胃；桔梗为引经药，载诸药上行。

4. 邪毒滞留，气血瘀阻

主证：耳内胀闷阻塞甚，日久不愈，如物阻隔，听力明显减退，逐渐加重，耳鸣如蝉或嘈杂，可伴周身乏力、腰膝酸软、头晕目眩、失眠多梦等症状；舌淡暗、舌边有瘀点，脉细涩。检查见鼓膜内陷明显，无光泽，甚则粘连，或鼓膜增厚，有灰白色沉积斑块。

证候分析：邪毒滞留耳窍日久，脉络阻滞，气滞血瘀，故耳内胀闷堵塞感明显，甚至如物阻隔，听力减退，逐渐加重。脾肾虚弱，精气不能上濡耳窍，故鼓膜失去正常光泽、增厚、粘连、内陷，有灰白色沉积斑块。周身乏力、腰膝酸软、头晕目眩、失眠多梦为脾肾虚弱表现。

治法：行气活血，通窍开闭。

方药：通窍活血汤加减。

方解：赤芍、桃仁、红花活血化瘀；川芎行气活血祛瘀；老葱、生姜温散余邪并助通窍；麝香芳香走窜，通窍开闭；红枣补益气血以扶正。诸药合用有行气活血、通窍开闭之功效。

（二）外治法

1. 滴鼻　选用具有疏风通窍作用的药液滴鼻，通畅鼻窍及耳窍。

2. 鼓膜按摩　示指将耳屏向耳道口推压，压紧后再松开，如此反复多次，使外耳与中耳保持气压平衡，减轻鼓膜内陷。亦可用鼓气耳镜放入耳道内，缓缓打气。还可选用鼓膜按摩仪。

3. 咽鼓管自行吹张法　手指捏紧鼻孔，闭口屏气，将气鼓入耳内，使耳中可闻"卟"声，如此反复多次。也可用咽鼓管导管进行吹气。若有耳痛，鼓膜色红或鼻塞、涕多者，不宜行咽鼓管吹张术。

4. 鼓膜穿刺抽液　若有鼓室积液，常规消毒耳道及鼓膜后，以鼓膜穿刺针于鼓膜前下或后下方刺入鼓室，抽取积液。

5. 鼓膜切开术　经反复鼓膜穿刺无效、鼓室积液较黏稠者，应行鼓膜切开术。小儿需全麻。

6. 鼓室置管术　迁延不愈或反复发作、中耳积液黏稠者，可考行鼓室置管术。

（三）针灸疗法

1. 体针　可采用局部取穴与远端取穴相结合的方法。耳周取听宫、听会、耳门、翳风，远端可取合谷、外关，用泻法。耳闭而脾虚表现明显者，加足三里、脾俞、伏兔等穴；肾虚加刺三阴交、关元、肾俞，用补法或加灸。

2. 耳针　取内耳、神门、肺、肝、胆、肾等穴。

3. 穴位注射　取耳周耳门、听宫、听会、翳风等做穴位注射，药物可选用丹参注射液、当归注射液等。

4. 穴位磁疗　可在翳风、听宫等穴贴磁珠，以疏通经络。

（四）其他治疗

超声波、超短波、微波治疗等。

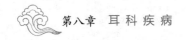笔记栏

【预后与转归】

耳胀若能及时合理治疗,可不影响听力,预后良好。病程迁延,亦可转成耳闭等。

【预防与调护】

1. 积极防治感冒及鼻咽或鼻腔疾病。
2. 患伤风鼻塞、鼻窒、鼻渊等鼻病鼻涕多时,应使用滴鼻药,保持鼻腔及咽鼓管通畅。
3. 擤鼻时不宜过度用力,以免鼻涕进入咽鼓管引起耳胀。

第十一节 脓 耳

脓耳是以耳内流脓、鼓膜穿孔、听力下降为主要特征的耳病。西医学的急慢性化脓性中耳炎可参考本病辨证施治。

历代对于本病的命名较多,如脓耳、聤耳、耳疳、底耳、耳痈、耳湿、耳中生毒等,最早描述类似脓耳症状的是《灵枢·厥病》:"耳痛不可刺者,耳中有脓。"宋代杨士瀛《仁斋直指方论》卷二十一首次提出"脓耳"病名:"热气乘虚,随脉入耳,聚热不散,脓汁出焉,谓之脓耳。"《冯氏锦囊秘录·杂症大小合参》载:"常出红脓者,谓之脓耳。"《诸病源候论》卷二十九载:"耳者宗脉之所聚,肾气之所通,足少阴肾之经也。劳伤血气,热乘虚而入于其经,邪随血气至耳,热气聚,则生脓汁,故谓之聤耳。"

【病因病机】

1. **外邪侵袭** 风寒、风热或风湿之邪侵袭人体,外邪循经上壅于耳而致病。
2. **肝胆湿热** 外邪侵袭,风热邪毒或风寒化热,引动肝胆之火,内外邪热交结,火热邪毒结聚、气血壅阻,上壅于耳窍而成脓耳。
3. **脾虚湿困** 饮食不节,思虑过度,脾胃受伤,运化失调,水湿不化,泛溢于上,聚于耳窍而成脓耳。
4. **肾元亏损** 肾虚精亏,耳窍空虚,邪毒乘虚入里,正不胜邪,邪滞耳窍,久蕴蚀骨,反复流脓,缠绵不愈。

【诊断与鉴别诊断】

(一) 诊断要点

1. **病史** 初发病者多有感冒病史或鼓膜外伤史。
2. **症状** 脓耳实证以耳内疼痛、流脓、听力下降为主要症状,可伴有发热、恶寒、头痛等。脓耳虚证主要表现为耳内流脓日久不愈,听力下降等。
3. **检查** 脓耳实证可见鼓膜充血,脓成未穿孔时,鼓膜红赤外突,继之鼓膜穿孔。脓耳虚证可见鼓膜穿孔,脓液量多,或脓液秽浊恶臭,状如豆腐渣。
4. **辅助检查** 颞骨CT有助于诊断。听力检查患耳呈传导性听力损失,合并内耳损害者为混合性听力损失。血常规白细胞计数增多,中性粒细胞百分比升高,穿孔后白细胞计数及中性粒细胞百分比渐趋正常。

(二) 鉴别诊断

脓耳实证应与耳疖、大疱性鼓膜炎鉴别(表8-4)。

表 8-4　脓耳实证与耳疖、大疱性鼓膜炎鉴别表

	脓耳实证	耳疖	大疱性鼓膜炎
病史	多有感冒病史或鼓膜外伤史	多有挖耳史	多有感冒病史
症状特点	耳痛,流脓,听力下降,鼓膜穿孔,流脓后耳痛及全身症状减轻	耳痛,耳疖,破溃后有脓液流出	耳痛,大疱破溃后耳痛减轻,有血性渗液流出
检查	牵拉耳郭、按压耳屏疼痛不加重;鼓膜充血穿孔	外耳道见疖肿,牵拉耳郭、按压耳屏疼痛加重;鼓膜无充血穿孔	牵拉耳郭、按压耳屏疼痛不加重;鼓膜充血,后上方见大疱

【治疗】

（一）辨证论治

1. 外邪侵袭

主证：初起耳内有胀塞感、微痛,继之疼痛加重,甚至耳内流脓;鼓膜充血或紧张部穿孔,听力下降,呈传导性聋;可伴发热恶寒、头痛、鼻塞;舌苔薄白或薄黄,脉浮数。

证候分析：风热之邪侵袭,或风寒入里化热,循经上扰,蒸灼鼓膜,气血瘀滞,故鼓膜充血;血肉腐败,故鼓膜穿孔、流脓;脓液积聚或鼓膜穿孔,声音传导障碍,故呈传导性聋;外邪侵袭,邪正相争,故发热恶寒、头痛、鼻塞,苔黄或白,脉浮数。

治法：疏风清热,解毒通窍。

方药：蔓荆子散加减。

方解：蔓荆子、菊花、升麻质轻上行,疏风散热、清利头目;生地、赤芍、麦冬清热凉血;川木通、赤茯苓、桑白皮清热利水祛湿;前胡助蔓荆子宣散,助桑白皮化浊。

2. 肝胆湿热

主证：耳痛剧烈,流脓色黄,质稠量多;鼓膜红赤,呈鲜红色,甚见外凸,或鼓膜紧张部穿孔,听力下降,呈传导性聋;发热重,恶寒,头痛,口苦咽干;舌红、苔黄腻,脉弦数。

证候分析：邪热入里或引动内热,出现肝胆火热上壅,蒸灼鼓膜,气滞血瘀,故疼痛剧烈,鼓膜呈鲜红色,甚至外凸;火热邪毒蒸灼,血肉腐败,则耳内流脓,耳内积脓和鼓膜穿孔,听力下降;肝胆火热上壅故发热重,恶寒,头痛;湿热内壅则口苦咽干,舌红,苔黄腻,脉弦数。

治法：清肝泻火,利湿排脓。

方药：龙胆泻肝汤加减。便秘者,加大黄、芒硝;脓多者,加地肤子、苦参。

3. 脾虚湿困

主证：耳内流脓日久,时轻时重,缠绵不愈,流脓量多而清稀无臭味;鼓膜紧张部穿孔,听力下降,多呈传导性聋;头晕或头重如裹,倦怠乏力;唇舌色淡、苔白腻,脉濡细。

证候分析：脾虚不运,浊阴不降,上壅耳窍,化生脓液,故耳内流脓日久;湿邪重浊黏滞,故缠绵不愈,流脓量多而清稀;脾虚无热象,故脓无臭味;脾虚湿困,故头晕或头重如裹、倦怠乏力、唇舌色淡、苔白腻、脉濡细。

治法：健脾渗湿,补托排脓。

方药：托里消毒散加减。

4. 肾元亏损

主证：耳内流脓,日久不愈,时作时止,脓液污秽,状如豆腐渣,带有恶臭,听力下降明显;鼓膜松弛部或紧张部边缘穿孔,多呈重度传导性聋或混合性聋;头晕眼花,腰膝酸软;舌淡红、苔薄白,脉细弱。

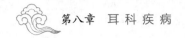

证候分析:久病肾虚,耳窍失养,正气不足,祛邪无力,以致邪毒滞留,故流脓日久不愈;肾虚骨失所养,邪毒侵蚀,故脓液污秽恶臭,耳骨受损,致重度传导性聋或混合性聋;肾元亏损,精髓不足,故头晕眼花、腰膝酸软、舌淡红、苔薄白、脉细弱。

治法:补肾培元,祛湿化浊。

方药:六味地黄丸加减。

(二) 外治法

1. 清洗 彻底清洁外耳道,可用棉签蘸 3% 过氧化氢溶液,洗净外耳道脓液。

2. 滴耳 选用具有清热解毒、消肿止痛、敛湿祛脓作用的滴耳药物或抗生素类滴耳液。

3. 吹药 选用清热解毒、敛湿祛脓的药物。药粉必须容易溶解吸收,避免妨碍脓液引流致邪毒入里内陷。

4. 滴鼻 外感所致的脓耳可用芳香通窍的中草药滴鼻剂或 1% 麻黄素溶液等滴鼻,改善鼻塞症状,有助于脓耳的治疗。

5. 鼓膜切开排脓 当患耳疼痛剧烈,高热不退,鼓膜充血外凸呈一圆形光环时,应及时切开鼓膜,以利脓液流出,缓解病情。

6. 手术 对于中耳肉芽、息肉、胆脂瘤或合并颅内外并发症时,应手术治疗,视病变范围采用耳内镜下或显微镜下鼓室成形术或改良乳突根治术。

(三) 针灸疗法

1. 体针 脓耳实证,可取听会、阳陵泉、侠溪、外关等穴,用泻法。慢性脓耳虚证,可取耳门、听宫、听会、翳风、足三里、丰隆等穴,用补法。

2. 灸法 适用于慢性脓耳虚证,选足三里、阳陵泉、脾俞、肾俞、丰隆等穴。

【预后与转归】

本病初发时为实证,经积极治疗,一般预后良好。如治疗不当,可转化成虚证,导致耳内流脓反复不愈,听力下降。脓耳失治误治可发生变证,严重者可危及生命。

【预防与调护】

1. 积极防治伤风鼻塞、鼻窒、鼻衄、鼻渊、乳蛾等邻近器官的疾病。

2. 注意擤鼻的方法,不用力擤鼻,有鼻涕时不宜做咽鼓管吹张。鼻腔冲洗不宜用力过猛,以防冲洗液压入咽鼓管。

3. 小儿哺乳时要采取头高身低体位,喂后应竖抱婴儿,轻拍背部以排出胃内空气,防止平卧溢乳时呛入咽鼓管。

4. 患耳流脓时每天清除耳道积脓,防止脓液浸渍耳郭及耳周皮肤。

5. 对小儿和年老体弱患者,尤应注意病情变化,警惕脓耳变证。

6. 鼓膜穿孔未愈合时,禁止游泳,防止污水入耳。

知识链接

慢性化脓性中耳炎

慢性化脓性中耳炎是中耳的慢性化脓性炎症,病变侵犯中耳黏膜、骨膜或深达骨质,常合并慢性乳突炎。临床上以耳内流脓日久或反复流脓、鼓膜穿孔及听力下降为其特点,严重者可引起颅内、颅外并发症。

临床病理可分为3个类型：①单纯型：最常见，病变局限于中耳鼓室黏膜；②骨疡型：病变超出黏膜组织，可有听小骨坏死或鼓室骨壁、鼓窦骨质的破坏，又称坏死型中耳炎；③胆脂瘤型：胆脂瘤是一种位于中耳内的囊性结构，而非真性肿瘤，囊的内壁为复层扁平上皮，囊内充满脱落上皮、角化物质及胆固醇结晶，囊外以一层厚薄不一的纤维组织与邻近骨壁或组织紧密相连。

第十二节 脓耳变证

脓耳变证是因脓耳失治、误治，病情进一步发展而变生出来的一类疾病。由于脓毒壅盛于耳内，腐肉蚀骨，脓液毒邪溢散四周，流窜经络，内陷心包而成。主要有耳根毒、脓耳口眼㖞斜、脓耳眩晕和黄耳伤寒等。随着医疗水平的提高、抗生素的应用，脓耳变证临床上已不常见。

一、耳根毒

耳根毒是耳后完骨部的痈肿，以耳后局部红肿疼痛，甚则溃破流脓，日久不愈为主要特征，是脓耳常见的变证之一。西医学化脓性中耳炎的并发症耳后骨膜下脓肿可参考本病辨证施治。

耳根毒又称耳后附骨痈、天疽、锐毒、耳后疽、耳发等。"耳根毒"病名见于《证治准绳·疡医》："或问耳根结核何如，曰，是名耳根毒，状如痰核，按之不动而微痛，属足少阳胆经兼三焦经风热所致。"

【病因病机】

1. 邪毒炽盛　多因脓耳火热邪毒炽盛，肝胆湿热上蒸；或邪毒久蕴，治疗不当，内外邪毒交结，脓液引流不畅，困结于内，灼腐完骨，聚为痈肿，穿透骨壁，溃脓外溢。

2. 气血亏虚　完骨被蚀，脓流日久，气血不足，邪毒滞留，形成窦道，疮口不敛，流脓清稀或黏稠恶臭，反复不愈。

【诊断与鉴别诊断】

（一）诊断要点

1. 病史　有脓耳病史。

2. 症状　耳内或耳后疼痛，甚则头痛，耳内或耳后流脓，可伴有发热、全身不适等。

3. 检查　患侧耳后完骨部红肿压痛，肿起如半球状，成脓后有波动感，或溃破流脓。患耳流脓色黄黏稠或秽浊恶臭，鼓膜穿孔。

4. 辅助检查　患耳颞骨CT显示有中耳乳突炎，或骨质破坏，或胆脂瘤。纯音测听呈传导性聋或混合性聋。

（二）鉴别诊断

本病主要与耳疖及耳后痈肿鉴别。

笔记栏

【治疗】

（一）辨证论治

1. 邪毒炽盛

主证：患侧耳内流脓，鼓膜穿孔，听力下降；耳后红肿疼痛，压痛，甚则肿起如半球状，脓成则有波动感，或破溃流脓，呈传导性聋；发热，头痛，口苦咽干；舌红、苔黄燥，脉滑数。

证候分析：耳内流脓不畅、耳痛剧烈为脓耳邪毒炽盛所致；热毒炽盛，上灼完骨，肉腐成痈，故鼓膜穿孔流脓，耳后红肿疼痛，甚则耳后肿起如半球状；热盛肉腐，或脓毒蚀骨，痈肿成熟破溃，则可致穿溃流脓；邪毒壅耳，故听力下降；热毒壅盛于内，故发热，头痛，口苦咽干，舌红、苔黄燥，脉滑数。

治法：泻火解毒，祛瘀排脓。

方药：仙方活命饮加减。热甚脓黄者，可加黄芩、鱼腥草等。

方解：金银花、天花粉、贝母清热解毒；乳香、没药、穿山甲、皂角刺、赤芍、当归尾活血化瘀，排脓止痛；陈皮健脾行气；白芷、防风疏风消肿；甘草调和诸药。

2. 气血亏虚

主证：患侧鼓膜穿孔，脓液秽浊恶臭，或流脓清稀；耳后完骨部破溃流脓，经久不愈，耳鸣耳聋，呈传导性聋或混合性聋；神疲倦怠，纳减腹胀，大便溏薄，或腰膝酸软；舌质淡、苔白，脉细弱无力。

证候分析：病初邪毒炽盛，血肉腐败，故耳后破溃流脓；病久则正气虚弱，驱邪乏力，故流脓经久不愈，秽浊恶臭，鼓膜穿孔；脾肾亏虚，气血不足，故神疲倦怠，纳减腹胀，大便溏薄，或腰膝酸软，耳鸣耳聋，舌质淡，苔白，脉细弱无力。

治法：托毒排脓，去腐生肌。

方药：托里消毒散加减。

（二）外治法

1. 局部外敷　未成脓或未破溃时，可用金黄散、紫金锭调敷患处。

2. 切开排脓　耳后已成脓者，宜及时切开排脓。

3. 手术　对破溃流脓经久不愈者，可予手术治疗。

【预后与转归】

本病保守治疗容易反复发作。若行手术治疗，预后良好。若失治、误治，或体质虚弱，经久不愈，可形成窦道，或形成颈深部脓肿，邪陷纵隔，甚则危及生命。

【预防与调护】

1. 彻底治疗脓耳是预防本病的关键。

2. 保持外耳道脓液引流通畅。

3. 忌食发物、刺激物和燥热助火之品。

二、脓耳口眼㖞斜

脓耳口眼㖞斜因脓耳失治、误治，邪毒伤于耳部脉络，出现患侧面部麻木、闭眼露睛、口角㖞斜等，是脓耳常见的变证之一。西医学化脓性中耳炎的颅外并发症面神经麻痹可参考本病辨证施治。

古代医籍对口眼㖞斜这一症状早有记载。如《灵枢·经筋》说："足阳明之筋……卒口僻,急者目不合……"历代医书对此也有论述,但都没有指出口眼㖞斜与脓耳的关系。"脓耳口眼㖞斜"一名,最早见于全国高等医药院校试用教材《中医耳鼻喉科学》(1980年第1版),特指脓耳所致的口眼㖞斜。

【病因病机】

脓耳邪毒壅盛,失治误治;或日久邪毒入里,损蚀耳部经络,以致脉络闭塞,面部失养,肌肉萎僻,出现口眼㖞斜。

1. 邪毒炽盛 脓耳邪毒炽盛,循经上壅耳窍,邪毒与气血搏结,耳部经络气血瘀阻,面部失养,运动无力,出现口眼㖞斜。

2. 气血不足 脓耳日久,正气虚衰,邪伏于里,损脉蚀骨,脉络失充,面部失养,肌肉萎僻,口眼㖞斜。

【诊断与鉴别诊断】

(一)诊断要点

1. 病史 有脓耳病史。

2. 症状 耳内流脓突然减少,或剧烈耳痛后出现患侧面部不适,麻木不利,闭眼不紧,不能吹口哨,口水外溢,或听觉过敏,或舌前2/3味觉丧失等。

3. 检查 口角歪向健侧,患侧鼻唇沟变浅或消失、额纹消失,不能皱眉、闭眼。患耳流脓,鼓膜穿孔,鼓室内脓液秽浊恶臭,或呈豆腐渣样,或有肉芽、息肉。

4. 辅助检查 CT示乳突骨质破环,或有胆脂瘤阴影。纯音测听示传导性聋或混合性聋。

(二)鉴别诊断

本病主要与中枢性面瘫、贝尔麻痹、亨特综合征等鉴别。

【治疗】

(一)辨证论治

1. 邪毒炽盛

主证:耳痛,耳内流脓色黄,甚者带血,患侧面部不适,口眼㖞斜,鼓膜穿孔,听力下降呈传导性聋,发热头痛,舌红、苔黄,脉弦滑数。

证候分析:邪毒炽盛,上灼耳窍经脉,故发热头痛、耳痛,患侧面部不适,耳内流脓色黄;邪毒壅阻脉络,故见口眼㖞斜;里热邪毒壅盛,故舌红、苔黄,脉弦滑数。

治法:清热解毒,活血通络。

方药:龙胆泻肝汤合牵正散加减。

方解:龙胆、黄芩、栀子、柴胡入肝胆之经以清泻肝胆之火;当归、生地清热活血消肿;车前子、川木通、泽泻导热下行,清热利湿;白附子辛散祛头面之风,化痰;全蝎、僵蚕搜风通络,平肝息风。

2. 气血不足

主证:耳内流脓清稀量多,或突然减少,脓呈豆腐渣样,秽浊恶臭,面部麻木,口眼㖞斜,鼓膜混浊穿孔,听力下降呈传导性聋或混合性聋,头晕头昏;唇舌色淡,脉细弱或涩。

证候分析:邪毒久留,气血闭阻,耳窍脉络失养,故致口眼㖞斜;正虚不能驱邪,脓毒久滞耳窍,故流脓清稀量多,或量少呈豆腐渣样,秽浊恶臭,鼓膜混浊穿孔;气血不足,故头晕头昏,唇舌色淡,脉细弱。

治法：益气养血，祛瘀通络。

方药：补阳还五汤合牵正散加减。

方解：重用黄芪补益元气；当归、川芎、赤芍、桃仁、红花活血祛瘀；地龙通络；白附子辛散祛头面之风，化痰；僵蚕、全蝎祛风止痉，化痰通络。

（二）外治法

1. 手术　行中耳及面神经探查术、面神经减压术等，去除局部病灶；若病情已久，面瘫不可逆，影响面容，可行颞肌或阔筋膜悬吊术。

2. 脓耳外治　参考"脓耳"外治法。

3. 穴位敷贴　取蓖麻子去壳捣成泥状，敷于患侧颞下颌关节及口角部；或取下关、颊车、地仓、太阳、阳白、听宫等穴，各穴轮流敷贴。也可用新鲜鳝鱼血涂敷患侧皮肤。

4. 理疗　可进行超短波、离子透入、红外线、电磁疗法等治疗。

（三）针灸疗法

1. 体针　选翳风、地仓、颊车、四白、迎香、合谷等为主穴，大椎、承浆、下关、足三里等为配穴，实证用泻法，虚证用补法。也可配合电针。

2. 灸法　虚证可选地仓、颊车、足三里等穴，悬灸或隔姜灸。

3. 耳针　主穴选面颊、肝、口、眼、皮质下，配穴选肾上腺、脾、枕、额等。或以王不留行籽贴压。

4. 穴位注射　可选颊车、地仓、下关、大迎、曲池、翳风、外关等穴位。

5. 梅花针叩刺　用梅花针在患侧面部皮肤轻叩以疏通经络，调节气血。

（四）按摩疗法

按摩患侧面部皮肤和穴位，可疏通经脉，避免肌肉萎缩。

【预后与转归】

本病应积极手术治疗，祛除病灶，以免延误病情。轻者预后良好；重者如不及时治疗，可遗留角膜炎、结膜炎、面肌萎缩等，影响面容美观。

【预防与调护】

1. 及早治疗脓耳，防止流脓不畅、邪毒入里，是预防本病的关键。

2. 发病后，因闭眼露睛，角膜失去眼睑保护而易染毒，故可戴防尘眼镜或用纱布覆盖患侧眼部，睡前涂抹眼膏。

3. 因进食后食物易停滞于患侧口颊内，故要注意口腔卫生，食后漱口。

三、脓耳眩晕

脓耳眩晕是因脓耳失治、误治，导致眩晕发作的疾病，是脓耳常见的变证之一。西医学的化脓性中耳乳突炎并发迷路炎等可参考本病辨证施治。

【病因病机】

脓耳实证热毒内盛，肝胆火热，壅盛于耳；或脓耳虚证，脾肾不足，脓毒久蕴，入里流窜。临床多为实证、本虚标实或虚实夹杂之证。

1. 肝胆火热　肝胆热毒炽盛，热盛动风，风火相煽，上扰清窍，故眩晕。

2. 脾虚湿困　脓耳日久，脾气虚弱，气血化生不足，耳窍失养；脾失健运，湿浊内困，清窍被蒙，故发眩晕。

3. 肾元亏损　肾元亏损,精髓不足,骨失所养,精亏不能上荣耳窍,故闻音失聪,平衡失司,眩晕频作。

【诊断与鉴别诊断】

(一) 诊断要点

1. 病史　有脓耳病史。

2. 症状　眩晕呈阵发性,自觉身体或视物旋转,恶心呕吐,平卧则缓,站立活动则重,听力明显下降,多伴耳鸣;同时伴耳内流脓,脓耳发作期眩晕症状加重。

3. 检查　外耳道或可见脓液,鼓膜穿孔,或脓中带血,或污秽黏稠恶臭,或有肉芽、息肉。眩晕发作时可见自发性水平性眼震,站立不稳,身体向健侧倾倒。疾病早期快相眼震向患侧,晚期快相眼震向健侧。

4. 辅助检查　听力检查为传导性聋或混合性聋。颞骨 CT 示中耳乳突炎,或骨质破坏,或有胆脂瘤。

(二) 鉴别诊断

本病主要与梅尼埃病和中枢性眩晕鉴别。

【治疗】

(一) 辨证论治

1. 肝胆火热

主证:耳痛,眩晕剧烈,恶心呕吐,动则尤甚,耳鸣耳聋;鼓膜穿孔,耳内流脓黄稠,甚则带血,自发性眼球震颤;发热,头痛,目赤,口苦咽干;舌红、苔黄,脉弦数。

证候分析:肝胆火热,热盛引动肝风,故眩晕剧烈,恶心呕吐,眼球震颤;热毒炽盛,上灼耳窍,血腐肉败,化生脓液,故耳痛流脓黄稠;热伤营血,故脓液带血;肝胆热盛上扰,故口苦咽干,耳鸣耳聋,舌红、苔黄,脉弦数。

治法:清肝泻火,解毒息风。

方药:龙胆泻肝汤合天麻钩藤饮加减。

方解:龙胆泻肝汤泻火热,祛湿毒。天麻钩藤饮中天麻、钩藤、石决明平肝息风;山栀子、黄芩清热泻火;益母草活血利水;牛膝引血下行;杜仲、桑寄生补益肝肾;夜交藤、茯神安神定志,合用有清内火、息肝风的作用。

2. 脾虚湿困

主证:耳内流脓日久,缠绵不愈,脓液量多,眩晕反复发作,头昏头重,耳鸣耳聋;鼓膜大穿孔、脓液清稀量多、鼓室内或有肉芽或息肉;胸闷不适,恶心呕吐,四肢倦怠;舌淡、苔白腻,脉濡缓。

证候分析:脾气虚弱,清阳不升,耳窍失养;脾失健运,水湿上泛,蒙蔽耳窍,故眩晕反复发作,头昏头重,耳鸣耳聋;湿毒滞留,故脓耳日久,缠绵难愈,流脓量多;痰湿积聚,故见肉芽或息肉;脾胃虚弱,四肢失养,故倦怠乏力;脾虚湿困,气机被阻,故胸闷不适,恶心呕吐,舌淡、苔白腻,脉濡缓。

治法:健脾祛湿,涤痰止眩。

方药:托里消毒散合半夏白术天麻汤加减。

方解:托里消毒散健脾益气,托毒排脓。半夏白术天麻汤中半夏燥湿化痰,降逆止呕;天麻化痰息风止眩晕;白术健脾燥湿;茯苓健脾化湿;橘红理气化痰;姜、枣调和脾胃。两方合用,共奏健脾祛湿、涤痰止眩之功。

3. 肾元亏损

主证：耳内流脓，日久不愈，流脓污秽恶臭，或呈豆腐渣样；眩晕时作，行走不稳，伴耳鸣，听力下降；鼓膜松弛部或边缘穿孔，鼓室内可见肉芽或息肉；精神萎靡，腰膝酸软；舌淡红或红绛，脉细弱。

证候分析：肾元亏损，清窍失养，无力驱邪，邪毒久蕴，耳骨侵蚀，故耳内流脓日久，脓液污秽恶臭，或呈豆腐渣样，鼓室内见肉芽或息肉；肾虚不足，髓海空虚，故精神萎靡，腰膝酸软，耳鸣耳聋，舌淡红，脉细弱。

治法：补肾培元，祛邪排毒。

方药：六味地黄丸加减。

（二）外治法

1. 手术　清除中耳乳突内病灶。

2. 外治　参见"脓耳"外治法。

（三）针灸疗法

1. 体针　常选取百会、头维、风池、风府、神门、内关、肝俞、脾俞、肾俞等穴。

2 耳针　常取肾、肝、脾、神门、心、皮质下、交感等穴。

3. 穴位注射　选取合谷、内关、翳风、太冲等穴。

【预后与转归】

本病经积极治疗可控制病情，但容易反复发作，手术可根治。若失治、误治，可能发展成黄耳伤寒，危及生命。

【预防与调护】

1. 根治脓耳是预防本病发生的关键。

2. 脓耳出现头晕时要注意行走安全。

3. 眩晕发作时应卧床休息。

4. 缓解期要注意预防感冒及正确使用滴耳剂，避免诱发眩晕。

四、黄耳伤寒

黄耳伤寒是由于脓耳邪毒壅盛，入于营血，扰乱心神，引动肝风而致的病证。以高热、头痛、抽搐、神志不清等为特征，是脓耳失治、误治的危症、重症，可以危及患者生命。西医学化脓性中耳炎颅内并发症的危重阶段如硬膜外脓肿、乙状窦血栓性静脉炎、耳源性脑膜炎、耳源性脑脓肿等可参考本病辨证施治。

"黄耳伤寒"病名最早见于《赤水玄珠》卷十九："凡耳中策策痛者，皆是风入于肾经也。不治，流入肾则卒然变恶寒发热，脊强背直如痉之状，日黄耳伤寒也。"明确指出了本病的病因和临床表现。

【病因病机】

1. 热入营血　脓耳日久，内有郁热，复感外邪，内外邪热交织，热毒内盛，循经入络，客于营血，心神受扰。

2. 热陷心包　邪毒壅盛，火热上灼，内陷心包，神明被扰，清窍被蒙而致病。

3. 热盛动风　脓毒炽盛于里，引发肝风内动，扰乱神明，发为本病。

【诊断与鉴别诊断】

(一) 诊断要点

1. 病史 有脓耳病史。

2. 症状 耳痛、流脓,突然出现剧烈头痛、喷射状呕吐、心烦、高热寒战、神志不清、抽搐、项强、肢瘫等。

3. 检查 患耳脓液污秽恶臭,或呈豆腐渣样,鼓膜松弛部或边缘穿孔。

4. 辅助检查 CT 扫描提示中耳乳突骨质破坏,或有胆脂瘤,或有脑脓肿。脑脊液检查、颅内压测定、眼底检查、血培养及神经定位体征等有助于诊断。

(二) 鉴别诊断

本病主要与各种原因引起的脑膜炎、脑脓肿、脑积水及脑肿瘤鉴别。

【治疗】

(一) 辨证论治

1. 热入营血

主证:突然而剧烈的头痛及耳痛,耳内流脓不畅,脓液黑腐臭秽或呈豆腐渣样,鼓膜穿孔,恶寒壮热或身热夜甚;舌红绛、苔少,脉细数。

证候分析:邪毒内盛,脓毒壅盛于内,邪正相争剧烈,故头痛及耳痛剧烈,脓液恶臭污秽或呈豆腐渣样;热在营血,故见恶寒壮热或发热夜甚,舌红绛、苔少,脉细数。

治法:清营凉血,泻热解毒。

方药:清营汤加减。

方解:犀角(现以水牛角代)咸寒,清营凉血;黄连苦寒,清心泻火;生地、玄参、麦冬清热滋阴;金银花、连翘、竹叶清热解毒;丹参活血凉血,透络清瘀热。诸药合用,清营凉血,泻热解毒。

2. 热陷心包

主证:憎寒壮热或发热夜甚,口干不欲饮,嗜睡或神昏谵语,耳内脓液臭秽或呈豆腐渣样;舌红绛、苔少,脉细数。

证候分析:邪毒内盛,热入心包,心神被扰,故嗜睡或神昏谵语;邪毒内盛,腐肉蚀骨,故脓液秽臭或呈豆腐渣样;热在营血,故身热夜甚,口干不欲饮,舌红绛、少苔,脉细数。

治法:泻热解毒,清心开窍。

方药:清宫汤合安宫牛黄丸加减。

方解:犀角(现以水牛角代)清热凉血;莲子、竹叶心、连翘清心泻火宁神;玄参、麦冬清热养阴护心。合用安宫牛黄丸,重在清热解毒开窍。或用至宝丹芳香豁痰开窍,或用紫雪丹清热息风平痉。诸药合用,清热泻火,清心开窍。

3. 热盛动风

主证:剧烈头痛及耳痛,高热寒战,呕吐心烦,四肢抽搐,颈项强直,甚至角弓反张;患耳内流脓不畅,或脓液黑腐恶臭,或呈豆腐渣样;舌红绛、苔少而干,脉弦细数。

证候分析:邪毒炽盛,邪热上扰,故头痛、耳痛;热毒壅盛,血肉腐败,则脓液黑腐臭秽;高热寒战为邪热相争、营阴受损之故;神昏谵语为热陷心包,神明被扰;肝风内动故见四肢抽搐,颈项强直,甚至角弓反张,脉弦;热盛阴伤,故舌红绛、苔少而干,脉细数。

治法:泻热解毒,平肝息风。

方药:羚角钩藤汤加减。

93

方解:羚羊角、钩藤清热解痉,凉肝息风;桑叶、菊花轻清宣透,清热散邪;生地、白芍、甘草滋阴柔肝缓急;贝母、竹茹清热化痰;茯神平肝宁心安神。

（二）外治法

1. 手术　为首选方法,行乳突切开术或乳突根治术;或颅内探查术,或脑脓肿引流术等。

2. 外治　参考"脓耳"外治法。

（三）针灸疗法

可选用十宣穴以醒脑开窍,行针用泻法。

【预后与转归】

本病经治疗大多可控制病情,转危为安。极少部分患者可因病情危重而不治。

【预防与调护】

1. 积极治疗脓耳,保持外耳道脓液引流通畅,是预防本病发生的关键。

2. 脓耳患者突然出现剧烈头痛、耳痛、呕吐、烦躁不安、明显神志变化等全身情况,要警惕本病的发生。

3. 按危重疾病护理,密切观察生命体征,注意病情的突然变化。

第十三节　耳　眩　晕

耳眩晕是由耳病所致的以头晕目眩、天旋地转为主要特征的疾病。西医学的耳源性眩晕,如梅尼埃病、良性位置性眩晕、前庭神经元炎、耳毒性药物前庭耳蜗损害、迷路炎等,可参考本病辨证施治。

古代医学文献中没有"耳眩晕"病名,其有关论述见于头眩、眩冒、冒眩、掉眩、脑转、风头眩、风眩、头风眩、头晕、昏晕、眩晕等病证中。早在《黄帝内经》就有关于眩晕与耳鸣、恶心呕吐、目系急并见的记载。如《素问·至真要大论》曰:"厥阴之胜,耳鸣头眩,愦愦欲吐,胃鬲如寒。"《灵枢·大惑论》曰:"故邪中于项,因逢其身之虚,其入深,则随眼系以入于脑,入于脑则脑转,脑转则引目系急,目系急则目眩以转矣。"此后历代医家对本病的认识不断发展。如《丹溪心法》卷四曰:"眩者,言其黑晕转旋,其状目闭眼暗,身转耳聋,如立舟船之上,起则欲倒。"描述了眩晕与耳聋并存的现象。为了区别各科多种病因所致眩晕,1985年出版的全国高等医药院校教材《中医耳鼻喉科学》首创"耳眩晕"之病名。

【病因病机】

1. 风邪外袭　气候突变,或起居失常,感受风邪,引动内风,上扰清窍,发为眩晕。

2. 痰浊中阻　脾失健运,不能运化水湿,内生痰饮;痰阻中焦,清阳不升,浊阴蒙蔽清窍,发为眩晕。

3. 肝阳上扰　情志不遂,肝气郁结,气郁化火;或素体阴虚,水不涵木,肝阳上亢,上扰清窍,可致眩晕。

4. 寒水上泛　肾阳不足,阳虚生寒,水湿内停,上泛清窍,发为眩晕。

5. 髓海不足　若先天禀赋不足,或后天失养,年老体弱,或房劳过度,耗伤肾精,髓海空虚,不能濡养清窍,发为眩晕。

6. 气血亏虚　久病或失血,气血耗伤;或脾气虚弱,运化失常,气血生化不足,清窍失养,发为眩晕。

7. 气滞血瘀　久病气虚血瘀,或痰瘀交阻,致脉络痹阻,耳窍闭塞,气血不能濡养清窍,发为眩晕。

【诊断与鉴别诊断】

(一) 诊断要点

1. 病史　大多有眩晕反复发作史,可有应用耳毒性药物史或感冒史。

2. 症状　突发旋转性眩晕,可持续数分钟、数小时甚至数天。常反复发作,发作间歇期长短不一;或体位变动时眩晕加重,可伴耳鸣、耳聋或有耳内胀满感。眩晕发作期间可有恶心呕吐、心慌不安、面色苍白、汗出肢冷等症状。

3. 检查

(1)自发性眼震:眩晕发作时可见自发性水平性或水平旋转性眼震,快相向患侧或健侧。发作过后眼震逐渐消失。

(2)听力检查:部分患者可显示波动性感音性听力下降,即眩晕发作期听力下降,间歇期听力好转,或复响试验阳性,长期反复发作后可呈永久性听力下降。耳蜗电图可出现异常波形。

(3)前庭功能检查:初次发作者可显示患侧前庭功能亢进,或有向患侧的优势偏向;多次发作者可显示患侧前庭功能减退甚至消失,或有向健侧的优势偏向。部分患者虽有多次发作,前庭功能可正常。

(4)甘油试验:部分患者呈阳性反应。

(5)眼科检查:有助于了解是否为眼病性眩晕。

(6)影像学检查:如 X 线、CT、MRI 等,有助于了解中耳、内耳、内耳道及颅内、颈部情况。

(二) 鉴别诊断

本病应与中枢性眩晕鉴别(表 8-5)。

表 8-5　耳眩晕与中枢性眩晕鉴别表

鉴别要点	耳眩晕	中枢性眩晕
眩晕类型	突发性、旋转性	旋转性或非旋转性
眩晕程度	较剧烈	较轻,可渐加重
体位变化	头位或体位变动时眩晕加重	与变动体位或头位无关
伴发症状	耳胀满感、耳鸣、耳聋及恶心呕吐	多无耳部症状,多伴中枢症状
神志变化	无意识障碍	可有意识丧失
持续时间	短,数分钟、数小时到数天	长,数天到数月
自发眼震	水平性或水平旋转性,与眩晕方向一致	粗大、垂直或斜行,方向多变
前庭功能	可出现前庭重振现象	可出现前庭减振或反应分离

【治疗】

(一) 辨证论治

1. 风邪外袭

主证:突发眩晕,如坐舟车,恶心呕吐,可伴有发热恶风;舌红、苔薄黄,脉浮数。

证候分析：风邪外袭，引动内风，上扰清窍，故眩晕突发、如坐舟车、恶心呕吐；风邪袭表，正邪相争，则发热恶风、舌红、苔薄黄、脉浮数。

治法：疏风散邪，清利头目。

方药：桑菊饮加减。眩晕较甚者，加天麻、钩藤、白蒺藜；恶心呕吐甚者，加半夏、竹茹。

方解：桑叶、菊花、薄荷、连翘疏风散邪，清利头目；桔梗、杏仁宣降肺气；甘草调和诸药。

2. 痰浊中阻

主证：眩晕剧烈，头重如蒙，胸闷不舒，恶心呕吐较甚，痰涎较多，或见耳内胀满，耳鸣耳聋；舌淡胖、苔白腻，脉濡滑。

证候分析：痰浊中阻，清阳不升，浊阴蒙蔽清窍，故眩晕、头重、耳鸣耳聋；痰阻中焦，气机升降不利，故胸闷不舒；痰湿困脾，脾胃升降失常，故呕恶痰涎、舌淡胖、苔白腻、脉濡滑。

治法：燥湿健脾，涤痰息风。

方药：半夏白术天麻汤加减。湿重者，加泽泻；痰火互结者，加黄芩、胆南星、黄连；呕恶甚者，加竹茹。

3. 肝阳上扰

主证：眩晕每于情绪波动时发作或加重，常伴耳鸣耳聋，口苦咽干，急躁易怒，胸胁苦满；舌红、苔黄，脉弦数。

证候分析：肝气郁结，化火生风，风火上扰清窍，或水不涵木，肝阳偏亢，风阳升动，故眩晕、耳鸣耳聋；肝气郁结，故急躁易怒；气机郁滞，则胸胁苦满；肝火挟胆气上溢，灼伤津液，故口苦咽干，舌红、苔黄，脉弦数。

治法：平肝息风，滋阴潜阳。

方药：天麻钩藤饮加减。

4. 寒水上泛

主证：眩晕时心下悸动，恶心欲呕，频吐清涎，或感耳内胀满，耳鸣耳聋，面色苍白，冷汗自出，精神萎靡，夜尿频多；舌淡胖、苔白滑，脉沉细弱。

证候分析：肾阳衰微，不能温化水湿，寒水上泛清窍，故眩晕、耳胀、耳鸣耳聋；寒水凌心，故心下悸动；寒水上犯中焦，脾胃升降失常，则恶心、呕吐清涎；阳虚则寒，故面色苍白、冷汗自出；肾阳虚衰，精气不足，则精神萎靡；肾阳虚弱，气不化水，故夜尿频多，舌淡胖、苔白滑，脉沉细弱。

治法：温壮肾阳，散寒利水。

方药：真武汤加减。寒甚者，选加川椒、细辛、桂枝、巴戟天、淫羊藿、胡芦巴等。

方解：附子大辛大热，温壮肾阳，化气行水，又暖脾运湿；生姜散寒利水；茯苓、白术健脾利水；配伍白芍养阴以缓和附子之辛燥；可加泽泻。

5. 髓海不足

主证：眩晕屡发，耳鸣耳聋，腰膝酸软，精神萎靡，心烦不宁，失眠多梦，手足心热，男子遗精；舌红、苔少，脉细数。

证候分析：肾精亏损，髓海不足，清窍失养，故眩晕屡发、耳鸣耳聋、精神萎靡；腰为肾之府，肾虚则腰膝酸软；阴虚则阳亢，相火妄动，扰乱心神，故心烦、失眠多梦、遗精；阴虚生内热，故手足心热，舌红、苔少，脉细数。

治法：滋阴补肾，填精益髓。

方药：杞菊地黄丸加减。失眠多梦者，可加龙骨、牡蛎、五味子等。

方解：六味地黄丸滋肾填精；枸杞、菊花养肝血、潜肝阳。

6. 气血亏虚

主证:眩晕时发,每遇劳累发作或加重,可伴耳鸣耳聋,面色苍白,心悸不宁,神疲思睡,唇甲无华,少气懒言,动则喘促,倦怠乏力;舌淡,脉细弱。

证候分析:脾气虚弱,气血生化不足,清阳不升,清窍失养,故眩晕时发、耳鸣耳聋、神疲思睡;劳则耗气,故每遇劳累发作或加重;血虚不能养心,则心悸;气血亏虚,故面色苍白,唇甲无华,少气懒言,动则喘促,倦怠乏力,舌淡,脉细弱。

治法:补益气血,健脾安神。

方药:归脾汤加减。

方解:人参(党参)、黄芪、炙甘草健脾益气;茯苓、白术健脾祛湿;当归、龙眼肉、酸枣仁养血安神;配少量木香理气醒脾,使补而不滞;生姜、大枣调和营卫。

7. 气滞血瘀

主证:病程日久,眩晕时作,耳鸣耳聋,伴有心悸健忘,失眠多梦;舌质紫暗或有瘀点,脉细涩。

证候分析:病程日久,瘀血阻窍,脉络不通,清窍失养,故眩晕、耳鸣、耳聋;心血瘀阻,心神失养,故心悸健忘、失眠多梦,舌质紫暗或有瘀点,脉细涩。

治法:活血祛瘀,辛温通窍。

方药:通窍活血汤加减。

(二) 针灸疗法

1. 体针　以百会、风池、风府、内关等为主穴,以肝俞、肾俞、脾俞、合谷、外关、三阴交、足三里等为配穴,虚证用补法,实证用泻法。

2. 耳针　可选肾、肝、脾、内耳、脑、神门、额、心、胃、枕、皮质下、交感等穴。

3. 头皮针　针刺双侧晕听区。

4. 穴位注射　可选取合谷、太冲、翳明、内关、风池、四渎等穴。

【预后与转归】

大部分患者经过治疗,眩晕可得到缓解,但容易复发,多次发作后可遗留顽固的耳鸣及不可逆耳聋。

【预防与调护】

1. 宜低盐饮食,禁烟、酒、咖啡及浓茶。

2. 解除患者的疑虑和恐惧心理,鼓励患者加强锻炼,注意劳逸结合。

3. 发作期间应卧床休息,卧室保持安静,减少噪音,光线宜暗,空气流通。注意防止起立时因突然眩晕而跌倒。

【医案】

姚某,男,25岁。1992年11月12日初诊。

现病史:患者于中秋突发眩晕,尚能活动,无耳鸣耳聋。继见泛恶作呕,眩晕加重,如坐舟船或有天翻地覆之感。刻下眩晕仍较重,但泛恶已轻,视物有抖动感,进食作呛,言语有木讷感,似有吞咽困难,大便秘结,小便日行四五次,时有困难感,头无痛而昏沉。

查体:两眼球轻度震颤,血压150/90mmHg。舌苔白腻滑润,中央有老黄苔,脉平有数意,有时有歇止。

辨治:肝风痰浊,两相困扰,虽然急发之期已过,但依然余威不息。治当息肝风,祛痰浊。

处方：决明子 10g，菊花 10g，夏枯草 10g，钩藤 10g，竹沥半夏 3g，胆南星 3g，白僵蚕 10g，枳壳 6g，天竺黄 6g，当归 10g。4 剂，水煎服。

1992 年 11 月 16 日二诊：药进 4 剂，无效。舌苔已化，现呈薄苔，脉平。

辨治：纵然断语"无效"，但从一切观察，已有春回大地之象。坚守前方，稍稍出入一二。

处方：决明子 10g，石决明 20g，菊花 10g，胆南星 3g，夏枯草 10g，竹沥半夏 10g，枳壳 6g，白僵蚕 10g，天竺黄 6g，浙贝母 10g，干地龙 10g。14 剂，水煎服。

1992 年 12 月 14 日三诊：药进 18 剂，诸症基本消失，一切行动状态如常人，唯头位急促旋转及大量运动时尚有少许晕感。舌苔薄，脉平有弦意。

辨治：养营补血中寓以扫荡残余之肝阳。

处方：熟地黄 10g，当归 10g，川芎 3g，白蒺藜 10g，白芍 6g，菊花 10g，枸杞子 10g，天竺黄 6g，夏枯草 10g，石决明 20g。7 剂，水煎服。

● （选自《干祖望耳鼻喉科医案选粹》）

知识链接

良性位置性眩晕

良性位置性眩晕（benign positional vertigo）又称"耳石症"，是以头位改变所诱发的、反复发作的短暂眩晕和特征性眼震为表现的外周性前庭病变。常具有自限性，而被称为"良性眩晕"。良性位置性眩晕可参考中医耳眩晕辨证治疗。

霍尔派克冷热试验是后半规管良性位置性眩晕的特异性检查，患者坐于检查台上，头向一侧旋转 45°，在检查者的帮助下迅速取仰卧悬头位，观察 30 秒或至眼震消失后坐起。

管石改变位置法（Epley 法）是目前治疗后半规管良性位置性眩晕最常用的手法。患者坐于治疗床上，头向患侧转 45°，在术者帮助下迅速取仰卧位，头垂于床边，头向健侧转 90°；术者将患者头部连同身体一起继续向健侧翻转 90°，使其侧卧于治疗床上，然后恢复坐位，完成一个治疗循环。上述每一体位至少保持 30~60 秒或维持到眼震消失为止。整个治疗过程反复进行，直到任意位置均无眩晕和眼震出现后再重复 2~3 个循环。

第十四节　耳鸣耳聋

耳鸣是患者自觉耳内或颅内鸣响，而周围环境中并无相应声源的一种病症，可作为全身疾病在耳部的症状出现，也可单独作为一种疾病而发生。耳聋指不同程度的听力障碍，轻者听力下降，重者全然不闻外声。西医学的突发性聋、噪声性聋、药物中毒性聋、老年性聋及原因不明的感音神经性聋、混合性聋、耳鸣等疾病可参考本病辨证施治。

耳鸣在历代文献中有聊啾、蝉鸣、暴鸣、渐鸣等名称。耳聋亦有暴聋、卒聋、猝聋、厥聋、久聋、渐聋、劳聋、虚聋、风聋、火聋、毒聋、气聋、阳聋、阴聋等名称。由于耳鸣与耳聋常合并出现，且两者病因病机及辨证治疗基本相似，故合并论述。

【病因病机】

1. 外邪侵犯　起居不慎或气候突变之时,风热外邪乘机侵犯,或风寒化热,侵及耳窍,清空之窍遭受蒙蔽,失去"清能感音,空可纳音"的功能,致耳聋、耳鸣之症,此谓风聋之候。

2. 肝火上扰　耳为肝胆经脉之所辖。情志不调,忧郁不舒,气机郁结,气郁化火,上扰清窍,或暴怒伤肝,逆气上冲,循经上扰清窍,可致耳鸣、耳聋。

3. 痰火壅结　饮食不节,或思虑劳倦,脾胃受伤,运化无权,水湿内停,聚而为痰,痰郁化火,痰火上壅,以致清窍蒙蔽,出现耳鸣、耳聋,即谓"痰为火之标,火为痰之本",痰火往往互结而为病。

4. 气滞血瘀　病久不愈,情志抑郁,肝气郁结,气机不畅,气滞血瘀;或因打斗、跌仆、爆震等伤及筋脉,致瘀血内停;或久病入络,致耳窍经脉瘀阻,清窍闭塞。此外,若起居失宜,突受惊吓,气血乖乱,致气血运行不畅,窍络瘀阻,亦可发为耳鸣、耳聋。

5. 肾精亏损　素体不足或病后精气失充,恣情纵欲等,均可导致肾精伤耗;或老年肾精渐亏,髓海空虚,耳窍失养,而发本病。

6. 脾胃虚弱　饮食不节、劳倦过度或思虑忧郁等,损伤脾胃,使脾胃虚弱,脾气不健,气血生化之源不足,经脉空虚,清气不升,故致耳窍失养,发生耳鸣、耳聋。

【诊断与鉴别诊断】

(一) 诊断要点

1. 病史　可有耳外伤史、噪声接触史、耳毒性药物使用史、脓耳病史等。

2. 症状　耳鸣患者以耳鸣为主要症状,可为单侧亦可为双侧,部分患者可有听力下降;耳聋患者以听力下降为主要症状。若两者兼有,则为耳鸣耳聋。

3. 检查　听力检查、耳内镜检查、颞骨及头颅 CT、MRI 有助于诊断。

(二) 鉴别诊断

本病应与耳胀、耳闭、脓耳鉴别(表 8-6)。

表 8-6　耳鸣、耳聋与耳胀、耳闭、脓耳鉴别表

	耳鸣、耳聋	耳胀	耳闭	脓耳
病史	渐起或突发,多种发病原因,亦可无明显诱因	每因感冒而发	渐起,有耳胀反复发作病史	有耳道流脓、鼓膜穿孔病史
症状	耳鸣多为高音调,也可为低音调,可伴不同程度的听力减退	耳胀耳闷,耳鸣,自声增强,伴风寒或风热表证	听力减退,耳闭塞感	患耳溢脓,伴听力减退,耳鸣
鼓膜	鼓膜一般正常	鼓膜轻度充血、内陷或有鼓室积液	鼓膜内陷或增厚、浑浊、钙斑,或萎缩粘连	初发鼓膜充血或小穿孔,溢脓;久病鼓膜穿孔流脓,反复发作
听力	多为感音神经性聋,少数可呈混合性聋	传导性聋	多为传导性聋,少数可呈混合性聋	初发为传导性聋,久病可呈混合性聋

【治疗】

(一) 辨证论治

1. 外邪侵犯

主证:耳鸣、耳聋,起病较急,症状较轻,耳内憋闷作胀或阻塞感较明显,自声增强,可伴

有发热、恶寒、头痛;苔薄白,脉浮数。

证候分析:风性善行而数变,故起病较急;邪困耳窍,经气痞塞不通,故耳内胀闷、有阻塞感;风热之邪阻于经络,清空之窍遭受蒙蔽,故耳鸣、耳聋;因邪在表,声音传导受阻,故有自声增强的特点;风热外邪侵袭,故发热、恶寒、头痛、脉浮数。

治法:疏风清热,散邪通窍。

方药:银翘散加减。

2. 肝火上扰

主证:耳鸣耳聋突然发作,耳鸣如闻潮声,常在郁怒之后发生或加重,可伴头痛、眩晕、面红目赤、夜寐不安、烦躁不宁、急躁易怒、胁肋胀痛等;舌红、苔黄,脉弦数有力。

证候分析:因肝性刚劲,肝火上逆,其势较猛,故耳鸣耳聋发病较突然;火扰心神,神不守舍,故夜寐不安;肝喜条达,郁怒则伤肝化火,循经上炎,故头痛、眩晕、面红耳赤、烦躁易怒、胁肋胀痛,舌红、苔黄,脉弦数。

治法:清肝泻火,开郁通窍。

方药:龙胆泻肝汤加减。

3. 痰火壅结

主证:两耳内鸣响,如闻"呼呼"之声,听力下降,头昏沉重,耳内闭塞憋闷感明显,伴有胸闷脘满、咳嗽痰黏;舌红、苔黄腻,脉弦滑。

证候分析:痰火上壅,蒙蔽清窍,痰性重浊,故耳鸣、耳聋,耳内闭塞憋闷感明显;痰火上冒于头,痰浊属阴,浊阴不降致清阳不升,故头昏头重;肺为贮痰之器,肺位于胸,肺内有痰,故胸闷脘满、咳嗽痰黏;痰火阻滞,气机不利,故舌红、苔黄腻,脉弦滑。

治法:清火化痰,和胃降浊。

方药:二陈汤加减。

方解:二陈汤是治疗痰湿之常用方,可加杏仁、胆南星、瓜蒌仁、黄芩、黄连等;也可用清气化痰丸。

4. 气滞血瘀

主证:耳鸣耳聋,病程长短不一,新病者多突发,久病者多逐渐加重,全身可无明显其他症状,或有外伤史;舌暗红或有瘀点,脉细涩。

证候分析:瘀血阻滞清窍脉络,故突发耳鸣、耳聋;耳为清空之窍,若因情志郁结,气机阻滞,致血瘀耳窍,经脉阻塞,则耳鸣耳聋;心主血脉,舌乃心之苗,气血瘀阻,则舌暗红或有瘀点,脉细涩。

治法:行气化瘀,通络开窍。

方药:通窍活血汤加减。可加丹参、地龙、石菖蒲。

5. 肾精亏损

主证:耳内常闻蝉鸣之声,夜间较甚,听力逐渐下降,兼头昏目眩、腰膝酸软;舌红、苔少,脉细弱或细数。

证候分析:耳鸣、耳聋为肾精亏损、不能上充于清窍,耳窍失养所致,兼之阴虚不足,虚火上炎,干扰清窍,故夜间尤甚;耳窍失养,失其闻五音之职,故听力逐渐下降;肾精亏损,髓海不足,清窍失养故头昏目眩;肾主骨生髓,精髓不足,不能充于骨,故腰膝酸软无力;阴液衰少,虚火上炎,故舌红、苔少,脉细数。

治法:补肾益精,滋阴潜阳。

方药:耳聋左慈丸加减。肾阳亏损者用金匮肾气丸。

方解:六味地黄丸滋养肾阴;五味子安神定志;磁石重镇安神,能潜阳降火;石菖蒲行气通窍。

6. 脾胃虚弱

主证：耳鸣耳聋，劳则更甚，或在蹲下站起时较甚，耳内有突然空虚或发凉之感，兼有倦怠乏力，纳呆，食后腹胀，大便时溏，面色萎黄；唇舌淡红、苔薄白，脉虚缓。

证候分析：脾胃虚弱，生化之源不足，清气不能上升，耳部经脉空虚，耳窍失养，故耳鸣、耳聋；原已气血不足，从下蹲体位突然站起时气血趋于下，头部气血更为不足，故有耳内空虚或发凉之感；脾胃虚弱，气血失养，故倦怠乏力，纳呆，食后腹胀，大便时溏，面色萎黄，唇舌淡红、苔薄白，脉虚缓。

治法：健脾益气，升阳通窍。

方药：补中益气汤加减。

方解：补中益气汤为补气升阳的代表方，可加石菖蒲。亦可选用归脾汤或益气聪明汤。

（二）外治法

1. 滴鼻　兼有鼻塞者可用宣通鼻窍药物滴鼻。

2. 咽鼓管自行吹张法　伴耳闭者可用此法。

（三）针灸疗法

1. 体针　采用局部取穴与远端取穴相结合的原则。耳周穴位取听宫、听会、耳门、翳风等，每次选用2~3穴；远端穴位可辨证选用。

2. 耳针　取内耳、肾、神门、内分泌等穴，中等刺激。

3. 穴位注射　选听宫、翳风、完骨、瘈脉等穴。

（四）按摩疗法

自行鼓膜按摩，亦可用鸣天鼓法。

【预后与转归】

部分患者经治疗后可好转或痊愈。由于耳鸣、耳聋的病因病机复杂，病程长和老年患者较难痊愈。

【预防与调护】

1. 避免使用耳毒性药物。

2. 注意精神调理，避免过度忧郁与发怒。

3. 注意饮食调理，忌食辛辣炙煿、肥甘厚味之物；睡前忌饮浓茶、咖啡、酒等，戒烟。

4. 注意养息，尤忌房劳过度。

5. 睡前可用中药浴足，或以手用力揉擦两足底涌泉穴，引火归原，减轻耳鸣，促进睡眠。

【医案】

九德徵，耳鸣，气筑筑然闭而不通，鼻塞不利，口不知味，痰多而膈热不清，脉左浮而弦大，右滑大，俱数。《内经》云：头痛耳鸣，九窍不利，肠胃之所生也。此由胃中痰火上壅，热极生风，乃以蔓荆子、升麻、川木通、赤茯苓、桑白皮、麦门冬、生地黄、前胡、甘菊花、赤芍药、甘草、石膏，生姜三片，枣子一枚，水煎饮之四帖，左弦虽减半，而症尚如前。再用甘菊花、橘红、半夏曲、茯苓、甘草、知母、白芍药、酒芩、麻黄、石膏、桑白皮、桔梗加姜枣，又四帖而诸症悉平。后以六君子加酒连、柴胡、川芎、白芍、麦门冬、升麻两帖，饮食亦甘味矣。

（选自《孙文垣医案》卷四）

知识拓展

突 发 性 聋

突发性聋指 72 小时内突然发生的、原因不明的感音神经性听力损失,至少在相邻的两个频率听力下降 ≥ 20dB。其发病可能与病毒感染、血液循环障碍、膜迷路水肿及毛细胞损伤有关,多采用糖皮质激素、改善微循环治疗,亦可配合营养神经药物及选配助听器等。突发性聋与中医暴聋相似,多表现为外邪侵犯、肝火上炎、痰火壅结、气滞血瘀等证,可参考耳聋辨证治疗。

第十五节 耳 面 瘫

耳面瘫指因耳部脉络痹阻引起的以口眼㖞斜为主要特征的疾病。常单侧发病,以成年人为主。西医学的周围性面瘫(如贝尔麻痹、耳带状疱疹所致的面瘫等)可参考本病辨证施治。

在古代相关文献中,本病有"僻""口㖞僻""㖞僻不遂""口㖞斜僻""卒口僻"等别称。如《灵枢·经筋》曰:"卒口僻,急者目不合,热则筋纵,目不开。颊筋有寒,则急引颊移口;有热则筋弛纵,缓不胜收,故僻。"《金匮要略·中风历节病脉证并治》称本病为㖞僻不遂,曰:"贼邪不泻,或左或右,邪气反缓,正气即急,正气引邪,㖞僻不遂。"此后历代医家对本病的认识不断发展。如《外台秘要》卷十四记载:"养生方云:夜卧当耳勿得有孔,风入耳中,喜令口㖞。"提出了风入耳中可以导致口眼㖞斜的观点。

【病因病机】

1. 风邪阻络　风邪外袭,痹阻耳部脉络,筋脉失养,弛缓失用,发为面瘫。
2. 气虚血瘀　禀赋不足,素体虚弱,或久病迁延,气血亏损,气虚血瘀,耳部经脉失养,面部肌肉弛缓发为面瘫。

【诊断与鉴别诊断】

(一)诊断要点

1. 病史　可有头面部受风病史。
2. 症状　突然出现口眼㖞斜,口涎外溢,额弛睛露,或有耳后乳突部疼痛。
3. 检查　额纹消失,闭目不合,鼻唇沟变浅,口角下垂歪向健侧,鼓腮漏气。
4. 辅助检查　可通过味觉试验、泪液分泌试验、镫骨肌反射测定等检查以定位;通过肌电图、神经兴奋性试验、神经电图、神经潜伏期试验等以定性。

(二)鉴别诊断

本病主要与中枢性面瘫鉴别(表 8-7)。

表8-7 耳面瘫与中枢性面瘫鉴别表

	耳面瘫	中枢性面瘫
病史	可有头面部受风病史	有外感病史
病位	面神经核及面神经核以下部位的面神经损害	面神经核以上至大脑皮质中枢之间皮质脑干神经损害
病因	急性起病:面神经炎、中耳乳突炎病后伴发周围面神经损害 慢性起病:颅底肿瘤、各种慢性脑膜炎的颅底蛛网膜粘连	急性起病:急性脑血管病、多发性硬化 慢性起病:损害皮质延髓通路的肿瘤
症状体征特点	①额纹变浅或消失;②闭眼不合;③鼻唇沟变浅或消失;④口角下垂;⑤可有听觉改变,舌前2/3味觉减退及唾液分泌障碍等	①额纹存在;②闭眼正常;③鼻唇沟变浅;④口角下垂;⑤常伴有与面瘫同侧的肢体瘫痪,无舌前2/3味觉减退及唾液分泌障碍等
检查	腱反射正常,无巴宾斯基征等病理特征	腱反射异常,巴宾斯基征阳性

【治疗】

（一）辨证论治

1. 风邪阻络

主证:突发口眼㖞斜,闭目不合,口角下垂,面部麻木,或伴有耳后完骨部疼痛;可伴风寒阻络、风热阻络、风痰阻络的全身证候;舌淡红、苔薄白,脉浮。

证候分析:风邪夹寒或夹热、夹痰,上犯头面,侵及耳窍,痹阻耳部三阳脉络,耳面部筋脉失于濡润,筋脉弛缓,故患侧面部麻木,口眼㖞斜,歪向健侧;邪气痹阻,脉络不通,不通则痛,故耳后乳突部疼痛。舌淡红、苔薄白,脉浮是风邪外束之象。

治法:祛风通络。

方药:牵正散加减。偏风热者,加金银花、葛根、桑叶、菊花;偏风寒者,加麻黄、桂枝、防风;偏风痰者,加白芥子、胆南星、天麻、羌活。

2. 气虚血瘀

主证:素体正气不足,病程日久,一侧口眼㖞斜,表情呆滞,闭目不合,下睑外翻流泪,患目干涩,甚则出现面部抽搐、挛缩;舌暗淡或有瘀点,脉细涩。

证候分析:过劳伤正,正气不足;或病程日久,气血亏耗,气虚无力鼓动血行,经脉失于气血濡养,筋脉弛缓,故见口眼㖞斜、表情呆滞、闭目不合、下睑外翻流泪、患目干涩;病久血虚,不能濡养筋脉肌肉,故出现面部抽搐、挛缩;气虚血瘀,故舌暗淡或有瘀点,脉细涩。

治法:益气活血,化瘀通络。

方药:补阳还五汤加减。

方解:重用黄芪大补元气,以使气旺血行;当归尾活血养血;赤芍、川芎、桃仁、红花助当归尾活血祛瘀;地龙通经活络。诸药相配,共奏补气活血、祛瘀通络之功。

（二）外治法

1. 穴位割治法 取阳白、太阳、颧髎、颊车、迎香、地仓、下关、翳风等穴位,口角㖞斜严重者加人中穴,用无菌刀片在上述各穴位上攒刺,以少许渗血为度。

2. 外涂法 取新鲜鳝鱼血均匀涂于患侧。

🔍 **知识链接**

鳝鱼血治面瘫

"鳝鱼血治面瘫"最早见于《杨氏家藏方》卷一:"天仙膏,治口眼㖞斜……用生鳝血调成膏,敷㖞处,觉正便洗去。"元代《世医得效方》卷十三中记载:"大鳝鱼一条,以针刺头上血,左斜涂右,右斜涂左,以平正即洗去。"说明鳝鱼血涂敷是中医治疗面瘫的有效方法之一。现代药理研究证实,鳝鱼血含大量抗凝成分及神经生长因子,有利于改善局部微循环,消除水肿,利于受损神经恢复功能,其活性成分渗入神经肌肉间,有激活神经肌肉的功能。鳝鱼血敷患侧面部,血液凝固干燥后,成为血性药膜,使皮肤肌肉处于收缩状态,可缩短病程、减少后遗症。

（三）针灸疗法

1. **体针** 选合谷、太冲、风池、翳风、颊车、太阳、人中等穴位,循经远近取穴相结合,初期用泻法,后期用补法。

2. **灸法** 选四白、地仓、颊车、迎香等穴,采取悬灸、温针灸或隔姜灸。

3. **耳针** 选神门、面颊、口、目、肝、脾、皮质下等穴,以王不留行籽贴压。

4. **穴位注射** 可选取地仓、颊车、下关、翳风等穴。

5. **穴位贴敷** 以马钱子粉贴敷于印堂、太阳、迎香、地仓、下关、颊车等穴。

（四）按摩疗法

通过按摩面部及耳后部,以疏通经脉、调畅气血,达到康复的目的。

【预后与转归】

经及时治疗,多可痊愈,预后良好。少数患者只能部分恢复,甚至恢复较差,留下后遗症。

【预防与调护】

1. 锻炼身体,增强体质,防止风邪侵袭。

2. 患侧眼睑不能闭合者,角膜暴露,易失润受损,甚或染毒,故可用滴眼液或眼膏及戴眼罩。

3. 自行按摩患侧面部及穴位,防止日久面部肌肉萎缩。

4. 患侧面肌松弛,食物残渣易于滞留齿颊间,饭后漱口,保持口腔卫生。

第十六节 耳 损 伤

耳损伤指耳部遭受外力作用所致的损伤。常见的耳损伤有耳郭及外耳道损伤、鼓膜破裂、耳窍深部损伤等,如伤势过重,可危及生命。

《证治准绳·疡医》载"耳斫跌打落",吴谦在《医宗金鉴》卷八十八中首次提出"寿台骨伤"的病名。寿台骨即耳后完骨,寿台骨伤即现代所说的颞骨乳突部骨外伤。《伤科补要》卷二中更有一节专论"伤耳",并认识到耳部重伤"内动脑髓,及伤灵明"。

【病因病机】

1. 血瘀耳窍　跌打闪挫,钝力碰撞,伤及耳郭,而致气滞血瘀,阻塞脉络,血溢脉外、停于皮下,故见耳郭瘀肿疼痛。

2. 皮肉破损　切割撕扯,斫打噬咬,致使皮肉破损,血出骨露,甚则耳郭撕裂脱落;若瘀滞不散,郁久化火,加之感染毒邪,热毒化腐酿脓,可致耳郭坏死畸形。

3. 骨折脉伤　暴力冲击,强烈震荡,致使骨折脉伤,内耳受损,干扰清窍,失于濡养,清窍失用,故见耳聋、耳鸣、眩晕;失血伤津,内动脑髓,则病情危重。

【诊断】

1. 病史　有明确外伤史。

2. 症状　损伤部位、程度不同,症状各异。耳郭和外耳道损伤出现耳郭疼痛、瘀肿、耳窍出血、耳内堵塞感;鼓膜破裂则出现耳鸣、听力减退、耳痛、少量出血等;耳窍深部损伤可出现听力减退、眩晕,甚至昏迷、全聋、面瘫、耳窍内流血流液等症状。

3. 检查　耳郭青紫肿胀,皮肤裂伤出血,软骨暴露或缺损,甚或耳郭撕脱、离断;鼓膜破裂,鼓膜表面见血迹或出血;耳窍深部损伤可见耳内流血、流液,鼓膜呈暗蓝色。

4. 辅助检查　听力检查呈传导性聋;X 线或 CT 显示颞骨骨折。

【治疗】

(一) 辨证论治

1. 血瘀耳窍

主证:耳郭瘀肿疼痛,外耳道及鼓膜表面有血迹,耳内堵闷感;舌暗或有瘀点、苔薄白,脉弦。

证候分析:耳郭突出显露,皮薄肉少,脉络表浅,一旦损伤,则气血瘀阻,故疼痛肿胀较甚;表皮未破,血络已伤,血溢皮下,故耳郭局部瘀肿;耳道肿胀,或血痂堵塞,耳道传音失司,则耳内堵闷感;气血瘀阻,故舌暗或有瘀点、苔薄白,脉弦。

治法:行气活血,散瘀止痛。

方药:复元活血汤加减。

方解:大黄活血化瘀,通下清热,并引瘀血下行,柴胡疏肝理气,使气行血活,两药合用,一升一降,以攻散瘀滞败血;桃仁、红花、当归活血化瘀,消肿止痛;穿山甲破瘀通络;天花粉既能入血分消瘀血而续绝伤,又能清热散结消肿;甘草缓急止痛,调和诸药。

2. 皮肉破损

主证:耳郭破损裂口,皮破骨露,甚则耳郭缺损,撕脱离断,血肉模糊,疼痛不止,若染毒数日则耳郭漫肿,皮色变黑,跳痛;鼓膜破损者,可出现耳鸣、听力减退、头晕等;舌淡或红、苔薄白或黄,脉涩。

证候分析:锐器切割,撕裂噬咬,血溢脉外,故见血肉模糊,破损裂口,软骨显露;甚者耳郭撕脱离断,经脉受损,气血不通,故疼痛甚;若伤处漫肿红赤,皮色变黑,跳痛剧烈为伤后染毒;鼓膜破损,司听失常,故见耳鸣、听力减退;气滞血瘀,清窍被扰故头晕,舌淡或红、苔薄白或黄,脉涩。

治法:活血祛瘀,止血生肌。

方药:七厘散加减。

方解:血竭、红花活血祛瘀,消肿止痛;乳香、没药散瘀行气;麝香、冰片芳香走窜,通气化瘀;朱砂、儿茶宁心镇静,清热止血。

3. 骨折脉伤

主证:耳深部损伤后突发听力减退,眩晕,耳痛,头痛,恶心呕吐,甚则昏迷,或面瘫,耳道或鼓膜以内有血液或清水外溢;舌淡、苔白,脉沉迟或涩。听力检查呈感音神经性聋或混合性聋,X线或CT显示颞骨骨折。

证候分析:耳窍深部与颅脑相邻,受力较猛,伤势较重,累及脑髓,清窍失用,故见眩晕、头痛、恶心呕吐,甚则昏迷;损伤耳窍深部筋脉,脉络受损,功能失司,故见面瘫;颞骨骨折,伤及脑膜,血脉破裂,脑液外渗,故见耳道或鼓膜以内有血液或清水外溢;耳窍骨折脉伤,气血瘀滞,听觉失司,故耳痛、耳聋失聪,舌淡、苔白,脉沉迟或涩。

治法:活血养血,祛瘀通窍。

方药:补阳还五汤加减。也可用桃红四物汤。

(二)外治法

1. 耳郭瘀肿积血处理 耳郭血肿小者,可在严格消毒下,用粗针头抽出积血,加压包扎48小时,必要时可重复抽吸。积血多者,应行手术切开,清除血块,缝合切口,加压包扎。瘀血斑块者可外敷七厘散。

2. 耳郭裂伤破损处理 耳郭裂伤时,应尽快清创缝合。

3. 鼓膜破损处理 消毒外耳道,保持耳道干燥。如鼓膜上有凝血,不必取出,以利鼓膜裂口愈合,禁外耳道冲洗及使用滴耳剂。

4. 耳窍筋骨损伤的处理 清除耳道积血及污物,严格消毒外耳道,注意观察和维持生命体征的稳定,预防颅脑及耳部染毒。保守治疗1周后,如脑脊液外漏未止,则需手术修补。

【预后与转归】

耳损伤较轻,处理得当,预后良好;耳郭瘀肿处理失当或不及时,可致增厚畸形。耳郭撕裂破损,伤口染毒,可致红肿溃烂疼痛,甚则变形,即为断耳疮。鼓膜破损,若继发染毒,可致脓耳。耳窍筋骨损伤,往往合并颅脑损伤,如处理不当或不及时,可危及生命,或遗留眩晕、面瘫、脑液耳漏等后遗症。

【预防与调护】

1. 注重安全宣传,加强防范意识,避免意外发生。

2. 戒除挖耳习惯,避免损伤耳道及鼓膜,对预知的爆震声,应尽量避开或戴防噪耳塞。

3. 耳郭瘀肿,应避免揉搓,防止再度出血,血肿增大。

4. 鼓膜破损时防止污水入耳,禁用滴耳剂。避免用力擤鼻。

第十七节 耳 菌

耳菌是以耳部溃烂、肿块、疼痛、流污秽脓血为主要临床特征的恶性肿瘤。西医学的耳郭及外耳道癌、中耳癌可参考本病辨证施治。

在清代的一些外科医著中始有耳菌的简单症状记载,如《外科证治全书》载:"耳菌形如蘑菇,头大蒂小。"

【病因病机】

1. 湿毒困结　脓耳日久,脾气虚弱,或饮食不节,脾胃损伤,湿浊不化,上犯于耳,湿毒困结,血脉瘀阻,结聚成块,骨肉腐烂。

2. 气滞血瘀　脓耳日久,邪毒滞留于耳,气血运行不畅,脉络瘀阻,或情志不遂,肝气郁结,气郁日久,气血凝滞经络,结聚成块。

【诊断与鉴别诊断】

(一) 诊断要点

1. 病史　可有长期耳内流脓史或挖耳史。

2. 症状　耳痛剧烈,耳流脓血,耳鸣,听力减退呈渐进性加剧,可出现眩晕、面瘫等症状。

3. 检查　耳郭肌肤溃烂,外耳道见菜花样肿物,或鼓室见新生物,质脆易出血,常有脓血,耳下或颈部淋巴结肿大、质硬。

4. 辅助检查　颞骨 CT 或 MRI 检查有助于诊断。病理检查可确诊。

(二) 鉴别诊断

本病应与耳部良性肿瘤鉴别。

【治疗】

本病治疗以手术为主,可配合中医药治疗或放疗、化疗等。

(一) 辨证论治

1. 湿毒困结

主证:耳内流脓,缠绵日久,或忽然流脓血腥臭,耳痛不止,耳内闷胀,耳鸣耳聋,头重眩晕;耳郭肌肤溃烂渗液,耳内肿物淡红,易出血;苔黄腻,脉濡缓。影像学检查可显示耳部骨质破坏。

证候分析:耳内流脓日久不愈,脾胃虚弱,耳窍失养,更兼脾虚水湿不化,湿毒瘀阻困结,脉络阻滞日久而成肿块;湿毒浸渍耳窍,窍内血肉腐烂,故脓血腥臭;肿块阻塞,血脉不通,故耳痛不止、耳内闷胀、耳鸣耳聋;湿浊蒙蔽,则头重眩晕,苔黄腻,脉濡缓。

治法:祛湿解毒,化痰散结。

方药:清气化痰丸加减。

方解:半夏、胆南星、瓜蒌皮、杏仁、陈皮行气化痰散结;枳实消散结聚;茯苓健脾利湿;黄芩清热解毒。

2. 气滞血瘀

主证:耳郭痒痛,或耳内胀痛,耳鸣耳聋,甚或头痛剧烈,口眼㖞斜,张口困难;耳郭肌肤溃疡,耳内肿物暗红,出血或溃烂流血水,耳下或颈部淋巴结肿大、质硬;舌暗红或有瘀点、苔微黄,脉弦。

证候分析:肝气郁结,疏泄失常,或邪毒滞留耳窍,致气血凝滞成块;血脉不通,清窍失养,或肿块堵塞耳道,气机不利,故耳内胀闷疼痛、耳鸣耳聋;若肿块染毒,血肉腐败,则易出血或渗流血水;肿块侵及耳窍脉络,故头痛剧烈、口眼㖞斜、张口困难;肝郁气滞血瘀,故舌暗红或有瘀点、苔微黄,脉弦。

治法:活血祛瘀,行气散结。

方药:丹栀逍遥散加减。

方解：柴胡疏肝解郁；当归、白芍补血养肝；茯苓、白术健脾祛湿；薄荷、生姜疏散条达；炙甘草健脾而调和诸药；牡丹皮、栀子清热凉血，祛瘀消肿。

（二）外治法

1. 以手术治疗为主。

2. 脓血多者，参照脓耳处理。

【预后与转归】

本病的预后与治疗的早晚密切相关。发生于外耳者，因易于早期发现和治疗，预后较好；发生于中耳者，因早期诊断较难，故多数预后不良。

【预防与调护】

1. 积极治疗脓耳，戒除挖耳陋习，减少对外耳道的不良刺激。

2. 忌食辛辣之品。

第十八节　耳带状疱疹

耳带状疱疹指发生在外耳及耳周皮肤，以耳痛，耳部疱疹成簇，甚或耳聋、眩晕、口眼㖞斜为临床特征的疱疹性耳病。西医学的耳带状疱疹可参考本病辨证施治。

【病因病机】

1. 邪毒外袭　风湿热邪毒外袭，循经上犯耳窍，搏结于耳郭、外耳道、鼓膜，发为疱疹。

2. 肝胆湿热　情志内伤，肝郁气滞，久而化火；肝郁乘脾，脾虚失运，水湿内停，火邪和湿邪交结，湿热上犯耳窍，外溢皮肤而发疱疹。

【诊断与鉴别诊断】

（一）诊断要点

1. 病史　多发于春、秋季节，发病前耳部多有刺痛或皮肤敏感史。

2. 症状　耳郭、外耳道、耳周灼热，疼痛剧烈，严重者可见口眼㖞斜、眩晕、耳聋、耳鸣。

3. 检查　耳郭、乳突、外耳道皮肤、鼓膜出现疱疹，皮损为簇集成群的小水疱，表面光亮，绕以红晕。

（二）鉴别诊断

本病主要与旋耳疮鉴别（表 8-8）。

表 8-8　耳带状疱疹与旋耳疮鉴别表

	耳带状疱疹	旋耳疮
病史	有受凉、过度疲劳等病史	有污水入耳、耳流脓病史
症状体征特点	发病部位在耳郭、外耳道、耳周及鼓膜。皮损为簇集成群的小水疱，表面光亮，绕以红晕，疱群断续延展，排列成不规则带状，伴有剧痛，可见口眼㖞斜、眩晕、耳聋耳鸣	发病部位旋绕耳郭或外耳道。皮损为水疱、黄水淋漓或脱屑、皲裂，皮色潮红，伴有瘙痒，疼痛较轻

【治疗】

（一）辨证论治

1. 邪毒外袭

主证：耳郭、外耳道、耳周灼热、刺痛感，皮肤表面见针头样大小疱疹，密集成簇，周围潮红，可有发热、恶寒；舌红、苔薄白，脉浮数。

证候分析：风湿热邪毒外袭，上犯耳窍，故耳部灼热疼痛，皮肤潮红，疱疹；风热湿邪外侵，故发热恶寒，舌红、苔薄白，脉浮数。

治法：疏风散邪，清热解毒。

方药：银翘散加减。出现口眼㖞斜者，可加用全蝎、蜈蚣、僵蚕、地龙、红花等。

2. 肝胆湿热

主证：耳郭、耳周灼热刺痛，局部皮损鲜红，疱壁紧张，溃破黄水、结痂，甚则口眼㖞斜、耳聋耳鸣；舌红、苔黄腻，脉弦滑数。

证候分析：肝胆湿热上蒸耳窍，气滞湿热郁阻，则灼热刺痛；肝气郁结，气郁化火，故皮损鲜红，疱壁紧张，湿热壅盛则溃破流黄水；邪毒入络，脉络阻滞，故可见口眼㖞斜；肝胆湿热上扰，故耳聋耳鸣，舌红、苔黄腻，脉弦滑数。

治法：清泻肝胆，利湿解毒。

方药：龙胆泻肝汤加减。脾虚湿蕴者，选用除湿胃苓汤；患病后期或年老体虚，皮疹消退，而疼痛不已，可选用桃红四物汤加减。

（二）外治法

1. 外洗　初起可用清热解毒的中药制成洗剂外涂，并可起清洁局部作用。

2. 外敷　疱疹疱壁溃破者可用黄连膏、青黛散等调敷患处。

（三）针灸疗法

体针：主穴选足三里、阳陵泉、内庭、合谷，配穴选翳风、下关、太阳、四白等，使用泻法。

【预后与转归】

本病无并发面瘫、眩晕、耳聋耳鸣者预后良好。部分患者疱疹消退后仍长时间遗留耳部阵发性刺痛。少数并发面瘫者预后较差，常成为不可逆面瘫。

【预防与调护】

1. 清淡饮食，忌食辛辣刺激、油腻、腥膻之品。

2. 避免摩擦患处，疱疹溃破后注意保持局部皮肤干燥，以防染毒。

————————●（郭　裕　毋桂花　韩　梅　唐旭霞　陈　宇　王玉明　邓可斌）

复习思考题

1. 临床上引起耳痛的疾病有哪些？

2. 耳的生理功能有司听觉、主平衡，哪些疾病引起听觉下降？哪些疾病导致平衡失调？哪些疾病两个功能都影响？

3. 如何理解耳胀耳闭是同一疾病不同发展阶段的表现？如何诊断与鉴别耳胀耳闭？

4. 耳胀耳闭与脓耳的主要异同点是什么？请具体说明。

5. 鼓膜穿孔有不同的临床表现，与疾病的诊断与分型有关，请具体说明。

6. 耳鸣耳聋、耳眩晕属临床难治性疾病，中医治疗有何特点？

笔记栏

09章PPT

PPT 课件

◆◆◆ **第九章** ◆◆◆

鼻 科 疾 病

> **学习目标**
>
> 1. 掌握鼻科疾病的发病特点,以及鼻科各病的概念、病因病机、诊断、鉴别诊断及治疗等。
> 2. 重点掌握鼻科各病及疔疮走黄的概念;鼻疔、鼻疳、伤风鼻塞、鼻窒、鼻槁、鼻鼽、鼻渊、鼻衄、鼻菌等病的病因病机;鼻科各病的诊断,鼻疔、鼻疳、伤风鼻塞、鼻窒、鼻槁、鼻鼽、鼻渊、鼻菌的鉴别诊断;鼻科各病的治疗,鼻疔、鼻鼽、鼻渊、鼻衄的预防与调护。

第一节 鼻 疔

鼻疔指发生在鼻尖、鼻翼及鼻前庭部位的疔疮疖肿。本病以局部红肿疼痛,呈粟粒状突起,或有脓点为特征。多为单发,偶见多发。若处理不当,可转为疔疮走黄的重证。西医学的鼻疖可参考本病辨证施治。

鼻疔又名白丁、白疔、白刃疔、鼻尖疔、鼻疮痈、鼻柱痈等。鼻疔一名首见于《证治准绳》,白丁首见于汉代《中藏经》卷中:"白丁者,起于右鼻下,初起如粟米,根赤头白,或顽麻,或痛痒,使人憎寒、头痛,状若伤寒,不欲食,胸膈满闷,喘促昏冒者死,未者可治。此疾不过五日,祸必至矣,宜急治之。"描述了鼻疔的临床特点及"疔疮走黄"危候。

【病因病机】

1. **外感邪热** 肺开窍于鼻,外合皮毛,因挖鼻、拔鼻毛损伤鼻窍肌肤,风热邪毒乘机而入,内犯于肺,郁而化火,火毒熏蒸鼻窍而致病。或因过食辛辣炙煿、肥甘厚味而致脾胃积热,复感邪热,热毒循经上犯鼻窍而为病。

2. **火毒炽盛** 若火毒炽盛,正气虚弱,抗邪无力或处理不当,妄行挤压,以致邪毒内陷营血及心包,导致疔疮走黄之危候。

【诊断与鉴别诊断】

(一) 诊断要点

1. **病史** 多有挖鼻或拔鼻毛史。

2. **症状** 鼻部疼痛,成脓时呈跳痛,全身可伴有恶寒、发热、头痛、周身不适等。

3. **检查** 鼻前庭或鼻尖、鼻翼处呈粟粒状隆起,周围发红、发硬,触之痛甚;成熟后,顶见黄白色脓点。病情重者,可引起同侧面部肿胀。若疔疮走黄,则见疮头紫暗,顶陷无脓,根脚散漫,鼻肿如瓶,两眼合缝等。

(二) 鉴别诊断

本病应与鼻疳鉴别。

【治疗】

(一) 辨证论治

1. 外感邪热

主证:鼻部胀痛,局限性红肿,状如粟粒,周围发硬。3~5 天后,疮顶见黄白色脓点,溃后脓出,一般全身症状不明显,或伴有恶寒、发热、头痛、全身不适等;舌红、苔白或黄,脉数。

证候分析:外感邪热,上攻鼻窍,热灼肌肤,气血凝滞,聚而不散成疔疮,故见局部红肿疼痛;热毒久聚,灼伤肌肤,肉腐成脓;外感邪热,热毒上攻,故头痛、恶寒、发热,舌红、苔白或黄,脉数。

治法:清热解毒,消肿止痛。

方药:五味消毒饮加减。疼痛较甚者,加当归、三七;脓成不溃者,加穿山甲、皂角刺、天花粉;恶寒发热者,加石膏、连翘、白芷;火毒甚,鼻痛重并牵扯同侧上唇者,可合用黄连解毒汤。

2. 火毒炽盛

主证:局部红肿剧痛,疮头紫暗,顶陷无脓,根脚散漫,鼻肿如瓶,两眼合缝,可伴有高热、烦躁、呕恶、神昏谵语、惊厥等症状;舌红绛、苔厚黄燥,脉洪数。

证候分析:火毒炽盛,蒸灼鼻窍,则见红肿剧痛、鼻肿如瓶、两眼合缝;火毒势猛,正虚邪陷,故见疮头紫暗,顶陷无脓;毒入营血,犯及心包,扰乱心神,故见高热、烦躁、呕恶、神昏谵语;热盛动风故见痉厥等;火毒炽盛,故舌红绛、苔厚黄燥,脉洪数。

治法:泻热解毒,清营凉血。

方药:黄连解毒汤合犀角地黄汤加减。

方解:黄连解毒汤泻火解毒,犀角地黄汤清营凉血。若出现神昏谵语等症状,加服安宫牛黄丸、至宝丹或紫雪丹;若病程日久,气阴两伤,宜用生脉散。

(二) 外治法

1. 外敷　以内服中药渣再煎取汁热敷患处,或用紫金锭、四黄散等调敷患处。

2. 切开排脓　脓成者切开排脓。

(三) 针灸疗法

刺血法:取同侧耳尖或耳垂,以三棱针点刺放血。

【预后与转归】

1. 本病若及时恰当治疗,多可痊愈。

2. 若治疗不当,可致疔疮走黄之重证,甚至危及生命。

3. 慢性或反复发作者应排除消渴病。

【预防与调护】

1. 戒除挖鼻及拔鼻毛等不良习惯。

2. 保持鼻部清洁,积极治疗各种鼻病,以防染毒。

3. 忌食辛辣炙煿、肥甘厚腻之品。

4. 禁忌早期切开引流及挤压、挑刺、灸法,以免脓毒扩散,引起疗疮走黄。

📖 **知识链接**

疗疮走黄

　　疗疮走黄是因疗疮邪毒壅盛,正气虚弱,或处理不当,邪毒内陷而致的疗毒走入血分之重证。鼻为血脉多聚之处,其脉络内通于脑。鼻疗引起的疗疮走黄相当于西医学海绵窦血栓性静脉炎,为鼻疗的颅内并发症之一。鼻根至两侧嘴角的区域为危险三角,当鼻疗被挤压,感染可沿鼻前庭和上唇丰富的血管网扩散,经过没有瓣膜的面部静脉汇入海绵窦而发病。若海绵窦炎症向周围扩散,可形成硬脑膜脓肿、脑膜炎及脑脓肿等。

第二节 鼻　疳

　　鼻疳是以鼻前庭及其附近皮肤瘙痒、红肿、糜烂、渗液、结痂或皲裂为主要特征的鼻病。本病常反复发作,经久难愈,小儿多见。西医学的鼻前庭炎、鼻前庭湿疹可参考本病辨证施治。

　　鼻疳又有鼻疮、鼻䘌疮、鼻䘌、赤鼻、疳鼻等别名。历代医家认为鼻疳多见于小儿。《医宗金鉴·外科心法要诀》云:"鼻䘌疮多小儿生,鼻下两旁斑烂形,总由风热客于肺,脓汁浸淫痒不疼。"

【病因病机】

　　1. 肺经蕴热　肺经素有蕴热,复感风热邪毒,或因挖鼻损伤肌肤,或因鼻病涕液浸渍,邪毒乘虚而入,外邪引动肺热,上灼鼻窍,熏蒸鼻窍肌肤而为病。

　　2. 脾胃湿热　饮食不节,脾失健运,湿浊内停,湿郁化热;或小儿脾胃虚弱,积食化热,湿热上犯,熏蒸鼻窍肌肤而为病。

　　3. 阴虚血燥　多因久病,邪热留恋,内耗阴血,阴虚血燥,燥热上攻,熏蒸鼻窍,以致鼻疳缠绵不愈。

【诊断与鉴别诊断】

(一) 诊断要点

　　1. 病史　多有过敏史、挖鼻或长期流鼻涕等病史。

　　2. 症状　鼻前庭及上唇皮肤瘙痒或灼热疼痛,多反复发作。小儿可伴有纳呆、腹胀、啼哭、烦躁不安等症状。

　　3. 检查　鼻前庭及上唇皮肤红肿、糜烂、渗液、结痂,或见局部暗红,皮肤粗糙、皲裂、脱屑。

(二) 鉴别诊断

　　本病应与鼻疗鉴别。

【治疗】

（一）辨证论治

1. 肺经蕴热

主证：鼻前庭及周围皮肤瘙痒、灼热，微痛；鼻前庭皮肤潮红，粟粒样小丘疹，或糜烂流黄色脂水，或结黄痂或皲裂，鼻毛脱落；全身症状一般不明显，重者可见发热、咳嗽、便秘，小儿可见烦躁哭啼，搔抓鼻部；舌红、苔黄，脉数。

证候分析：肺经蕴热，熏蒸鼻窍肌肤，故出现瘙痒、灼热、微痛，皮肤潮红，粟粒样小丘疹；热盛肉腐，故糜烂，流黄色脂水，或结黄痂或皲裂，鼻毛脱落；肺经有热故发热、咳嗽、便秘、舌红、苔黄、脉数等。

治法：疏风清热，泻肺解毒。

方药：黄芩汤加减。大便秘结者，加瓜蒌仁、杏仁、生大黄。

方解：黄芩、栀子、桑白皮、桔梗清泻肺热而解毒；连翘、薄荷、荆芥穗疏散风热；赤芍清热凉血；麦门冬养阴清热；甘草调和诸药。

2. 脾胃湿热

主证：鼻前庭及周围皮肤瘙痒、微痛，病情多经久不愈或反复发作；鼻前庭皮肤潮红、糜烂，常流脂水或结黄色厚痂，重者可侵及鼻翼及口唇；腹胀，纳呆，便溏，小儿可有烦躁哭啼；舌红、苔黄腻，脉滑数。

证候分析：脾胃失调，湿浊内生，蕴而化热，湿热上蒸，腐蚀肌肤，则鼻窍肌肤瘙痒、潮红、糜烂，常流脂水或结黄色厚痂；湿性黏滞不去，故病情缠绵或反复发作；脾虚湿滞而出现食少、腹胀、便溏等症状；脾胃湿热，故舌红、苔黄腻，脉滑数。

治法：清热燥湿，和中解毒。

方药：萆薢渗湿汤加减。湿热盛者，加黄连、苦参、车前草；痒甚者，加荆芥、蝉蜕、地肤子、白鲜皮；小儿脾虚者，加太子参、白术。

方解：黄柏、萆薢、滑石、泽泻、通草清热祛湿解毒；茯苓、薏苡仁健脾除湿和中；牡丹皮清热凉血。

3. 阴虚血燥

主证：鼻前孔及周围皮肤瘙痒，灼热干痛；鼻前孔肌肤粗糙、增厚或皲裂，或有鳞屑样干痂附着，鼻毛脱落；或伴有口干咽燥，大便秘结；舌红、少苔，脉细数。

证候分析：久病内耗阴血，阴虚血亏，生风化燥，鼻窍失养，故鼻前孔皮肤粗糙、增厚、皲裂、结痂，鼻毛脱落；血燥风盛，则瘙痒；阴虚燥热，故灼热干痛、口干咽燥、大便秘结、舌红、少苔、脉细数。

治法：滋阴润燥，养血息风。

方药：四物消风饮加减。鼻部肌肤干燥、皲裂甚者，加沙参、麦门冬、首乌；痒甚者，加蝉蜕、防风、蛇床子。

方解：四物汤养血活血，滋阴润燥；黄芩、甘草泻热解毒；荆芥穗、薄荷、柴胡疏风散邪止痒。

（二）外治法

1. 外洗　可选用清热解毒渗湿类药物。

2. 外敷　可选用青蛤散、黄连膏及辰砂定痛散等。

（三）其他疗法

早期局部可配合红外线、氦-氖激光照射。

【预后与转归】

鼻疳若及时治疗,预后良好。

【预防与调护】

1. 积极治疗鼻病,避免涕液浸渍。
2. 戒除挖鼻、拔鼻毛等不良习惯,避免用力揉擦鼻部,忌用热水或肥皂水洗涤鼻部。
3. 忌食辛辣炙煿之品,忌食鱼、虾、蟹等。

第三节 伤风鼻塞

伤风鼻塞是因感受风邪引起的以鼻塞为主要特征的鼻病。本病主要症状有鼻塞、鼻痒、喷嚏、流涕,四季均可发病,以冬春两季多见。俗称"伤风"或"感冒"。西医学的急性鼻炎可参考本病辨证施治。

首次提出"伤风鼻塞"的是《世医得效方》卷十:"茶调散治伤风鼻塞声重。"明代《医林绳墨》卷七指出:"触冒风邪,寒则伤于皮毛,而成伤风鼻塞之候。"既言病名,又指出病因病机。

【病因病机】

多由感受风邪所致,初起以风寒居多,常易寒郁化热;亦可直接因风热之邪引起。

1. 外感风寒 肺开窍于鼻,外合皮毛,若起居不慎,寒暖不调,或过度疲劳,致腠理疏松,卫表不固,风寒之邪外袭皮毛,肺失宣降,风寒上犯鼻窍而为病。

2. 外感风热 风热犯肺,或风寒之邪束表,郁而化热犯肺,致肺气不宣,风热上犯,鼻失宣降而为病。

【诊断与鉴别诊断】

(一) 诊断要点

1. 病史 多有受凉或劳累史。

2. 症状 初起鼻痒、喷嚏、流涕、鼻塞,随着病情发展,鼻塞加重,鼻涕常由清涕渐转为黏涕,鼻部灼热感,嗅觉减退;全身可有发热、恶风、头痛、咳嗽等。

3. 检查 鼻腔检查见鼻黏膜色红,双下鼻甲肿胀,鼻腔内有较多鼻涕。

(二) 鉴别诊断

本病应与鼻衄和鼻渊鉴别。

【治疗】

(一) 辨证论治

1. 外感风寒

主证:鼻塞,喷嚏,流清涕,鼻黏膜淡红肿胀,可伴恶寒发热、头痛、咳嗽、口淡不渴;舌淡红、苔薄白、脉浮紧。

证候分析:风寒外侵,肺失宣降,邪壅鼻窍,故鼻塞,鼻黏膜淡红肿胀;寒邪束表,阳气不宣,水道不利,故喷嚏,流清涕;邪壅鼻窍,清窍不利,故头痛;风寒外侵,故恶寒发热,咳嗽,舌淡红、苔薄白,脉浮紧。

治法:疏风散寒,宣通鼻窍。

方药:通窍汤加减。

方解:羌活、防风、藁本、麻黄、生姜祛风散寒;细辛、白芷、川芎、葱白、川椒辛温通窍;佐以升麻、葛根、炙甘草升阳解表;苍术利湿解表。亦可用荆防败毒散或六味汤加减。

2. 外感风热

主证:鼻塞,喷嚏,流黄稠涕,鼻黏膜红肿,可伴发热恶风、头痛、咽痛、口干、咳嗽痰黄;舌尖红、苔薄白或微黄,脉浮数。

证候分析:风热外侵,上壅鼻窍,故鼻塞,喷嚏,流黄稠涕,鼻黏膜红肿;风热犯肺,肺气不利,邪壅咽喉气道,故咽痛,咳嗽痰黄;邪热上扰,故头痛;风热在表,故发热恶风,舌尖红、苔微黄,脉浮数。

治法;疏风清热,宣通鼻窍。

方药:银翘散加减。可加苍耳子、辛夷、白芷等。头痛甚,可加藁本、柴胡、菊花、蔓荆子等;咽痛甚,可加杏仁、玄参等;咳嗽、痰黄稠,可加瓜蒌、黄芩、前胡等。亦可用桑菊饮。

(二)外治法

1. 滴鼻　可用芳香通窍类中药滴鼻剂。

2. 雾化吸入　可用具有辛散疏风、芳香通窍作用的中药雾化液。

(三)针灸疗法

1. 体针　以迎香、印堂、合谷穴为主穴,以上星、太阳、风池、曲池等为配穴,用泻法。

2. 灸法　对风寒外袭者可选大椎、合谷等穴悬灸。

3. 穴位注射　对发热者,可选取曲池、合谷等穴进行穴位注射,药物可选疏风清热中药注射液。

(四)按摩疗法

双手示指在鼻梁两侧来回摩擦,也可用手指按压迎香穴。

【预后与转归】

若治疗恰当,可在短期痊愈。若治疗不当,可转变为鼻窒和鼻渊。

【预防与调护】

1. 平素应锻炼身体,增强体质,起居有常,避风寒,适寒暑。

2. 充分休息,饮食清淡。

3. 涕多时应正确擤鼻,预防并发症发生。

第四节　鼻　窒

鼻窒是以反复、交替、间歇或持续鼻塞为主要特征的鼻病。西医学的慢性鼻炎等可参考本病辨证施治。

鼻窒首见于《黄帝内经》,如《素问·五常政大论》:"大暑以行,咳嚏、鼽衄,鼻窒……"金元时期刘河间的《素问玄机原病式·六气为病》首次描述了鼻窒的症状特点,指出:"鼻窒,窒,塞也……但见侧卧则上窍通利,下窍窒塞"。

【病因病机】

多由伤风鼻塞失治,或治疗不彻底,邪毒未清,留滞鼻窍为患。发病与肺、脾二脏功能失调密切相关,后期多与气滞血瘀有关。

1. 肺经郁热　鼻为肺窍,若伤风鼻塞迁延失治,邪热伏肺,肺失肃降,邪热上壅鼻窍而为病。

2. 肺脾气虚　肺开窍于鼻,外合皮毛,若肺气虚弱,卫外不固,则易受邪毒侵袭,失去清肃功能,以致邪滞鼻窍;或脾虚不运,失其升清降浊之职,湿浊留滞鼻窍,壅阻脉络而为病。

3. 气滞血瘀　若伤风鼻塞失治,邪毒久留鼻窍,壅阻鼻窍脉络,致气滞血瘀而鼻塞不通。

【诊断与鉴别诊断】

(一) 诊断要点

1. 病史　多有伤风鼻塞反复发作史。

2. 症状　以鼻塞为主要症状,鼻塞呈交替性、间歇性或持续性,部分患者有嗅觉减退、头晕、头痛、咽部不适等症状。

3. 检查　早期鼻黏膜色红,双下鼻甲肿胀,表面光滑,触之柔软,弹性好,对血管收缩药敏感。久则双下鼻甲肥大,呈桑椹样改变,触之质硬,弹性差,对血管收缩药不敏感。

(二) 鉴别诊断

本病主要与鼻鼽、鼻渊鉴别。

【治疗】

(一) 辨证论治

1. 肺经郁热

主证:鼻塞时轻时重,或呈交替性,涕黄量少,可有口干或咳痰黄黏稠等;鼻黏膜色红,下鼻甲肿胀,表面光滑有弹性;舌红、苔薄黄,脉数。

证候分析:肺经郁热,清肃失职,邪热上壅鼻窍,故鼻塞,鼻黏膜色红,下鼻甲肿胀,涕黄量少;肺经郁热,故口干,咳痰黄稠,舌红、苔薄黄,脉数。

治法:清热散邪,宣肺通窍。

方药:黄芩汤或辛夷清肺饮加减。鼻塞重者,可加石菖蒲、辛夷、白芷等;咳嗽痰黄稠者,可加瓜蒌、贝母等。

2. 肺脾气虚

主证:交替性鼻塞,时轻时重,涕白而黏,遇寒时症状加重,可伴有恶风自汗、少气懒言、咳嗽痰稀、倦怠乏力、纳呆便溏;鼻黏膜肿胀、色淡;舌淡或有齿痕、苔白,脉弱。

证候分析:肺脾气虚,卫表不固,邪滞鼻窍,故鼻塞,涕白而黏,鼻黏膜肿胀;肺脾气虚,卫外不固,不能抵御外寒,故恶风自汗,遇寒冷时症状加重;肺气不足,故少气懒言;肺气不宣,故咳嗽痰稀;脾虚不运,故倦怠乏力,纳呆便溏,舌淡或有齿痕、苔白,脉弱。

治法:补肺健脾,散邪通窍。

方药:偏肺气虚者,可用温肺止流丹加减。偏脾气虚者,可用补中益气汤加减。脾虚湿重者,可用参苓白术散。

方解:温肺止流丹以人参、诃子、甘草补肺敛气;细辛、荆芥疏散风寒;桔梗、鱼脑石散结除涕。卫表不固者可合用玉屏风散;鼻塞甚者,可加苍耳子、辛夷、白芷等。

3. 气滞血瘀

主证:持续鼻塞,鼻涕黏稠,嗅觉减退,头胀头痛;下鼻甲暗红肥厚,表面不平,呈结节状、桑椹状或息肉样改变,弹性减弱;舌暗红或有瘀点,脉弦或涩。

证候分析:邪毒久滞鼻窍,气血瘀滞,故持续鼻塞,鼻涕黏稠,嗅觉减退,头胀头痛,鼻甲暗红肥厚,呈结节状、桑椹状或息肉样改变;气滞血瘀,故舌暗红或有瘀点,脉弦或涩。

治法:行气活血,化瘀通窍。

方药:通窍活血汤加减。

（二）外治法

1. 滴鼻　可用芳香通窍的中药滴鼻剂。

2. 吹鼻　可用碧云散、苍耳子散等。

3. 雾化吸入　可用具有芳香通窍作用的中药液。

4. 下鼻甲注射　鼻甲肥大者,可用丹参注射液、当归注射液、红花注射液等。

5. 手术治疗　对下鼻甲肥厚、经保守治疗无效者,可行手术治疗。

（三）针灸疗法

1. 体针　酌选迎香、鼻通、上星、合谷穴为主穴,以百会、攒竹、印堂、阳白、四白、列缺、足三里、三阴交、风池等为配穴。

2. 灸法　肺脾气虚者选足三里、百会、合谷、肺俞、脾俞等穴,悬灸或隔姜灸。

3. 耳针　选神门、内鼻、外鼻、内分泌、肺、脾等穴,以王不留行籽贴压。

4. 穴位注射　可选取合谷、足三里等穴,药物可选丹参注射液或红花注射液等。

5. 穴位贴敷　肺脾气虚者可用附子、甘遂、麻黄等研粉,取少许撒在胶布上,贴敷于肺俞、脾俞、大椎等穴。

（四）按摩疗法

可用示指于鼻梁两侧来回摩擦。

（五）其他疗法

可酌情选用超短波理疗、射频、激光治疗等。

【预后与转归】

若及时治疗,可获痊愈。若治疗不当,部分患者可并发鼻渊、喉痹、耳胀耳闭等病。

【预防与调护】

1. 锻炼身体,增强体质,减少感冒的发生,积极防治伤风鼻塞。

2. 保持鼻腔清洁湿润,避免粉尘吸入。

3. 避免长期使用血管收缩药滴鼻。涕多时应正确擤鼻,预防并发症发生。

第五节　鼻　槁

鼻槁是以鼻内干燥、黏膜萎缩、鼻腔宽大为主要特征的鼻病。鼻气恶臭者又称臭鼻证。鼻槁是一种发展缓慢的鼻病,以女性多见,且在月经期或妊娠期症状更为明显。生活于干寒地区和工作在干燥环境中的人发病较多,其症状在秋冬季节较重。西医学的干燥性鼻炎、萎缩性鼻炎可参考本病辨证施治。

鼻槁一词首见于《灵枢·寒热病》:"皮寒热者,不可附席,毛发焦,鼻槁腊,不得汗。"《难经》《金匮要略》及后世医著亦有"鼻槁""鼻燥"等记载,但多针对病变中的症状而言。《太平圣惠方》卷第三十七论述了"鼻干无涕"的病因病机和治疗。

【病因病机】

内因多以肺、脾、肾虚损为主,外因多为燥热邪毒侵袭,以致伤津耗液,鼻失滋养,加之邪灼黏膜,黏膜干枯萎缩而为病。

1. 肺阴亏虚 过食辛辣炙煿或病后津液亏损或燥热之邪侵袭,燥气伤肺,肺阴受伤,津液受灼,枯涸不能上承,致使鼻窍黏膜干枯萎缩而发生鼻槁。此外,肺肾阴津互相滋养,肾阴为一身阴液之根本,若劳伤过度,肾阴亏损,以致阴津不能上承,亦可导致鼻槁。

2. 脾气虚弱 脾胃为气血生化之源,肺中津气的盛衰在很大程度上取决于脾运化功能的强弱。若饮食不节,病后失调,或思虑过度,均可导致脾气虚弱。脾不散精,肺因之而虚损,不能输布津液,鼻失濡养,黏膜干枯萎缩而发为鼻槁。若脾虚致湿浊停聚鼻窍,可见鼻内大量脓痂覆盖,且有腥臭味。

【诊断与鉴别诊断】

(一) 诊断要点

1. 病史 可有有害粉尘、气体长期刺激史。

2. 症状 鼻内干燥,甚则鼻咽干燥感,可有灼热微痛,鼻塞,嗅觉减退,鼻气腥臭,脓涕鼻痂多。

3. 检查 鼻黏膜萎缩,鼻腔宽大,鼻道内有黄绿色浓稠鼻涕潴留或有黑褐色鼻痂。自幼发病者可影响鼻部发育而呈鞍鼻,鼻梁宽而平。

(二) 鉴别诊断

本病主要与鼻窒鉴别。

【治疗】

(一) 辨证论治

1. 肺阴亏虚

主证:鼻内干燥较甚,灼热疼痛,嗅觉减退,间有血丝涕,鼻痂多,特别在气候干燥季节,症状更加明显,常感咽干、咽痒、咳嗽、气短乏力;鼻黏膜萎缩;舌红、少苔,脉细数。

证候分析:肺为娇脏,燥邪伤肺,津液受灼,肺阴亏虚,津液干枯,不能上承鼻窍,故鼻内干燥较甚,灼热疼痛,嗅觉减退,间有血丝涕,鼻痂多,鼻黏膜萎缩;肺阴亏虚,故咽干、咽痒、咳嗽、气短乏力,舌红、少苔,脉细数。

治法:养阴润燥,清热散邪。

方药:清燥救肺汤加减。鼻干燥较甚、咽干疼痛者,加沙参、石斛、桑白皮等;鼻衄者,可加侧柏叶、山栀子、茜草根、白茅根等。

方解:桑叶轻宣肺燥;石膏、杏仁、枇杷叶清肺金燥热;阿胶、麦冬、胡麻仁润肺滋液;党参益气生津;甘草调和诸药。

若鼻内干燥,咽喉干痛,手足烦热,腰膝酸软,舌红少苔,脉细数,属肺肾阴虚之证,宜润补肺肾,可选用百合固金汤加减。

2. 脾气虚弱

主证:鼻内干燥,鼻涕如浆如酪,鼻气腥臭,头重头痛,食少腹胀,疲乏少气,大便时溏;鼻黏膜萎缩较甚;唇舌淡白、苔白,脉缓弱。

证候分析:脾气虚弱,运化功能失健,水谷精微不能上输,鼻失滋养,故鼻内干燥,清阳之气不能上升,浊阴之气不能下降,湿浊之邪停聚鼻窍,化腐生脓,故鼻涕腥臭如浆如酪;湿浊蒙蔽清窍,故头重头痛;脾气虚弱,运化无力,故食少腹胀,疲乏少气,大便时溏,唇舌淡白、苔白、脉缓弱。

治法:补中益气,养血润燥。

方药:补中益气汤合四物汤加减。若鼻黏膜溃烂,鼻气腥臭较甚,加鱼腥草、藿香、黄芩等;嗅觉失灵者,可加苍耳子、辛夷、薄荷等。

方解:补中益气汤补中健脾益气,四物汤养血活血润燥。

(二)外治法

1. 洗鼻　以温生理盐水、温开水清除鼻内痂皮,减少鼻腔臭气。

2. 滴鼻　选用滋养润燥的滴鼻液,如复方薄荷油,或用蜜糖、芝麻油加冰片少许滴鼻。

(三)针灸疗法

1. 针刺治疗　选肺俞、脾俞、肾俞、迎香、足三里、禾髎、素髎等穴。

2. 灸法　选足三里、百会等穴。

3. 穴位埋线　可选足三里等穴。

【预后与转归】

本病经过治疗可缓解症状,但一般病程长,缠绵难愈。部分患者可并发喉痹、耳鸣等。

【预防与调护】

1. 锻炼身体,增强体质,积极防治各种鼻病及全身慢性疾病。

2. 注意劳动保护,改善生活与工作环境,在高温、粉尘多的环境,要采取降温、除尘通风、空气湿润等措施。

3. 保持鼻腔清洁湿润,及时清除鼻内涕痂。

4. 禁用血管收缩药滴鼻。

5. 加强营养,不可过食忌辛辣炙煿燥热之物,戒烟限酒。

第六节　鼻　鼽

鼻鼽是以突然和反复发作的鼻痒、喷嚏、流清涕为主要特征的鼻病。可以常年发作,也可为季节性发作。随着生活环境的变化,本病发病率逐年增高,以青壮年为主,且有低龄化倾向。西医学的变应性鼻炎、血管运动性鼻炎、嗜酸细胞增多性非变应性鼻炎可参考本病辨证施治。

鼻鼽又名鼽嚏、鼽水。《礼记·月令》中有记载:"季秋行夏令,则其国大水,冬藏殃败,民多鼽嚏。"指出了气候反常是本病的病因之一。《针灸甲乙经》卷十二:"鼻鼽不利,窒洞气塞,喎僻多涕,鼽衄有痈,迎香主之。"提出用针灸治疗鼻鼽。《素问玄机原病式·六气为病》:"鼽者,鼻出清涕也。"指出了"鼽"字的含义。《杂病源流犀烛》卷二十三:"又有鼻鼽者,鼻流清涕不止,由肺经受寒而成也。"指出了本病的病因。《秘传证治要诀及类方》卷十:"鼻塞流涕不止,有冷热不同,清涕者,脑冷肺寒所致,宜细辛、乌附、干姜之属。"丰富了本病的辨证论治。

笔记栏

【病因病机】

内因多为脏腑亏损,正气不足,卫表不固;外因多为感受风邪、寒邪或异气之邪,肺气不能宣降而致。发病和肺、脾、肾三脏密切相关,多为本虚标实之证。

1. **肺气虚寒** 肺主宣发,外合皮毛,肺气虚弱,卫表不固,风寒乘虚而入,邪气停聚鼻窍,肺失清肃,肺气不宣,鼻窍不利而为鼻鼽。

2. **脾气虚弱** 脾胃为气血生化之源,脾气虚弱,化生不足,鼻窍失养,抗邪无力,外邪侵犯鼻窍,发为鼻鼽。

3. **肾阳不足** 肺司呼吸,为气之主,肾主纳气,为气之根,肾阳不足,温煦失职,鼻窍失于温养,外邪易侵犯鼻窍,发为鼻鼽,亦可由于肾阳不足、寒水上泛鼻窍发为本病。

4. **肺经蕴热** 肺经素有郁热,或感受风热,肺失肃降,邪热上犯鼻窍,发为鼻鼽。

【诊断与鉴别诊断】

(一) 诊断要点

1. **病史** 可有个人或家族过敏性疾病史。

2. **症状** 突然和反复发作的鼻痒、喷嚏、流清涕为主要症状,部分患者有鼻塞、嗅觉减退、眼痒、哮喘等。

3. **检查** 鼻黏膜苍白、淡白、淡紫或色红,双下鼻甲水肿,鼻腔可见清涕。

(二) 鉴别诊断

本病主要与外感风寒型伤风鼻塞鉴别(表9-1)。

表9-1 鼻鼽与伤风鼻塞鉴别表

	鼻鼽	伤风鼻塞
病史	有过敏性疾病史	有外感病史
症状特点	1. 发病快,消失快,症状消失后则如常人,部分患者发作时间短,症状往往数小时即减轻或消失 2. 一般无发热、恶寒等全身症状	1. 发病渐起,消失亦慢,需数天而愈 2. 全身症状较重,可见发热、恶寒、头痛、咳嗽等症状
体征检查	1. 鼻黏膜多苍白、水肿 2. 鼻涕清稀、水样 3. 部分患者变应原检查阳性	1. 鼻黏膜多充血、红肿 2. 初起鼻涕清稀,后变为黏性或脓性

【治疗】

(一) 辨证论治

1. **肺气虚寒**

主证:突发性鼻痒,喷嚏,流清涕,鼻塞;平素畏风怕冷,易患感冒,自汗,咳嗽痰稀,气短乏力,面色苍白;鼻黏膜淡白,鼻腔有水样分泌物;舌淡、苔薄白、脉虚弱。

证候分析:肺气虚寒,卫表不固,风寒乘虚而入,邪正相争,故鼻痒、喷嚏;肺失清肃,治节失司,水液外溢,故流清涕;水湿停聚鼻窍,故见鼻黏膜肿胀淡白;鼻腔有水样分泌物,堵塞鼻腔,故鼻塞;肺气虚弱,卫表不固,故畏风怕冷,易患感冒,自汗;肺气不宣,故咳嗽痰稀;阳气虚,温煦无力,故气短乏力,面色苍白;肺气虚寒,故舌淡、苔薄白、脉虚弱。

治法:温肺益气,祛风散寒。

方药:小青龙汤加减。若气虚甚,可加黄芪;若鼻痒甚,可加荆芥、地龙;若眼痒,可加木贼;若咽痒,可加杏仁、蝉蜕。

方解:麻黄、桂枝发散风寒,温经通阳;干姜、细辛、甘草温阳益气;芍药、五味子和营敛阴,收敛鼻涕;半夏温化寒饮。

本病患者常合并哮喘,除重用麻黄外,还可加地龙、百部等。亦可用玉屏风散合苍耳子散或用温肺止流丹。

2. 脾气虚弱

主证:鼻痒,喷嚏,鼻塞,食少纳呆,四肢困倦,少气懒言,腹胀,便溏;鼻黏膜肿胀明显,色淡白;舌淡、舌体胖、边有齿痕,脉细弱。

证候分析:脾气虚弱,化生不足,鼻窍失养,风寒、异气之邪乘虚而入,邪正交争于鼻窍,故鼻痒,喷嚏频频;脾虚运化失常,水湿停于鼻窍,故鼻塞,鼻黏膜肿胀明显;脾胃虚弱,受纳、输布功能失常,故食少纳呆,四肢困倦,少气懒言,腹胀,便溏;脾气虚弱,故舌淡、舌体胖、边有齿痕,脉细弱。

治法:健脾益气,升阳通窍。

方药:补中益气汤合苍耳子散加减。若脾虚湿重,可用参苓白术散;若鼻黏膜肿胀明显、鼻塞甚,可加泽泻、茯苓、川木通等。小儿鼻鼽多属肺脾气虚,用药不宜温燥,可用四君子汤合苍耳子散加减。

方解:人参、黄芪、白术、炙甘草健脾益气;陈皮行气通滞;当归补血行血;升麻、柴胡升举阳气;苍耳子散宣通鼻窍。

3. 肾阳不足

主证:鼻痒,喷嚏频频,清涕如水样,耳鸣遗精,形寒肢冷,夜尿清长,神疲乏力;鼻黏膜苍白水肿,鼻腔多量水样清涕;舌淡、苔白,脉沉迟。

证候分析:肾阳不足,温煦无力,鼻窍失养,风寒异气之邪乘虚而入,邪正交争于鼻窍,故鼻痒,喷嚏频频;肾阳虚弱,温化无力,寒水上犯鼻窍,故清涕如水样,鼻黏膜苍白水肿,鼻腔多量水样清涕;肾阳不足,故耳鸣,遗精,形寒肢冷,夜尿清长,神疲乏力,舌淡、苔白,脉沉迟。

治法:温补肾阳,固肾纳气。

方药:肾气丸加减。若清涕如水长流不止,可用真武汤;若属肺肾阳虚,可用麻黄附子细辛汤。

方解:熟地、山茱萸、山药滋补肝肾;丹皮、泽泻、茯苓利水渗湿,辅助上三补药而为三泻,以补而不腻;配以桂枝、附子以温补肾中元阳,意在微微生火,即生肾气也。

4. 肺经蕴热

主证:突发鼻痒,喷嚏,流清涕,鼻塞,咳嗽,咽痒,口干,烦热,大便干结;鼻黏膜红肿;舌红、苔白或黄,脉数。

证候分析:肺经有热,清肃失职,邪热上犯鼻窍,故鼻痒,喷嚏,流清涕,鼻塞;肺气上逆,故咳嗽,咽痒;肺经蕴热故鼻黏膜红肿,口干,烦热,大便干结,舌红、苔白或黄,脉数。

治法:清宣肺气,通利鼻窍。

方药:辛夷清肺饮加减。

方解:黄芩、栀子、石膏、知母、桑白皮清泄肺热;辛夷、枇杷叶、升麻清宣肺气,通利鼻窍;百合、麦冬养阴清热,润肺生津。

(二)外治法

1. 洗鼻　用中药液或盐水洗鼻。

2. 滴鼻　可用芳香通窍的中药滴鼻剂。

3. 吹鼻　可用碧云散吹鼻。

4. 鼻丘割治　鼻腔表面麻醉后,在鼻内镜的引导下,用等离子刀或电刀在鼻丘部位进行横向和纵向划痕,有通利鼻窍、止痒止嚏作用。

（三）针灸疗法

1. 体针　选迎香、鼻通、风池、合谷、风府为主穴,以上星、肺俞、脾俞、肾俞等为配穴,行针用补法。也可以针刺蝶腭神经节。

2. 灸法　选足三里、涌泉、三阴交、百会、合谷等穴,悬灸或隔姜灸。

3. 耳针　选神门、内鼻、外鼻、风溪、肺、脾、肾等穴,以王不留行籽贴压。

4. 穴位注射　可选取合谷、风池、足三里等穴,药物可选胎盘组织液、黄芪注射液、当归注射液等。

5. 穴位贴敷　可用斑蝥或附子、甘遂、麻黄等研粉,取少许撒在胶布上,贴敷于肺俞、脾俞、肾俞、大椎等穴位。

（四）按摩疗法

双手示指在鼻梁两侧来回摩擦。通过鼻部按摩,以疏通经脉,使气血流畅,达到宣通鼻窍、驱邪外出的目的。

【预后与转归】

经积极治疗,可控制症状,但容易反复发作。部分患者可并发哮喘、鼻渊、鼻息肉等。

【预防与调护】

1. 避免接触已知或可疑的变应原。
2. 锻炼身体,增强体质,预防感冒。
3. 避免过食生冷和高蛋白食品。

思政元素

针灸治疗变应性鼻炎得到国际认可是对否定中医思潮的有力回击

针灸是中医学的重要组成部分,古代医籍对针灸治疗变应性鼻炎(鼻鼽)多有记载,除晋代皇甫谧《针灸甲乙经》外,唐代孙思邈《备急千金要方》提出"神庭、攒竹、迎香、风门、合谷、至阴、通谷,主鼻鼽清涕出",明代杨继洲《针灸大成》指出"鼻流清涕:人中、上星、风府",形成了行之有效的治疗方法。中华人民共和国成立后,毛主席提出"中国医药学是一个伟大的宝库",在政府坚定支持中医药事业发展的方针政策引领下,中医针灸迈出国门,走向世界。2015年,美国耳鼻咽喉头颈外科学会发布的变应性鼻炎临床实践指南建议将针灸作为变应性鼻炎的非药物疗法。2018年发表的我国首部英文版变应性鼻炎诊断和治疗指南指出,目前多项国际随机对照实验已经证实针灸治疗变应性鼻炎的有效性,且在安全性及疗效的持久性上具有一定优势。2003年世界卫生组织在《全球传统医学发展战略》中主要采纳了我国政府的建议,明确指出我国针灸、中药等传统医药正在全球获得广泛重视,在人类保健中发挥着日益重要的作用。针灸治疗变应性鼻炎(鼻鼽)得到国际认可是对否定中医思潮的有力回击。

第七节 鼻 渊

鼻渊是以鼻流浊涕、量多不止为主要特征的鼻病。常伴有头痛、鼻塞、嗅觉减退等,气候变化时容易发病。本病有虚实之分,实证起病急,病程短;虚证病程长,缠绵难愈。西医学的急、慢性鼻-鼻窦炎等可参考本病辨证施治。

本病又有"脑漏""脑崩""脑泻"等病名。鼻渊首见于《素问·气厥论》:"胆移热于脑,则辛頞鼻渊。鼻渊者,浊涕不下止也。"此后历代医家对本病的认识不断发展。《严氏济生方·鼻门》提出:"苍耳散治鼻流浊涕不止,名曰鼻渊。"开芳香开窍法治疗鼻渊之先河。明代张景岳针对《黄帝内经》"胆热"所致鼻渊的观点,在《景岳全书》卷二十七中提出"新病者多由于热,久病者未必尽为热证"的辨证观,发展了鼻渊的辨证论治内容。《外科正宗》卷四载:"脑漏者,又名鼻渊。总因风寒凝入脑户,与太阳湿热交蒸乃成。其患鼻流浊涕,或流黄水,点点滴滴,长湿无干,久则头眩虚晕不已,治以藿香汤主之,天麻饼子调之,亦可渐愈。如日久虚眩不已,内服补中益气汤、六味地黄丸相间服,以滋化原始愈。"《临证指南医案》卷八载:"胆移热于脑,令人辛頞鼻渊,传为衄衊瞑目。是知初感风寒之邪,久则化热,热郁则气痹而塞矣。治法利于开上宣郁,如苍耳散、防风通圣散、川芎茶调散、菊花茶调散等类。"丰富了鼻渊的治法。

【病因病机】

实证多因外邪侵袭,肺、脾胃、肝胆等脏腑失调,郁热或湿热上蒸鼻窍而为病;虚证多由久病肺脾气虚,浊蒙清窍所致。

1. 肺经风热 起居不慎,冷暖失调或过度疲劳,风热犯肺或风寒外袭,内合于肺,蕴而化热,肺失宣降,肺热循经上灼鼻窍而成鼻渊。

2. 胆腑郁热 情志不遂,郁怒伤肝,胆失疏泄,气郁化火,胆火循经上犯;或肝胆素有郁热,复感外邪,邪毒引动胆热,上移于脑,熏蒸于鼻而成鼻渊。

3. 脾胃湿热 平素嗜食肥甘厚味,湿热内蕴脾胃。复受外邪侵袭,与湿热相合,困结脾胃,升降失常,湿热循经上蒸,停聚鼻窍,蒙蔽清阳而成鼻渊。

4. 肺气虚寒 禀赋不足,或久病失养,致肺气虚弱,卫表不固,易感外邪,寒湿滞鼻而成鼻渊。

5. 脾气虚弱 饮食不节,久病失养,疲劳过度,或思虑忧伤,损伤脾胃,致脾气虚弱,鼻失温养;脾失健运,升降失常,清阳不升,湿浊上泛鼻窍而成鼻渊。

【诊断与鉴别诊断】

(一) 诊断要点

1. 病史 多有伤风鼻塞、过度疲劳等病史。

2. 症状 以鼻流脓涕、量多不止为主要症状,常伴有鼻塞、嗅觉减退等症状。症状可局限于一侧,但常双侧同时发生。部分患者有明显头痛,且局限于前额、鼻根部、颌面部、头顶部、眼球后或枕后部等,有一定时间规律。

3. 检查

(1)鼻黏膜红肿,鼻甲肥大。中鼻道、嗅沟等处可见较多脓涕。病程日久者可见中鼻甲处息肉样变或息肉。

（2）前额、颌面和鼻根等部位或有红肿及压痛，实证鼻渊明显。

（3）鼻窦 X 线或 CT 等影像学检查可协助诊断。

（4）上颌窦穿刺冲洗有助于了解有无上颌窦病变。

（二）鉴别诊断

本病主要与鼻窒、鼻鼽鉴别（表 9-2）。

表 9-2　鼻渊与鼻窒、鼻鼽鉴别表

	鼻窒	鼻鼽	鼻渊
病史	有反复外感病史	有过敏性疾病史	可有外感病史
症状特点	发病渐起，症状逐渐加重，交替性或持续性鼻塞。症状经久不除	发病快，症状消失亦快，阵发性鼻塞，以鼻痒、喷嚏、流清涕为主要症状，症状消失后则如常人，发作时间短，症状往往数小时即减轻或消失	发病渐起，症状逐渐加重，鼻塞可轻可重，以流脓涕、头痛为主要症状，症状经久不除
检查	1. 鼻黏膜多红肿 2. 鼻涕黏稠、色黄量少 3. 影像学检查鼻窦无阳性体征	1. 鼻黏膜多苍白、水肿 2. 鼻涕清稀、水样 3. 部分患者变应原检查阳性	1. 鼻黏膜多红肿 2. 脓涕量多，中鼻道多见引流 3. 影像学检查鼻窦有阳性体征

【治疗】

（一）辨证论治

1. 肺经风热

主证：鼻涕量多，黏稠，鼻塞、头痛、嗅觉减退，可有发热恶风、咳嗽痰多；鼻黏膜红肿明显，中鼻道或嗅沟处可见黏性或脓性分泌物，前额、颌面及鼻根等部位有压痛；舌红、苔薄黄，脉浮数。

证候分析：风热犯肺，治节失司，化生痰浊，壅滞鼻窍，故鼻涕黏稠，量多；肺中邪热，循经上壅，蒙蔽清窍，故鼻塞、头痛，前额、颌面及鼻根等部位压痛，嗅觉减退；肺热熏蒸黏膜，则鼻黏膜红肿明显；肺经风热，故发热恶风，咳嗽痰多，舌红、苔薄黄，脉浮数。

治法：疏风清热，宣肺通窍。

方药：银翘散合苍耳子散加减。鼻涕黄稠量多者，加蒲公英、鱼腥草、瓜蒌；头痛者，加白芷、藁本、蔓荆子。

方解：银翘散疏风清热，苍耳子散宣肺通窍。

2. 胆腑郁热

主证：鼻流脓涕，黄稠量多，或有臭味，鼻塞，嗅觉减退，头痛较甚，可伴有烦躁易怒，口苦咽干，眩晕耳鸣，便秘尿赤；鼻黏膜红肿，中鼻道或嗅沟等处可见脓性分泌物，前额、颌面及鼻根、枕后等处有压痛；舌红、苔黄，脉弦数。

证候分析：胆腑郁热，循经上犯鼻窍，燔灼气血，煎炼津液，化腐成脓，故鼻涕黄稠量多，或有臭味，鼻黏膜红肿，鼻道可见脓性分泌物；胆热移脑，清窍不利，故鼻塞、嗅觉减退、头痛明显、眩晕耳鸣，前额、颌面及鼻根、枕后等处有压痛；胆腑郁热，故烦躁易怒、口苦、咽干、便秘尿赤，舌红、苔黄，脉弦数。

治法：清泻肝胆，利湿通窍。

方药：龙胆泻肝汤合苍耳子散加减。便秘者，加生大黄或芦荟；头痛明显者，可根据经络循行部位加味，颞侧痛者加柴胡、蔓荆子，前额痛者重用白芷，颌面及鼻根部痛者加生石膏、天花粉。

方解：龙胆泻肝汤清泻肝胆，利湿化浊；苍耳子散辛散芳香，宣通鼻窍。

3. 脾胃湿热

主证：鼻流脓涕，黄黏量多，鼻塞较重，嗅觉减退，头昏闷胀或头重如裹，可伴有胸脘痞闷，倦怠乏力，食少纳呆，小便黄赤；鼻黏膜红肿较甚，中鼻道或嗅沟等处可见黏脓性分泌物，前额、颌面及鼻根等处有压痛；舌红、苔黄腻，脉滑数。

证候分析：脾胃湿热，循经上蒸鼻窍，熏灼黏膜，湿浊化腐，故鼻流脓涕，黄黏量多，中鼻道或嗅沟等处可见较多脓性分泌物；湿热上蒸，壅遏清窍，故鼻塞较重、嗅觉减退，头昏闷胀或头重如裹；湿盛则肿，热盛则红，湿热滞鼻，壅阻气血，故鼻黏膜红肿较甚，且头面部有压痛；脾胃湿热，故见胸脘痞闷，倦怠乏力，食少纳呆，小便黄赤，舌红、苔黄腻，脉滑数。

治法：清热利湿，化浊通窍。

方药：甘露消毒丹合苍耳子散加减。浊涕黄黏、量多不止者，加鱼腥草、半夏、枳实、瓜蒌。

方解：甘露消毒丹中藿香、石菖蒲、白豆蔻、薄荷芳香化浊，行气醒脾；滑石、茵陈、黄芩、连翘、川木通清热利湿；辅以贝母、射干止咳利咽。苍耳子散宣肺散邪，芳香开窍。此证虽湿热为患，但不可过用苦寒而更伤脾胃。

4. 肺气虚寒

主证：鼻涕白黏而量多，鼻塞，时有喷嚏，嗅觉减退，遇风冷则诸症加重，头昏头胀，气短乏力，声微懒言，自汗恶风，咳吐白黏痰；鼻黏膜色淡肿胀，中鼻甲肥大或见息肉样变，中鼻道及嗅沟处有白黏分泌物；舌淡、苔薄白，脉缓弱。

证候分析：肺气虚弱，寒湿滞鼻，蒙蔽清阳，故鼻涕白黏量多，鼻塞，嗅觉减退，头昏头胀；正邪相争，则时有喷嚏；正虚邪滞，寒湿凝聚脉络，故鼻黏膜色淡肿胀，中鼻甲肥大及息肉样变；肺气虚弱，卫表不固，故自汗恶风，诸症遇风冷加重；肺气虚寒，故气短乏力，声微懒言，咳吐白黏痰，舌淡、苔薄白，脉缓弱。

治法：温肺固表，散寒通窍。

方药：温肺止流丹合玉屏风散加减。鼻涕白黏量多，喷嚏频作，或有息肉样变者，加桂枝、白芍、茯苓；鼻塞明显者，加苍耳子、辛夷；头痛头昏者，加白芷、当归、川芎、皂角刺。

方解：温肺止流丹温肺益气，宣通鼻窍；玉屏风散益气固表，疏风散寒。

5. 脾气虚弱

主证：鼻涕白黏，量多，嗅觉减退，鼻塞较重，头昏头重或闷胀，面色萎黄，肢倦乏力，纳差食少，腹胀便溏；鼻黏膜色淡肿胀，中鼻甲肥大或息肉样变，中鼻道及嗅沟等处可见白黏性分泌物；舌淡胖有齿痕、苔薄白或白腻，脉细弱。

证候分析：脾气虚弱，水湿不运，湿浊上泛，停聚鼻窍，故涕多、鼻塞、嗅觉减退；脾气虚弱，清阳不升，故头昏头重或闷胀；脾虚湿困，瘀阻鼻窍，故鼻甲肥大或息肉样变；脾虚失运，气血不足，故面色萎黄，肢倦乏力，纳差食少，腹胀便溏，舌淡胖有齿痕、苔薄白或白腻，脉细弱。

治法：健脾益气，利湿通窍。

方药：参苓白术散加减，可加苍耳子、辛夷。黏脓涕量多不止者，加白芷、黄芪、鱼腥草、皂角刺；伴鼻痒、喷嚏者，加桂枝、白芍、防风、蝉蜕。

（二）外治法

1. 滴鼻 可用芳香通窍的中药滴鼻剂。

2. 洗鼻 利用洗鼻器具将具有芳香通窍、排脓消肿的中药液或盐水冲洗鼻腔。

3. 熏鼻 将芳香通窍、解毒排脓的药物，如苍耳子散、川芎茶调散等，放入砂锅内煎煮，令患者趁热用鼻吸入药雾热气，从口吐出，反复熏鼻。

4. 上颌窦穿刺冲洗 用于上颌窦内黏脓分泌物潴留过多,引流不畅,头痛、闷胀感明显者。

5. 置换疗法 常用于儿童患者。

6. 理疗 鼻局部用超短波或红外线等物理治疗。

7. 手术治疗 鼻渊病久,经保守治疗无效者,可考虑手术治疗。

(三) 针灸疗法

1. 体针 实证多选上星、迎香、印堂、风池等为主穴,以肺俞、肝俞、胆俞、脾俞等为配穴,诸穴行针用泻法。虚证选百会、迎香、印堂、足三里、三阴交等为主穴,以肺俞、脾俞等为配穴,迎香、印堂行针用泻法,余穴用补法。

2. 灸法 主要适用于鼻渊虚证。以百会、四白、迎香、中脘、足三里、三阴交等为主穴,肺俞、脾俞、肾俞、命门等为配穴。每次选取主穴及配穴各1~2穴,悬灸或隔姜灸。

3. 耳针 选神门、内鼻、鼻尖、额、肺、脾、肾等穴,以王不留行籽贴压。

4. 穴位注射 可选取合谷、迎香、风池、足三里等穴,药物可选黄芪注射液、当归注射液等。

(四) 按摩疗法

双手示指在鼻梁两侧或迎香穴按摩,或选取迎香、合谷等穴自我按摩。通过鼻部按摩,疏通经络,畅通气血,宣通鼻窍。

【预后与转归】

鼻渊实证,起病较急,经过及时而恰当的治疗多可痊愈;反之,则邪毒滞留,耗伤正气而演变为虚证。鼻渊虚证则反复发作,缠绵难愈。若脓涕向后渗流至咽部日久,易引起喉痹或乳蛾;若擤鼻方法不当,也可诱发耳胀耳闭或脓耳。

【预防与调护】

1. 锻炼身体,增强体质,预防并积极治疗伤风鼻塞及喉痹、乳蛾、齿病等,以防邪毒蔓延,相互影响。

2. 既要保持鼻腔及鼻窦引流通畅,又不宜用力擤鼻,以免邪毒入耳。

3. 饮食宜清淡,戒烟限酒,忌食辛辣炙煿及肥甘厚味之品。

4. 及时治疗实证鼻渊,以免转为慢性,迁延日久难愈,或并发其他疾病。

【医案】

刘某,男,22 岁。1992 年 3 月 24 日初诊。

现病史:患者罹患鼻病 4 年多,所苦者头痛、头昏。涕多而黄,通气因两次手术而改善。

查体:鼻道稍有分泌物潴积。舌苔薄,脉弦。

辨治:泻胆热、除脾热、养肺阴三部曲可循序以进。

处方:龙胆 3g,黄芩 3g,栀子 10g,夏枯草 10g,柴胡 3g,辛夷 6g,白芷 6g,鸭跖草 10g,菊花 10g,苍耳子 10g。7 剂,水煎服。

1992 年 5 月 5 日二诊:药进 7 剂,头痛大减而黄涕敛迹。但终以一度感冒而动荡,淡黄涕再度重来。幸已不若囊者之多,通气已佳。

查体:鼻黏膜偏红,有些分泌物潴留。舌苔薄,脉平。

辨治:取峻药猛攻手法,4 年顽疾竟然一锤定音。惜呼感冒一扰,又有死烬复燃之势。再取清肺泻胆。

处方:桑白皮 10g,马兜铃 10g,黄芩 3g,薄荷 6g,夏枯草 10g,鱼腥草 10g,白芷 6g,辛夷

6g,苍耳子 10g,藿香 10g。7 剂,水煎服。

●（选自《百岁名医干祖望耳鼻喉科临证精粹》）

知识拓展

功能性鼻内镜鼻窦手术及临床运用

鼻窦炎经保守治疗多能取得较好效果,如保守治疗无效,持续鼻塞、头痛、流涕、嗅觉减退或消失,或伴鼻中隔偏曲、钩突肥大、鼻息肉等,可行功能性鼻内镜鼻窦手术。

功能性鼻内镜鼻窦手术是在鼻内镜下矫正鼻腔鼻窦解剖学异常、清除不可逆病变,尽可能保留鼻 - 鼻窦黏膜,改善鼻腔鼻窦通气引流,为鼻腔鼻窦黏膜炎症病变的良性转归创造生理性局部环境,最终达到鼻 - 鼻窦黏膜形态与自身功能恢复的一种手术。该手术创伤小,视角开阔、视野清晰、操作精确。但只依靠手术而不注重围手术期的处理并不能获得满意疗效,甚至术后复发的可能性依然存在。为了提高疗效,在围手术期配合中医辨证论治,如内服中药和术后对患者术腔进行中药液冲洗,能对缩短疗程、改善症状、防止复发起到较好的作用。

第八节　鼻　息　肉

鼻息肉是鼻内长有光滑柔软、形若葡萄或荔枝肉样、带蒂可活动的赘生物的鼻病。常继发于鼻鼽、鼻渊。西医学的鼻息肉可参考本病辨证施治。

本病有"鼻痔""鼻赘"等别名。鼻息肉一名首见于《灵枢·邪气脏腑病形》:"肺脉……微急,为肺寒热,怠惰,咳唾血,引腰背胸,若鼻息肉不通。"可见原指鼻塞症状而言。隋代《诸病源候论》卷二十九始将鼻息肉列为病名,并在"鼻息肉候"中对其病因病机、导引法治疗进行专门论述。《外科正宗》卷四指出鼻息肉的病因和内外治法:"鼻痔者,由肺气不清、风湿郁滞而成,鼻内瘜肉结如榴子,渐大下垂,闭塞孔窍,使气不得宣通。内服辛夷清肺饮,外以硇砂散逐日点之,渐化为水乃愈。兼节饮食、断厚味、戒急暴、省房欲,庶不再发。"还提出了鼻息肉的手术方法:"取鼻痔秘法:先用回香草散连吹二次,次用细铜箸二根,箸头钻一小孔,用丝线穿孔内,二箸相离五分许,以二箸头直入鼻痔根上,将箸线绞紧,向下一拔,其痔自然拔落;置水中观其大小,用头胎发烧灰,同象牙末等分,吹鼻内,其血自止。戒口不发。"提出借助于器械切除息肉的方法。

【病因病机】

1. 寒湿凝聚　肺气素虚,卫表不固,腠理疏松,风寒异气侵袭,肺气虚寒,鼻失温养,寒湿凝聚鼻窍,阻遏气血,日久变生息肉。

2. 湿热蕴积　肺经蕴热,治节失职,湿热痰浊壅结鼻窍,阻遏气血,日久而成息肉。

【诊断与鉴别诊断】

(一) 诊断要点

1. 病史　多有鼻鼽或鼻渊病史。

2. 症状　单侧或双侧渐进性鼻塞,至持续性鼻塞。多黏脓涕,嗅觉减退,头闷胀感或头痛。

3. 检查　鼻腔内可见一个或多个表面光滑、灰白色或淡红色半透明赘生物,质软可活动;可见清稀或黏脓性分泌物。

(二) 鉴别诊断

本病应与鼻腔肿瘤鉴别。

【治疗】

(一) 辨证论治

1. 寒湿凝聚

主证:渐进性鼻塞,嗅觉减退,涕清稀或白黏,喷嚏频作,畏风畏寒,咳嗽痰稀,气短乏力;鼻黏膜淡白或苍白,息肉色灰白,半透明;舌淡、苔白腻,脉细弱。

证候分析:素体气虚,风寒侵袭,肺失治节,寒湿凝聚鼻窍,故息肉形成,鼻涕清稀或白黏;息肉堵塞鼻道,故见渐进性鼻塞,嗅觉减退;正邪相争,肺气上冲,故喷嚏频作;肺气虚弱,寒湿凝聚,故畏风畏寒,气短乏力,舌淡、苔白腻,脉细弱。

治法:温化寒湿,散结通窍。

方药:温肺止流丹加减,可加半夏、浙贝母、生牡蛎。鼻塞重者,加苍耳子、辛夷、白芷、鹅不食草等;鼻痒甚、喷嚏多者,可加地龙、蒺藜、蝉蜕等;涕白黏或清稀者,加桂枝、白术、茯苓、干姜等;哮喘明显者,可加麻黄、代赭石、龟甲、蛤蚧。

2. 湿热蕴积

主证:渐进性鼻塞,嗅觉减退,涕黄稠且量多,头重头痛,脘闷腹胀,大便黏滞;鼻黏膜红肿,息肉色淡红,鼻道内有黄稠涕;舌红、苔黄腻,脉滑数。

证候分析:久患鼻病,湿热蕴肺,上壅鼻窍,故息肉色淡红,涕黄稠而量多;息肉阻塞鼻道,故鼻塞、嗅觉减退;湿热上壅,蒙蔽清窍,故头重头痛;湿热蕴结,故脘闷腹胀,大便黏滞,舌红、苔黄腻,脉滑数。

治法:清化湿热,散结通窍。

方药:辛夷清肺饮加减。息肉大者,加海藻、浙贝母、莪术;鼻塞重者,加藿香、鹅不食草。

(二) 外治法

1. 滴鼻　可用芳香通窍的中药滴鼻剂。

2. 涂敷法　用有腐蚀收敛作用的中药粉末,如硇砂散、明矾散或苍耳子散加明矾、冰片、细辛、苦丁香,共研细末,用香油或蜂蜜调匀,涂于消毒棉片上,敷于息肉表面或根部。或于鼻息肉切除术后 1 周敷药,以减少复发。

3. 熏鼻　寒湿凝聚证可用芳香开窍、温通经脉的中药煎水熏鼻或雾化经鼻吸入。湿热蕴积证可选用清热祛湿中药液。

4. 手术治疗　药物治疗无效,可手术切除鼻息肉。

【预后与转归】

本病一般预后良好。部分患者术后有复发可能。

【预防与调护】

1. 积极防治鼻鼽、鼻渊等疾病。

2. 锻炼身体,预防感冒。

3. 禀赋异常者,注意饮食起居,尽量避免接触风邪异气。

第九节　鼻　痰　包

鼻痰包是以鼻部囊性肿物为主要特征的鼻病,根据发生部位的不同可分为鼻孔痰包和鼻窦痰包。本病以青壮年多见。西医学的鼻前庭囊肿、鼻窦囊肿等可参考本病辨证施治。

古代医学文献中没有"鼻痰包"病名,明代陈实功《外科正宗》卷十一曰:"痰包乃痰饮乘火流行凝注舌下,结而匏肿,绵软不硬,有妨言语,作痛不安,用利剪当包剪破,流出黄痰;若痰稠黏难断……"所论虽是舌下痰包,但与本病病因颇为相似。

【病因病机】

多因痰凝鼻窍所致。饮食劳倦伤脾,聚湿生痰,循经流注凝结于鼻窍而为病。若痰湿郁而化火生毒,或痰包处理不当,复染邪毒,可变为痈肿。

【诊断与鉴别诊断】

(一) 诊断要点

1. 病史　鼻孔痰包者可有鼻部肿胀不适史;鼻窦痰包者可有鼻渊病史,或有口齿病史。

2. 症状　早期可无自觉症状。鼻孔痰包长大渐致患侧鼻孔堵塞,则微有胀痛,在咀嚼时明显;若染毒化脓,则出现局部红肿热痛。鼻窦痰包或间歇从鼻腔中流出黄色液体,或一侧鼻塞明显,同侧面颊部隆起,严重者同侧眼球突出、移位、复视、溢泪、视力障碍。

3. 检查　鼻孔痰包多位于一侧鼻孔处,呈丘状或半球形隆起,鼻唇沟饱满变浅,触之不痛,有张力,如按皮球;经鼻前庭或唇龈沟穿刺可抽出半透明淡黄色液体。鼻窦痰包大者可致颜面局部隆起,皮肤色泽正常,触之较硬。影像学检查可协助诊断。

(二) 鉴别诊断

本病应与鼻息肉、鼻菌鉴别。

【治疗】

(一) 辨证论治

痰湿结聚

主证:鼻前孔隆起,肤色不变,按之不痛,穿刺有淡黄色液体;或鼻塞,鼻内间歇性流出淡黄色黏液;或眼球突出,面颊部隆起,触之如按皮球;舌淡胖、苔腻,脉缓有力或滑。

证候分析:痰浊流注于鼻部,逐渐积聚而成痰包,故局部隆起变形,若痰包较大,可有眼球突出、面颊部隆起;痰包堵塞鼻道,故鼻塞、鼻部胀满感;若痰包破裂,可有淡黄色液体流出;痰湿困结,故舌淡胖、苔腻,脉缓有力或滑。

治法:化湿除痰,散结消肿。

方药:二陈汤加减。

方解:半夏、陈皮理气行滞,燥湿化痰;茯苓健脾渗湿;甘草健脾和中,调和诸药。

痰热者,可用黄连温胆汤或清气化痰丸加减。

(二) 外治法

1. 穿刺抽液　鼻孔痰包可在消毒后用注射器局部穿刺抽出液体。

2. 手术切除　鼻孔痰包穿刺后反复发作者,可行手术切除;鼻窦痰包引起相关症状者,应尽早手术切除。

【预后与转归】

本病经积极治疗,预后良好。若痰包染毒化脓,特别是鼻窦痰包化脓者,有可能导致严重并发症。

【预防与调护】

1. 积极治疗鼻窦及口齿疾病。

2. 若痰包染毒化脓,忌食辛辣炙煿之物并戒除烟酒。

第十节 鼻 衄

鼻衄是以鼻出血为主要临床特征的病证,是多种疾病的常见症状之一。可由鼻部损伤引起,亦可因脏腑功能失调而致,本节重点讨论后者引起的鼻衄(前者可参考"鼻损伤"一节)。西医学某些以鼻出血为主要症状的鼻腔鼻窦疾病和某些全身性疾病,以及鼻出血,均可参考本病辨证施治。

鼻衄一证最早见于《内经》,始称"衄"。如《灵枢·百病始生》:"阳络伤则血外溢,血外溢则衄血。"根据病因和症状不同,尚有不同的命名,如伤寒鼻衄、时气鼻衄、温病鼻衄、虚劳鼻衄、经行鼻衄、鼻洪、鼻大衄等。

【病因病机】

鼻衄可分为虚、实两类。实证者,多因火热上逆,迫血妄行而发;虚证者,多因阴虚火旺或气不摄血而致。

1. 肺经风热 风热外犯或燥热犯肺,肺热内蕴,致肺失肃降,邪热循经上犯鼻窍,伤及阳络,血溢脉外而为衄。

2. 胃热炽盛 胃经素有积热,或因饮酒过度,嗜食辛燥,致胃热炽盛,火热内燔,循经上炎,损伤阳络,迫血妄行而为鼻衄。

3. 肝火上逆 情志不遂,肝郁化火,循经上炎,或暴怒伤肝,肝火上逆,迫血妄行,血溢脉外而为衄。

4. 心火亢盛 劳神太过,欲念过多,引动心火,心火亢盛,耗血动血,迫血妄行而发为鼻衄。

5. 虚火上炎 素体阴虚,久病伤阴或劳损过度,或温热病后,津液亏耗,而致肺、肝、肾阴虚,虚火上炎,损伤鼻窍阳络,血溢脉外而致鼻衄。

6. 气不摄血 饮食不节,忧思劳倦,久病不愈,脾胃受损,致脾气虚弱,统摄失权,气不摄血,血不循经,渗溢于鼻窍而致衄。

上述病机常发生实证向虚证转化。如火热偏盛致鼻窍出血,若反复发作,阴血必伤,虚火内生;出血既多,气亦不足,气虚则难以摄血而转化为气不摄血证。若发生鼻腔大出血,出血量大势猛,则气随血脱,又可因失血过多导致亡阳证。

【诊断与鉴别诊断】

(一) 诊断要点

1. 病史 可有鼻外伤或全身各系统疾病史。

2. 症状　鼻中出血。多为单侧出血,亦可见双侧出血。轻者仅涕中带血;较重者点滴而下或渗渗而出;严重者口鼻俱出,量大势猛,甚至出现休克。反复出血则可导致贫血。

3. 检查　鼻镜下可见出血点或渗血面。鼻腔任何部位均可出血,但鼻中隔前下方易出血区、鼻腔后部的鼻-鼻咽静脉丛、鼻中隔后上方等为鼻衄好发部位。必要时可进行血液系统、心血管系统、头颈部影像学等方面的检查。

（二）鉴别诊断

本病应与肺、胃、咽喉等部位的出血(如咯血、吐血等)经由鼻腔流出鉴别。

【治疗】

辨证主要以辨虚实为主。一般而言,实证鼻衄,发病较急,出血量较多,颜色鲜红或深红;虚证鼻衄,多表现为鼻衄反复发作,时作时止,血色淡红,量多少不一,出血难止且病程较长。

鼻衄的治疗当急则治其标,以止血为要务。待血止后,详细了解病史、临床表现并完善相关检查,明确出血原因,四诊合参,辨证论治,以求治本。

（一）辨证论治

1. 肺经风热

主证:鼻衄,点滴而下,色鲜红,鼻内干燥、灼热感,多伴有鼻塞涕黄,咳嗽痰少,口干身热,尿黄便结;鼻黏膜色红;舌红、苔薄白而干,脉数或浮数。

证候分析:邪热入肺,灼伤鼻窍脉络,故鼻衄,点滴而下,色鲜红,鼻黏膜色红;邪热伤津,故鼻腔干燥、灼热感;肺经风热,故鼻塞涕黄、咳嗽痰少、口干身热、舌红、苔薄白而干、脉数或浮数。

治法:疏风散邪,清热止血。

方药:桑菊饮加减。

方解:桑菊饮为疏风清热之剂,应用时可加牡丹皮、白茅根、栀子炭、侧柏叶等清热止血。

若燥邪伤肺,灼伤鼻络,可用桑杏汤。

2. 胃热炽盛

主证:鼻衄,量多,色鲜红,可伴口渴引饮,口臭,或齿龈红肿、糜烂出血,大便秘结,小便短赤;鼻黏膜色深红而干;舌红、苔黄厚而干,脉洪数或滑数。

证候分析:胃火炽盛,火热上燔,迫血外溢,故出血量多、色鲜红;热盛伤津,故鼻黏膜色深红而干、口渴引饮;胃热上灼,则口臭、齿龈红肿、糜烂出血;胃热炽盛,故大便秘结、小便短赤,舌红、苔黄厚而干,脉洪数或滑数。

治法:清胃泻火,凉血止血。

方药:凉膈散加减。热甚伤津口渴者,可加麦门冬、玄参、白茅根等以助养阴清热生津。亦可用玉女煎加减。

方解:黄芩、栀子清热泻火;薄荷、连翘疏风散邪清热;竹叶清热利尿,引热下行;大黄、芒硝利膈通便;甘草调和诸药。若大便通利,可去芒硝。

3. 肝火上逆

主证:鼻衄突发,量多,血色深红,常伴有头痛头晕,耳鸣,口苦咽干,胸胁苦满,面红目赤,烦躁易怒;鼻黏膜色深红;舌红、苔黄,脉弦数。

证候分析:肝郁化火,肝火上逆,迫血妄行,溢于脉外,故鼻衄量多,色深红,鼻黏膜色深红;肝火上炎,扰于清窍,故头痛头晕、耳鸣、口苦咽干、面红目赤;肝气郁结,气机不畅,故胸胁苦满、烦躁易怒;肝经火热,故舌红、苔黄,脉弦数。

治法:清肝泻火,凉血止血。

方药:龙胆泻肝汤加减,可加牡丹皮、仙鹤草、茜草根等加强凉血止血之功,加石膏、黄连、竹茹、青蒿等清泄上炎之火。口干甚者,加麦门冬、玄参、知母、葛根等清热养阴生津;大便秘结者,加大黄、芦荟。

若暴怒伤肝,或肝火灼阴,致肝阳上亢而见头晕目眩、面红目赤、鼻衄、舌质干红少苔者,可用羚龙汤加减。

4. 心火亢盛

主证:鼻衄,血色鲜红,伴面赤,心烦失眠,身热口渴,口舌生疮,大便秘结,小便黄赤;鼻黏膜红赤;舌尖红、苔黄,脉数。甚则神昏谵语,舌红绛、少苔,脉细数。

证候分析:心主血脉,心火亢盛,迫血妄行,上溢鼻窍,故鼻血鲜红,鼻黏膜红赤;心火上炎,故面赤,口舌生疮;火热伤津,故口渴,大便秘结;心火内炽,扰动心神,则心烦失眠;心火移于小肠,则小便黄赤;心火上亢,故舌尖红、苔黄,脉数。热入血分,扰乱心神,故神昏谵语,舌红绛、少苔,脉细数。

治法:清心泻火,凉血止血。

方药:泻心汤加减。心烦不寐、口舌生疮者,加生地黄、川木通、莲子心以清热养阴,引热下行。

方解:大黄、黄芩、黄连清心泻火,可酌加牡丹皮、玄参、茜草根等加强凉血止血之效。

若鼻衄伴见高热,神昏谵语,舌质红绛、少苔,脉数,系毒入血分,宜用清瘟败毒饮。亦可服用安宫牛黄丸或紫雪丹、至宝丹等。

5. 虚火上炎

主证:鼻衄色红,量不多,时作时止,伴口干少津,眩晕耳鸣,五心烦热,健忘失眠,腰膝酸软,或干咳少痰,潮热盗汗;鼻黏膜色淡红而干;舌红、少苔,脉细数。

证候分析:肝肾阴虚,虚火上炎,伤及血络,故鼻衄,时作时止;津血不足,则出血量不多,鼻黏膜色淡红而干;肝肾阴虚、虚火上炎,故口干少津,眩晕耳鸣,五心烦热,健忘失眠,腰膝酸软,潮热盗汗,舌红、少苔,脉细数。

治法:滋阴补肾,清降虚火。

方药:知柏地黄汤加减,可加藕节、仙鹤草、白及等收敛止血。肝肾阴虚为主者,可加墨旱莲、阿胶、钩藤、生牡蛎等;肺肾阴虚为主者,可选用百合固金汤加减。

6. 气不摄血

主证:鼻衄反复发作,渗渗而出,色淡红,可伴有面色无华,少气懒言,神疲倦怠,食少便溏;鼻黏膜色淡;舌淡、苔白,脉缓弱。

证候分析:脾气虚弱,摄血无权,故鼻衄渗渗而出;脾虚气血化生不足,则血色淡红,反复鼻衄;气虚血亏,黏膜失养,则鼻黏膜色淡;脾虚气弱,故面色无华,少气懒言,神疲倦怠,食少便溏,舌淡、苔白,脉缓弱。

治法:健脾益气,摄血止血。

方药:归脾汤加减,可加阿胶等。纳差者,可加神曲、焦山楂等。

方解:归脾汤益气养血而补心脾,脾气健旺,生化有源,摄血有权而止衄。若出血量大,以致气随血脱而有亡阳之虞者,症见汗多肢凉、面色苍白、四肢厥逆,或神昏、脉微欲绝等,当以益气固脱、回阳救逆为主,选用独参汤或参附汤。

(二)外治法

对于正在鼻出血的患者,要遵照"急则治其标"的原则,立即止血。一般情况下应用血

管收缩药充分收缩鼻腔黏膜,在前鼻镜最好是鼻内镜下止血。常用止血方法如下:

1. 冷敷法 患者取坐位,以冷水浸湿的毛巾或冰袋敷于患者的前额或后颈部,以达到冷敷止血的目的。

2. 压迫法 用手指紧捏双侧鼻翼 10~15 分钟,或用手指掐压入前发际正中线 1~2 寸处以达到止血目的。

3. 滴鼻法 用血管收缩药滴鼻,或浸以该药物的棉片置入鼻腔止血,以便寻找出血部位(有高血压病史者慎用)。

4. 吹鼻法 选用云南白药、蒲黄、血余炭、马勃粉、三七粉等具有收涩止血作用的药粉吹入鼻腔,黏附于出血处,而达到止血目的。亦可将上述药物放在棉片上,贴于出血处或填塞鼻腔。

5. 烧灼法 适用于反复小量出血且能找到固定出血点者。用 30%~50% 硝酸银溶液或 30% 三氯醋酸溶液烧灼出血点,应避免烧灼过深,烧灼部涂以软膏。还可在鼻内镜导引下电凝止血。

6. 鼻腔填塞法 适用于出血量多、渗血面积较大、出血部位不明且上述方法未能止血者。通过填塞物持续加压,达到压迫止血目的。

7. 导引法 患者双足浸于温水中,或以大蒜捣烂,或用吴茱萸粉调成糊状,敷于同侧足底涌泉穴上,以引火下行而止血。

上述方法治疗无效者,可行手术结扎颈外动脉、上颌动脉或进行血管栓塞等止血。

(三) 针灸疗法

1. 体针 肺经热盛者,取少商、迎香、尺泽、合谷、天府等穴;胃热炽盛者,取内庭、天枢、大椎等穴;心火亢盛者,取阴郄、少冲、少泽、迎香等穴;肝火上逆者,取巨髎、太冲、风池、阳陵泉、阴郄等穴;肝肾阴虚者,取太溪、太冲、三阴交、素髎、通天等穴;脾不统血者,取脾俞、肺俞、足三里、迎香等穴。实证用泻法,并可点刺少冲、少泽、少商等穴出血;虚证用补法。

2. 耳针 取内鼻、肺、胃、肾上腺、额、肝、肾等穴。

【预后与转归】

如能及时止血,之后针对病因进行全身调理,预后良好。反复出血或出血量多者可致贫血,甚则危及生命。

【预防与调护】

1. 气候干燥季节,应保持鼻黏膜湿润。戒除挖鼻、用力擤鼻等不良习惯。

2. 鼻衄时,患者多较烦躁、紧张,因此,先要稳定患者情绪,必要时可给予镇静剂。对于出血量多者,注意观察患者的面色、神志、脉象和血压。

3. 鼻衄患者,应采用坐位或半卧位;休克者,应取平卧低头位。嘱患者尽量勿将血液咽下,以免刺激胃部引起呕吐。

4. 检查操作时,动作要轻巧,忌粗暴,以免加重损伤,造成新的出血。

5. 鼻衄发生期间,宜少活动,多休息,饮食宜清淡,忌食辛辣燥热之品,保持大便通畅。

6. 注意情志调养,保持心情舒畅,忌忧郁暴怒。

第十一节　鼻　损　伤

鼻损伤是鼻部因遭受外力作用而致瘀肿疼痛、皮肉破损、鼻骨骨折、鼻腔出血等损伤的统称。本病多发于儿童和青壮年,儿童多因跌仆所致,青壮年多因车祸、运动、斗殴、爆炸等所致。西医学的鼻外伤可参考本病辨证施治。

历代文献无鼻损伤病名记载,相关内容早期散见于跌仆损伤、金创伤的论述中,宋代以后始有专门论述。如《证治准绳·疡医》载:"凡两鼻孔伤凹者,可治,血出无妨,鼻梁打扑跌磕凹陷者,用补肉膏敷贴,若两鼻孔跌磕伤开孔窍,或刀斧伤开孔窍,用封口药搽伤处,外以散血膏贴之退肿。"

【病因病机】

鼻突出于面部中央,易遭受外力的直接损伤,包括钝器伤和锐器伤。因外力性质、大小、作用方向的不同,损伤的轻重程度各异。

1. 鼻伤瘀肿　单纯钝力挫伤,受力面积广而分散,皮肉未破,表现为外鼻软组织肿胀和皮下瘀血。

2. 皮肉破损　多为锐器损伤,致皮肉破裂,甚至部分缺失。

3. 鼻骨骨折　拳击殴打、跌仆冲撞等较强外力的作用,致鼻骨骨折,多伴有外鼻畸形、软组织肿胀和皮下瘀血。

4. 鼻伤衄血　鼻部受外力的作用,脉络损伤,血溢脉外。

此外,枪弹或爆炸弹片等损伤鼻部,常为穿透性伤,而致异物存留,甚至伤及颅脑。

【诊断】

1. 病史　有明确的鼻外伤史。

2. 症状　鼻部疼痛,皮肉破损,鼻衄,鼻塞,嗅觉减退,甚至头痛头昏,意识丧失。

3. 检查　鼻部瘀肿或鼻衄,触诊或有皮下气肿、捻发音,皮肉破损,脱落缺失;鼻中隔膨隆、紫暗、光滑柔软,鼻梁歪斜或鼻梁塌陷如马鞍状。影像学检查可协助诊断。

【治疗】

(一)辨证论治

1. 鼻伤瘀肿

主证:鼻部疼痛、触痛、肿胀,鼻塞,皮下青紫,可波及眼睑,或见鼻中隔膨隆。

证候分析:单纯钝力挫伤,受力广而分散,筋肉受伤,脉络破损,皮肤未破,血溢脉外,瘀积皮肉之间,故鼻部青紫肿胀;中隔瘀肿,鼻道变窄,故鼻塞;气血瘀滞,脉络不通,故局部疼痛。

治法:活血行气,消肿止痛。

方药:桃红四物汤加减。

方解:四物汤养血和血,桃仁、红花活血化瘀。可加三七、牡丹皮、延胡索、香附等。

2. 皮肉破损

主证:轻者表皮擦伤,重者皮肉破损,脱落缺失,局部出血疼痛。

证候分析:受外力较小时,表皮擦破、渗液渗血;受力较大,硬物锐器所伤,皮肉破损,裂口深长,甚至脱落缺失。

治法:活血化瘀,消肿止痛。

方药:桃红四物汤加减。出血多者,加仙鹤草、白及、三七、栀子炭等;因染毒而见伤口边缘红肿者,加蒲公英、野菊花、金银花等。

3. 鼻骨骨折

主证:骨折无移位者,鼻部瘀肿疼痛,触痛明显;骨折移位者,鼻梁歪斜,或鼻梁塌陷如马鞍状,鼻中隔偏向一侧鼻腔,鼻道变窄,触诊有摩擦音,如有皮下气肿,触之有捻发音。

证候分析:外力撞击,致单侧鼻骨骨折,鼻梁偏歪;双侧鼻骨骨折,则鼻梁塌陷;中隔骨折,向一侧移位;脉络破损,血溢脉外,局部瘀肿疼痛,鼻道变窄。

治法方药:

初期:宜活血化瘀,行气止痛。予活血止痛汤、桃红四物汤或七厘散。

中期:宜行气活血,和营散瘀。予正骨紫金丹或续断紫金丹。

后期:宜补气养血,强骨散瘀。予人参紫金丹。

4. 鼻伤衄血

主证:鼻衄,其量或多或少,出血量多者,持续难止,甚至面色苍白,脉微欲绝;亦可见伤后数日仍反复出血者。

证候分析:鼻窍外伤,脉络破损,血不归经,溢于脉外,流出鼻窍。伤势轻者,仅细小脉络破损,出血量少;伤势重者,为较大脉络破损,出血量多,持续难止,出血过多,气血衰少,面色苍白,脉微欲绝。

治法:收敛止血,和血养血。

方药:四物汤加减,可加白及、蒲黄、仙鹤草、栀子炭、侧柏叶等。出血量多者,加首乌、干地黄、桑椹子、当归、黄精等;面色苍白、脉微欲绝者,须益气回阳固脱,用独参汤或生脉散。

(二) 外治法

1. 鼻伤瘀肿 受伤24小时内,冷敷止血,减少瘀血形成;24小时后,热敷散瘀,消肿止痛。有鼻中隔血肿者需抽吸或切开引流,外涂活血行气、祛瘀止痛药物,可用内服药再煎汤热敷,亦可用如意金黄散调敷。

2. 皮肉破损 彻底清创,取净异物,对位缝合,皮肤缺损严重者考虑植皮。

3. 鼻骨骨折 骨折无移位者,参考鼻伤瘀肿的治疗方法;骨折移位者,宜及早复位,一般在3小时以内,此时组织尚未肿胀;瘀肿严重者,待肿胀消退后整复,不宜超过14天,否则骨痂形成太多,畸形愈合,不易整复。

4. 鼻伤衄血 参考"鼻衄"。

【预后与转归】

鼻损伤轻者如能及时治疗一般预后良好,损伤重或治疗不及时可能影响鼻的生理功能和遗留鼻面部畸形。如出血过多,有可能危及生命。

【预防与调护】

1. 加强安全教育,防止意外发生。

2. 鼻伤瘀肿者忌触碰揉擦,防止损伤加重。

3. 皮肉破损者宜保持清洁,防止染毒。

4. 鼻骨骨折者忌触碰按压,防止畸形难愈。

第十二节 鼻 异 物

鼻异物是外物误入鼻内引起的鼻病,以儿童多见。

历代文献没有鼻异物这一病名,但有一些相关内容的记载。如《诸病源候论》卷二十九载:"颃颡之间,通于鼻道。气入有食物未及下喉,或因言语,或因嚏咳而气则逆,故食物因气逆者,误落鼻内。"说明当时已经认识到进食时食物可经颃颡误入鼻道。

【病因病机】

本病的发生多由人为所致,亦有外界因素。常见异物有 3 类:

1. 植物类 花生、黄豆、瓜子等。
2. 动物类 小昆虫、水蛭、蚂蚁等。
3. 非生物类 纽扣、纸团、橡皮等。

异物进入鼻腔常见以下几种情况:

1. 自行塞入 多见于儿童,因无知、好奇将细小的玩具、纸团等塞入鼻腔。
2. 医源性异物 因医疗人员的疏忽,将鼻腔填塞物遗留于鼻腔。
3. 昆虫误入 多见于野外露营时,昆虫误入鼻腔。
4. 进食呛入 进食过程中,因喷嚏、咳嗽或说话,食物未及咽下,而经颃颡误入鼻腔。
5. 经伤口而入 面部创伤时,异物经伤口进入鼻腔。

【诊断与鉴别诊断】

(一) 诊断要点

1. 病史 多有明确的异物入鼻史;但儿童有因恐惧、遗忘不能详述者。
2. 症状 单侧鼻塞,流黏脓涕或脓血涕,常伴有腥臭味。
3. 检查 前鼻镜检查多能发现异物,疑有异物存留于鼻腔后段时亦可行鼻内镜检查;若异物存留时间过长已被肉芽组织包埋,可用探针触诊;疑为金属异物者,可行 X 线检查。

(二) 鉴别诊断

本病应与鼻渊鉴别(表 9-3)。

表 9-3 鼻异物与鼻渊鉴别表

		鼻异物	鼻渊
共同点		鼻塞,流黏脓涕或脓血涕	
鉴别点	病史	有异物入鼻史	有外感病史
	症状特点	多为单侧鼻塞,流黏脓涕或脓血涕,常伴腥臭味	多为双侧鼻塞,流脓涕,伴头痛
	检查	1. 鼻腔窥及异物 2. 影像学检查鼻窦多无阳性体征	1. 鼻黏膜红肿,鼻甲肿大,脓涕量多 2. 影像学检查鼻窦有阳性体征

【治疗】

本病的治疗以外治为主。根据异物的性质、形态、大小、所在位置等情况采用相应的方法取出。

1. 对细小异物可用取嚏法,使用通关散借喷嚏将异物喷出。幼儿不适用此法,以免异物进入咽喉。

2. 对形状不规则异物(如纸团、纱条等)可用镊子取出,异物较大者,可分次取出。

3. 对圆形、光滑异物(如珠子、豆子等)可用异物钩或刮匙绕至异物后方,由后向前拨出,不可用镊、钳夹取,以免将异物推向深处。

4. 经鼻前孔难以取出的较大异物,可令患者取仰卧头低位,再将异物推向鼻咽部,经口取出。

5. 儿童不合作者,可在全麻下取出。

6. 异物取出后鼻塞、流脓涕、鼻黏膜红肿者,可内服五味消毒饮。

7. 异物取出后局部黏膜糜烂者,可用芳香通窍的中药滴鼻剂滴鼻,以防鼻腔粘连;如粘连者,可在分离后填塞油纱条,防止再次粘连。

【预后与转归】

治疗及时则预后良好,异物长期滞留鼻窍则可能导致鼻窒、鼻渊、鼻石等。

【预防与调护】

1. 教育儿童不要将异物塞入鼻腔。

2. 在野外露营时,注意个人防护。

3. 提醒家长对儿童鼻异物的警惕性,发现鼻塞、流脓涕、鼻气腥臭等症状,应及时就诊,以免贻误病情。

4. 发现异物,劝告患者及家属切勿惊慌,防止儿童因哭闹妨碍治疗,甚至误吸入气管,引起窒息。

第十三节 鼻 菌

鼻菌指发生在鼻腔及鼻窦的恶性肿瘤,以鼻内肿块、流脓血涕、鼻塞、头痛、颈部恶核为主要特征。本病以 40 岁以上成年人为多见,男性多于女性。

鼻菌病名在古代文献中无记载,但在"鼻渊""控脑砂""恶核""石疽""石痛""失荣""瘰疬""真头痛"等病症里有类似鼻菌的描述。如《医宗金鉴》卷六十五载:"鼻中淋沥腥秽血水,头眩虚晕而痛者,必系虫蚀脑也,即名控脑砂。"

【病因病机】

1. 痰浊结聚 长期不洁空气刺激,热毒蕴肺,炼液成痰;或饮食不节,脾失健运,痰浊内生,凝聚鼻窍而为鼻菌。

2. 气滞血瘀 情志不遂,肝气郁结,疏泄失常,气滞血凝,结而成块,鼻菌由生。

3. 火毒困结 长期过食辛辣炙煿、霉腐毒物,脾胃积热;或情志不畅,郁而化火,循经上犯,结聚鼻窍,而为鼻菌。

【诊断与鉴别诊断】

(一) 诊断要点

1. 病史 可有长期鼻塞、流脓血涕史。

笔记栏

2. 症状　一侧鼻塞,流脓血涕,伴恶臭气味,进行性加重,或鼻衄,鼻内疼痛,头痛,面部麻木,眼球突出,流泪复视,颈部恶核等。

3. 检查　鼻腔内肿物,表面粗糙,边界不清,质脆易出血,或有溃烂、坏死,伴恶臭味,甚至鼻面部畸形。影像学检查可明确肿物的大小和病变范围,取活体组织病理检查可明确性质。

(二) 鉴别诊断

本病主要与鼻咽血管纤维瘤、鼻息肉鉴别。

【治疗】

(一) 辨证论治

1. 痰浊结聚

主证:一侧鼻塞,流脓血涕,伴恶臭气味,进行性加重,嗅觉减退,头重或面颊麻木;或有咳嗽痰多,胸闷不舒,体倦身重,食少便溏;鼻腔见肿物,表面粗糙,颈部恶核;舌淡红、舌体胖大,或有齿痕,苔白或黄腻,脉弦滑。

证候分析:脾失健运,痰浊内生,停聚鼻窍,凝聚而为鼻菌,故见鼻腔肿物表面粗糙;肿物阻塞鼻道,故鼻塞;血肉腐败,故流脓血涕,伴恶臭气味;蒙蔽清窍,故嗅觉减退,头重或面颊麻木;痰浊内困,故咳嗽痰多,胸闷不舒;脾虚湿困,故体倦身重,食少便溏,舌质淡红、舌体胖大,或有齿痕,苔白或黄腻,脉弦滑。

治法:化痰散结,健脾和胃。

方药:清气化痰丸加减。

2. 气滞血瘀

主证:一侧鼻塞,涕中带血,耳鸣耳聋,耳堵塞感,头痛,伴胸闷胁痛;鼻腔见肿物,表面粗糙,色暗红;舌红或有瘀点、苔白或微黄,脉弦细涩或缓。

证候分析:气滞血瘀,清窍闭塞,则鼻塞、耳鸣耳聋、耳堵塞感;气滞血瘀,脉络不通则头痛;血不循经,溢于脉外,则涕中带血;肝郁气滞,则胸闷胁痛;气滞血瘀,故舌红或有瘀点、苔白或微黄,脉弦细涩。

治法:活血化瘀,行气散结。

方药:丹栀逍遥散加减,可加穿山甲、三棱、莪术等。

方解:逍遥散疏肝解郁,行气活血;牡丹皮、栀子清热凉血,祛瘀消肿。

3. 火毒困结

主证:鼻塞,流污浊脓血涕,味臭,头面剧痛,面颊肿甚,麻木疼痛,突眼或视力减退,张口困难,耳鸣耳聋,伴口苦咽干,渴而喜饮,心烦失眠,便秘尿赤;鼻内肿物暗红溃烂,易出血,颈部恶核;舌红或红绛、少苔或黄燥,脉弦滑或弦数。

证候分析:情志不舒,郁而化火,火毒亢盛,困结鼻窍,灼伤血络,热盛肉腐,故鼻塞,流污浊脓血涕,味臭;火毒上犯清窍,故头面剧痛,面颊肿甚,麻木疼痛,耳鸣耳聋;火毒内扰心神,则心烦失眠;火毒壅盛,故口苦咽干,渴而喜饮,便秘尿赤,舌红或红绛、少苔或黄燥,脉弦滑或弦数。

治法:泻火解毒,疏肝散结。

方药:柴胡清肝汤加减。

方解:柴胡、当归、川芎、生地、白芍疏肝养血;防风、牛蒡子清散邪热;黄芩、栀子、连翘清热泻火;天花粉清热养阴;甘草调和诸药。

（二）外治法

根据肿物情况选用不同的手术方式。

【预后与转归】

本病早期症状不明显，常不能及时发现，就诊时已高度恶变，预后不佳。早诊断、早治疗有利获得良好预后。

【预防与调护】

1. 避免过食辛辣炙煿之品，忌食发霉、腐败食物。

2. 注意环境卫生，避免吸入有毒气体和粉尘。

3. 调节情志，保持心情舒畅。

————————●（阮 岩 田 理 毛得宏 周 凌 张燕平 朱镇华 郭树繁 申 琪）

复习思考题

1. 引起鼻塞的疾病有哪些？

2. 引起头痛的鼻病有哪些？

3. 试述鼻鼽与伤风鼻塞的鉴别要点。

4. 试述鼻窒与鼻渊的鉴别要点。

5. 试述鼻衄的病因病机及辨证论治。

6. 鼻衄的外治法有哪些？

7. 各种鼻异物如何处理？

◇◇◇　第十章　◇◇◇

咽喉科疾病

学习目标

1. 掌握咽喉疾病的发病特点,以及咽喉科各病的概念、病因病机、诊断、鉴别诊断和治疗。

2. 重点掌握咽喉科各病的概念;急喉痹、慢喉痹、急乳蛾、慢乳蛾、急喉瘖、慢喉瘖、喉痈、急喉风、梅核气、喉咳、咽喉菌、鼻咽血管纤维瘤、鼻咽癌的病因病机;咽喉科各病的诊断,慢喉痹、喉痈、梅核气、咽喉菌、鼻咽血管纤维瘤、鼻咽癌的鉴别诊断;咽喉科各病的治疗,急喉痹、慢喉痹、急乳蛾、慢乳蛾、急喉瘖、慢喉瘖、鼻咽癌的预防与调护。

第一节　急　喉　痹

急喉痹是以发病急骤、咽部红肿疼痛为主要特征的疾病。西医学的急性咽炎可参考本病辨证施治。

根据病因,本病又有风热与风寒之别。《素问·阴阳别论》载:"一阴一阳结,谓之喉痹。"隋代《诸病源候论》卷三十载:"风毒客于喉间,气结蕴积而生热,致喉肿塞而痹痛。"指出了喉痹的发展可肿连颊部,甚者出现危候。元代,对喉痹病因病理变化的分析论述更为详细,如《脉因证治·卷下》载:"夫手少阴君火心主之脉,手少阳相火三焦之脉,二火皆主脉,并络于喉,气热则内结,结甚则肿胀,肿胀甚则痹甚,痹甚不通而死矣。"明清时期,随着很多喉科专著的问世,对本病的认识更加全面,治疗方法也更加完善。如《罗氏会约医镜》卷七载:"冰片破毒散,治急、慢喉痹,肿塞切痛。"根据病程的长短及临床表现特点提出急、慢喉痹的概念,对后人认识本病有很好的启发作用。

【病因病机】

1. **外感风热**　风热侵犯,火性炎上,上犯咽喉,正邪相争,发为喉痹。

2. **外感风寒**　风寒外袭,外束肌表,卫阳被遏,不得宣泄,结于咽喉,发为喉痹。

3. **肺胃热盛**　外邪侵犯,入里化热;或过食辛辣炙煿,以致肺胃蕴热,复感外邪,内外邪热搏结,蒸灼咽喉而为喉痹。

【诊断与鉴别诊断】

(一) 诊断要点

1. **病史**　可有感冒病史,或有接触高温、粉尘环境及嗜食辛辣肥甘史。

2. 症状 起病急,咽痛灼热,病情重者有吞咽困难及恶寒、发热等。

3. 检查 咽部黏膜及悬雍垂、咽侧索充血肿胀,咽后壁淋巴滤泡红肿。

（二）鉴别诊断

本病应与急乳蛾鉴别。

【治疗】

（一）辨证论治

1. 外感风热

主证:咽痛灼热,吞咽不利,兼有发热恶寒,头痛,咳嗽痰黄;咽黏膜色鲜红肿胀;舌边尖红、苔薄白或薄黄,脉浮数。

证候分析:风热之邪上犯,火热上攻咽喉,故咽痛灼热,吞咽不利,黏膜鲜红肿胀;风热在表,正邪相争,故发热恶寒;风热上犯,故头痛,咳嗽痰黄,舌边尖红、苔薄白或薄黄,脉浮数。

治法:疏风清热,利咽消肿。

方药:疏风清热汤加减。亦可用桑菊饮。

方解:荆芥、防风疏风解表;金银花、连翘、黄芩、赤芍清热解毒;玄参、浙贝母、天花粉、桑白皮清肺化痰;牛蒡子、桔梗、甘草散结解毒,清利咽喉。

2. 外感风寒

主证:咽部微痛,恶寒头痛,咳嗽痰稀;咽黏膜色淡红肿胀;舌淡红、苔薄白,脉浮紧。

证候分析:风寒外袭,卫阳被遏,不得宣泄,结于咽喉,故见咽痛,咽黏膜色淡红肿胀;风寒外束肌表,故恶寒头痛,咳嗽痰稀,舌淡红、苔薄白,脉浮紧。

治法:疏风散寒,清利咽喉。

方药:六味汤加减,可加白芥子、桂枝等。亦可用荆防败毒散。

方解:荆芥、防风辛温解表;僵蚕、薄荷宣畅气机;桔梗、甘草清利咽喉。

3. 肺胃热盛

主证:咽痛较剧,吞咽困难,口渴多饮,口气臭秽,咳嗽痰黏,便秘尿黄;咽黏膜红肿,咽后壁淋巴滤泡红肿;舌红、苔黄,脉洪数。

证候分析:肺胃热盛,热邪循经上犯,火热燔灼咽喉,则咽部疼痛较剧,吞咽困难,咽黏膜红肿;热邪炼液成痰,则咳嗽痰黏;火热内炽,则口渴喜饮,口气臭秽,便秘尿黄,舌红、苔黄,脉洪数。

治法:泻热解毒,利咽消肿。

方药:清咽利膈汤加减。发热者,加石膏;口渴甚者,加葛根、麦冬等;痰多者,加浙贝母、竹茹。亦可用六神丸。

方解:金银花、连翘、栀子、黄芩、黄连泻火解毒;荆芥、防风疏风散邪;桔梗、甘草、牛蒡子、玄参、薄荷利咽消肿止痛;生大黄、玄明粉通便泻热。

（二）外治法

1. 吹药 用疏风祛邪、清热解毒、利咽消肿的中药粉剂吹于咽部。

2. 含服 用清热解毒利咽的中药含片含服。

3. 含漱 用清热解毒、利咽消肿的中药煎水含漱。

（三）针灸疗法

1. 体针 选合谷、内庭、曲池、肺俞、照海、风府为主穴,尺泽、内关、复溜、列缺等为配穴,行针用泻法。

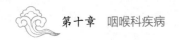

2. 刺血法　咽部红肿、疼痛剧烈伴发热者,可用三棱针在耳尖、耳背或十宣穴点刺放血。

3. 穴位贴敷　可用薄荷、冰片等研粉,取少许撒在胶布上,贴敷于天突等穴位。

【预后与转归】

一般预后好。治疗不彻底者,可反复发作而成慢喉痹。治疗不当,可诱发肺系疾病,以及心悸、水肿等

【预防与调护】

1. 注意四时气温变化,起居有常,预防外感。

2. 饮食有节,不可过食辛辣醇酒及肥甘厚味。

第二节　慢　喉　痹

慢喉痹是以反复咽部微痛、咽干咽痒、异物感,或喉底颗粒肿起为主要特征的疾病。西医学的慢性咽炎可参考本病辨证施治。

慢喉痹也有“虚火喉痹”“阴虚喉痹”之称。如有喉底帘珠,则称“帘珠喉痹”。隋代《诸病源候论》卷三十提出:“若右手关上脉阴阳俱实者,是喉痹之候也。”明代医家从临床实践中认识到喉痹的多种病因和病证。《景岳全书》卷二十八指出:“喉痹一证……盖火有真假,凡实火可清者,即真火证也;虚火不宜清者,即水亏证也。且复有阴盛格阳者,即真寒证也。”《医学入门》卷四提出了“咽喉病皆属火”的论点,并指出火分虚实。《丹溪心法·缠喉风喉痹》认为痰热和虚火可以致喉痹,提出“喉痛,必用荆芥;阴虚火炎上,必用玄参”。清代多本喉科专著问世,对本病的认识更加完善。

【病因病机】

慢喉痹常由急喉痹反复发作迁延而致;或嗜好烟酒、辛辣,或长期接触烟尘等有害气体,或温热病后,或劳伤过度,脏腑虚损,咽喉失养而为病。

1. 肺肾阴虚　素体不足,或久病失养,或劳倦过度,致肺阴受损,肾阴亏虚,阴液不足,水不制火,虚火上炎,灼于咽喉,发为喉痹。

2. 脾胃虚弱　饮食不节,思虑过度,劳伤脾胃,或久病伤脾,致脾胃受损,水谷精微生化不足,津不上承,咽喉失养,发为喉痹。

3. 脾肾阳虚　寒凉攻伐太过,或房劳过度,或操劳过甚,或久病误治,以致脾肾阳虚,虚阳浮越,上扰咽喉而为病。

4. 痰瘀互结　饮食不节,损伤脾胃,运化失常,水湿停聚为痰,凝结咽喉;或急喉痹反复发作,余邪滞留,久则气血壅滞而为病。

【诊断与鉴别诊断】

(一) 诊断要点

1. 病史　可有急喉痹反复发作史,或嗜好烟酒、辛辣肥甘厚味食物史,或长期接触有害气体史。

2. 症状　咽部干燥,咽痒咳嗽,轻微疼痛、灼热感或有异物不适感等。

3. 检查　咽黏膜、悬雍垂、咽侧索肥厚,咽后壁淋巴滤泡增生,甚者融合成片;或咽黏膜

干燥萎缩。

（二）鉴别诊断

本病应与慢乳蛾、梅核气等鉴别。

【治疗】

（一）辨证论治

1. 肺肾阴虚

主证：咽部微痛，干痒咳嗽，咽部不利；或有手足心热，午后颧红，失眠多梦，耳鸣；咽黏膜微红，干燥或萎缩；舌红、苔薄，脉细数。

证候分析：阴虚少津，虚火上炎，故咽部微痛，干痒咳嗽，咽部不利；咽喉失养，故见黏膜干燥或萎缩；虚火上炎，故手足心热，午后颧红，失眠多梦，耳鸣；阴虚火旺，故舌红、苔薄，脉细数。

治法：滋养肺肾，降火利咽。

方药：百合固金汤加减。咽后壁淋巴滤泡增生者，可加桔梗、香附、郁金、合欢花等。

方解：百合、生熟地滋养肺肾阴液；麦冬、玄参养肺阴，清肺热；当归、芍药养血和营；贝母、桔梗化痰止咳；甘草调和诸药。

偏肺阴虚者，可用养阴清肺汤加减。偏肾阴虚者，可用六味地黄丸加减。若咽部干燥灼热较重、大便干结，此为虚火亢盛，宜加强降火之力，可用知柏地黄汤加减。

2. 脾胃虚弱

主证：咽干微痛，咽喉不适，痰黏着感，口干不欲饮或喜热饮，或恶心、呃逆反酸，倦怠乏力，少气懒言，或腹胀、胃纳欠佳，大便不调；咽黏膜淡红或微肿，咽后壁淋巴滤泡增生；舌淡红边有齿痕、苔薄白，脉细弱。

证候分析：脾胃虚弱，运化失职，津液不能上达于咽，咽失濡养，故咽干微痛；脾虚不健，水湿不运，聚而生痰，故咽喉不适，痰黏着感；脾胃失调，胃气上逆，故易恶心、呃逆反酸，倦怠乏力，少气懒言，腹胀、胃纳欠佳，大便不调；脾胃气虚，故口干不欲饮或喜热饮，舌淡红边有齿痕、苔薄白，脉细弱。

治法：益气健脾，升清利咽。

方药：四君子汤加减，可加桔梗等。咽部脉络充血、咽黏膜肥厚者，可加丹参、合欢花、郁金等；痰黏者，可加香附、枳壳等；易恶心、呃逆者，可加法半夏、厚朴、佛手等；纳差、腹胀便溏、苔腻者，可加砂仁、藿香、茯苓、薏苡仁等。

3. 脾肾阳虚

主证：咽部异物感，梗塞不利，痰涎稀白，形寒肢冷，腰膝冷痛，腹胀食少，大便稀薄；病程日久，咽黏膜色淡；舌淡胖、苔白，脉沉细。

证候分析：脾肾阳虚，阴寒内生，咽失温煦，则咽部有异物感，梗塞不利，痰涎稀白，咽黏膜色淡；脾阳虚则腹胀食少，大便稀薄，肾阳虚则形寒肢冷、腰膝冷痛，舌淡胖、苔白，脉沉细。

治法：补脾益肾，温阳利咽。

方药：附子理中汤加减。腰膝酸软冷痛者，可加肉苁蓉、杜仲、牛膝等；咽部不适、痰涎清稀量多者，可加半夏、白芥子、茯苓等；腹胀纳呆者，可加砂仁、木香等。

方解：人参、白术益气健脾；干姜、附子温补脾肾之阳气；甘草调和诸药。

4. 痰瘀互结

主证：咽部微痛，伴异物梗阻感，痰黏着感，咳痰不爽，或见恶心欲吐，胸闷不舒；咽黏膜暗红或咽后壁淋巴滤泡增生；舌暗红或有瘀斑、瘀点，苔薄白，脉弦滑。

证候分析：邪毒久滞，血行不畅，郁而化火，炼液成痰，痰瘀互结于咽喉，故咽微痛，有异物感、痰黏着感，咽黏膜暗红或咽后壁淋巴滤泡增生；气机不畅，胃气不降，故恶心欲呕，胸闷不适；痰湿血瘀互结，故舌暗红或有瘀斑、瘀点，脉弦滑。

治法：理气化痰，散瘀利咽。

方药：贝母瓜蒌散合会厌逐瘀汤加减。

方解：贝母瓜蒌散中贝母、瓜蒌清热化痰润肺；橘红理气化痰；桔梗宣利肺气，清利咽喉；茯苓健脾利湿。会厌逐瘀汤中桃仁、红花、当归、赤芍、生地活血祛瘀；配合柴胡、枳壳行气理气；桔梗、甘草、玄参清利咽喉。

（二）外治法

1. 含法　可含服铁笛丸等。

2. 烙治法　咽后壁淋巴滤泡增生明显者，可烙治。

3. 啄治法　咽后壁淋巴滤泡增生明显或咽侧索肥厚者，可用啄治刀在咽后壁淋巴滤泡及咽侧索上啄治。

4. 导引（吞金津、玉液法）　每日晨起或夜卧时盘腿静坐，全身放松，排除杂念，双目微闭，舌抵上腭数分钟，然后叩齿 36 下，搅海（舌在口中搅动）36 下，口中即生津液，再鼓腮含漱 9 次，用意念送至脐下丹田。

（三）针灸疗法

1. 体针　选合谷、足三里、曲池、颊车等穴位。

2. 耳针　选咽喉、肺、扁桃体、内分泌等穴，埋针或以王不留行籽贴压。

【预后与转归】

一般预后良好。但可反复发作，病情迁延。

【预防与调护】

1. 积极治疗急喉痹，避免反复发作。

2. 忌过食辛辣、肥甘厚味，戒烟酒。

3. 积极治疗邻近器官（如鼻、口腔、牙齿等）疾病，以防诱发本病。

知识拓展

慢性咽炎与反流性食管炎的关系

近年来，随着对咽喉疾病研究的深入，发现许多疾病与胃内容物反流至咽喉有密切关系。胃食管反流病（gastroesophageal reflux disease，GERD）指胃内容物异常反流进入食管产生的症状或黏膜损害。胃内容物除了胃蛋白酶和胃酸以外，还包括胆汁酸及胰酶。它们都能使不能耐受这些物质的组织受到损伤。按照世界胃肠病学组织制定的定义，GERD 的食管外症就是喉咽反流性疾病（laryngopharyngeal reflux disease，LPRD），也就是胃内容物异常反流入上呼吸道而引起的一种慢性症状或黏膜损伤。多数 GERD 合并慢性咽喉炎，主要临床表现为长期咽喉部不适、咽喉疼痛、声音嘶哑、咽异物感、频繁清嗓、慢性咳嗽、吞咽困难及痰液增多等。在持续不愈的慢性咽炎患者中，喉咽反流达 55.36%，有相当一部分患者慢性咽炎的发生与胃食管反流有关。对长期治疗效果不佳的慢性咽炎患者，应该首先考虑喉咽反流性疾病的可能。

第三节 急 乳 蛾

急乳蛾是以起病急骤、咽痛、喉核红肿、表面或有黄白脓点为主要特征的疾病。儿童及青壮年多见。西医学的急性扁桃体炎可参考本病辨证施治。

乳蛾因喉核肿胀,凸出于喉关两侧,形似蚕蛾而得名。本病多因风热而起,故又名风热乳蛾。历代医家根据病因、部位、形态等又有多种命名,如"阳蛾""阴蛾""单蛾""双蛾""烂乳蛾"等。乳蛾病名首见于金代《儒门事亲》卷三:"热气上行,结薄于喉之两傍,近外肿作,以其形似,是谓乳蛾。"宋代以前,有关乳蛾的论述包含于"喉痹"之中。宋代《太平惠民和剂局方》记有"单蛾""双蛾"。《重楼玉钥》卷上认为此症由肺经积热,受风邪凝结,感时而发,指出了本病的病因。《医方集解·救急良方》载:"凡乳蛾水浆不入者,先用皂角末点破,再取杜牛膝汁,和醋含咽……又喉闭者,取山豆根汁含咽即开……以发绳扎住拇指,针刺指甲缝边出血,如放痧一般,左右手皆然,其喉即宽。"指出了乳蛾可导致水浆不入,并提出了内外治法。

【病因病机】

起病急骤,多因外感或劳倦,风热之邪入侵,由表及里,热势渐重,邪气亢盛化为火毒,致喉核红肿,甚者肉腐生脓。

1. 风热外犯 风热邪毒从口鼻入侵,咽喉首当其冲,肺气不宣,风热循经上犯,结聚于咽喉,气血不畅,与邪毒互结喉核,发为乳蛾。

2. 肺胃热盛 外邪壅盛,乘势传里,肺胃受之,火热上蒸,灼腐喉核而为病;亦可因过食辛辣炙煿,脾胃蕴热,热毒上攻,蒸灼喉核而为病。

【诊断与鉴别诊断】

(一) 诊断要点

1. 病史 常有过度劳倦、外感、过食辛辣炙煿史。

2. 症状 起病急,咽痛,吞咽困难,痛连耳窍,可伴有发热、畏寒、头痛、纳差、乏力、便秘、周身不适等全身症状。小儿可有高热、抽搐、呕吐、昏睡等症。

3. 检查 喉核红肿,表面或见黄白色脓点,重者脓腐成片,但不超出喉核范围,颌下多有臖核。

(二) 鉴别诊断

本病应与喉痹及咽白喉鉴别。

【治疗】

(一) 辨证论治

1. 风热外犯

主证:初起咽喉干燥灼热,咽痛逐渐加剧,吞咽痛甚,头痛,发热,微恶风寒,咳嗽;喉核红肿,连及喉关,喉核表面或有少量黄白色脓点;舌边尖红、苔薄白或薄黄,脉浮数。

证候分析:风热邪毒搏结咽喉,蒸灼喉核,脉络不畅,气血壅滞,故咽喉干燥、灼热、疼痛、喉核红肿;风热在表,故发热、微恶风、头痛;风热袭肺,宣降失职,故咳嗽,舌边尖红、苔薄白或薄黄,脉浮数。

治法:疏风清热,利咽消肿。

方药:疏风清热汤加减。大便秘结者,加大黄、芒硝;头痛甚者,加蔓荆子、白芷、杭菊;热盛者,加石膏、大青叶。

2. 肺胃热盛

主证:咽部疼痛剧烈,连及耳根,吞咽时疼痛加剧,高热,口渴引饮,咳嗽,痰黄稠,便秘溲黄;喉核红肿,表面有黄白色脓点,甚则腐脓成片,喉关红肿,颌下有瘰核;舌红、苔黄,脉洪大而数。

证候分析:肺胃热盛,火毒上攻咽喉,则见喉核红肿,咽部疼痛剧烈,连及耳根,吞咽时疼痛加剧;热毒化腐成脓,故见喉核红肿,表面有黄白色脓点,甚者腐脓成片,喉关红肿,颌下有瘰核;肺胃热盛,故见高热,口渴引饮,咳嗽,痰黄稠,便秘溲黄,舌红、苔黄,脉洪大而数。

治法:清热解毒,利咽消肿。

方药:清咽利膈汤加减。咳嗽痰黄稠,颌下有瘰核,可加射干、猫爪草、瓜蒌、浙贝母;持续高热,加生石膏、知母、天竺黄;喉核腐脓成片,加马勃、天花粉、蒲公英等。亦可用六神丸。

(二) 外治法

1. 含漱　选用清热解毒利咽的中药煎汤或泡水含漱。

2. 含服　肿痛甚者可用清热解毒、消肿止痛的六神丸等含服。

3. 吹药　将清热解毒、祛腐生肌的药粉吹入喉核表面,如冰硼散、珠黄散、锡类散等。

4. 外敷　选用如意金黄散等,用水或醋调成糊状,敷于喉核对应之颈部或瘰核处。

5. 提刮法　俗称"刮痧"。咽喉疼痛初起,可取膀胱经、两肩髃穴及两曲池穴分别由上而下提刮。

(三) 针灸疗法

1. 体针　取合谷、天容、廉泉、内庭、曲池为主穴,天突、少泽、鱼际为配穴,用泻法。

2. 耳针　取扁桃体、咽喉、肺、胃、肾上腺等穴,埋针或以王不留行籽贴压,每日按压数次。

3. 刺血　可用三棱针在耳尖或少商、商阳及十宣穴放血。

(四) 按摩疗法

擒拿法可缓解咽部疼痛,适用于咽喉疼痛剧烈、滴水难入者。

【 预后与转归 】

一般预后良好,治疗不彻底可转为慢乳蛾;若失治误治或患者素体虚弱及热邪炽盛,可并发喉痈、痹证、心悸、怔忡、水肿等。

【 预防与调护 】

1. 季节变化时注意起居有时,预防外感。

2. 饮食有节,少食辛辣炙煿之品,以免脾胃积热。

3. 积极治疗鼻渊、喉痹等邻近组织疾病。

第四节　慢　乳　蛾

慢乳蛾是以反复发作咽痛或异物感,喉核肿大或干瘪,或有脓栓为特征的疾病。西医学的慢性扁桃体炎可参考本病辨证施治。

本病主要因虚火所致,因此又名"虚火乳蛾"。明代《外科正宗》卷二说:"夫咽喉虽属于肺,然所致有不同者,自有虚火、实火之分,紧喉、慢喉之说……又有喉痈、喉痹、乳蛾、上腭痈等症。"间接提出了虚火乳蛾的病名,并指出"假如虚火者,色淡微肿,脉亦细微,小便清白,大便自利"等症状。

【病因病机】

脏腑虚损、虚火上炎为本病的主要病因病机,多因急乳蛾反复发作,治疗不彻底,邪热伤阴,或温热病后余邪未清所致。脏腑虚损以肺肾阴虚、脾胃虚弱为多见。

1. 肺肾阴虚　邪毒滞留,灼伤阴津;或温热病后,肺肾亏损,津液不足,不能上输滋养咽喉,阴虚内热,虚火上炎,与余邪互结喉核而为病。

2. 脾胃虚弱　素体脾胃虚弱,不能运化水谷精微,气血化生不足,喉核失养;或脾不运化,湿浊内生,结聚于喉核而为病。

3. 痰瘀互结　余邪滞留,日久不去,气机阻滞,痰浊内生,气滞血瘀,痰瘀互结喉核,脉络闭阻而为病。

【诊断与鉴别诊断】

(一) 诊断要点

1. 病史　可有急乳蛾反复发作史。

2. 症状　咽干痒不适,梗塞不利,或咽痛、低热。

3. 检查　咽部黏膜暗红,喉核肿大或萎缩,表面凹凸不平,色暗红,或有脓栓,或挤压喉核后有分泌物溢出,或颌下有臖核。

(二) 鉴别诊断

本病应与慢喉痹、梅核气、扁桃体肿瘤鉴别。

【治疗】

(一) 辨证论治

1. 肺肾阴虚

主证:咽部干燥,微痒微痛,梗塞不利,午后症状加重,午后颧红,手足心热,失眠多梦,或干咳痰少而黏,耳鸣眼花,腰膝酸软,大便干;喉核肥大或干瘪,表面不平,色暗红,或有黄白脓点,挤压喉核时,可有黄白色腐物自隐窝口溢出;舌干红、少苔,脉细数。

证候分析:肺肾阴虚,津不上承,咽喉失养,虚火上扰,余邪滞留,故见咽喉干燥、微痒微痛、梗塞不利;阴虚阳盛,虚火上炎,故午后症状加重;虚火灼腐喉核,气血不畅,故见喉核肿大、暗红或干瘪,隐窝可有黄白色腐物;阴虚火旺,故午后颧红、手足心热、失眠多梦、干咳痰少而黏、耳鸣眼花、腰膝酸软、大便干,舌干红、少苔,脉细数。

治法:养阴清热,滋养肺肾。

方药:百合固金汤加减。喉核肿大不消,加猫爪草、丹参、生牡蛎、浙贝母等。

偏于肺阴虚者,可用养阴清肺汤加减。偏于肾阴虚者,宜用六味地黄汤加玄参、桔梗之类。

2. 脾胃虚弱

主证:咽干痒不适,异物梗阻感,咳嗽痰白,神疲乏力,口淡不渴,纳差便溏;喉核淡红或暗,肥大或干瘪;舌淡、苔白,脉细弱。

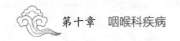

证候分析：脾虚清阳不升，喉核失养，故咽部干痒不适；气机不利，故有异物梗阻感、咳嗽；脾虚湿困，则见喉核淡红或暗、肥大或干瘪；脾胃虚弱，故神疲乏力，口淡不渴，纳差便溏，舌淡、苔白，脉细弱。

治法：健脾和胃，益气利咽。

方药：六君子汤加减。痰多者加厚朴、胆南星。

方解：人参甘温益气，健脾养胃；白术苦温，健脾燥湿；茯苓健脾渗湿；半夏、陈皮健脾化痰；炙甘草甘温，益气和中，调和诸药。

3. 痰瘀互结

主证：咽干涩不利，或刺痛胀痛，时作时休，痰黏难咯，迁延不愈；喉关暗红，喉核肥大，表面凹凸不平；舌暗有瘀点、苔白腻，脉细涩。

证候分析：久病入络，气滞血瘀，咽喉失养，故咽干涩不利，刺痛胀痛，喉关暗红；病程日久，余邪滞留成痰，痰瘀搏结喉核，则痰黏难咯，喉核肥大，表面凹凸不平；痰瘀阻滞脉络，故舌暗有瘀点、苔白腻，脉细涩。

治法：活血化瘀，祛痰利咽。

方药：会厌逐瘀汤合二陈汤加减。喉核暗红、质硬不消者，加昆布、莪术、生牡蛎等；复感热邪、溢脓黄稠，可加黄芩、蒲公英、鱼腥草。

（二）外治法

1. 含法　可含服铁笛丸等。

2. 烙治法　喉核肥大者可烙治。

3. 啄治法　喉核肥大或有脓栓者，可用啄治刀在喉核上啄治。

（三）针灸疗法

1. 体针　选合谷、足三里、曲池、颊车等穴。

2. 耳针　选咽喉、肺、扁桃体、内分泌等穴，埋针或以王不留行籽贴压。

【预后与转归】

经积极预防和治疗可以痊愈。如治疗不及时或不注意饮食起居，常可反复发作，缠绵难愈，并引起局部及全身多种并发症，如耳胀、急喉痹、慢喉痹、痹证、心悸、怔忡、水肿等。

【预防与调护】

1. 彻底治疗急乳蛾，避免余邪滞留为患。

2. 戒除烟酒，忌过食辛辣炙煿之品。

3. 注意休息，起居有常，避免过度操劳。

知识拓展

扁桃体烙治法与啄治法

中医烙治法最早可追溯到唐代，孙思邈《千金翼方》卷十一记载："治咽中肿垂肉不得食方，先以竹筒内口中，热烧铁从竹中柱之，不过数度，愈。"烙治法发展至今，已成为成熟的中医外治法。本法操作简便，无需麻醉，所用器具称为烙铁，将加热的烙铁在扁桃体组织表面烧灼，经多次烧烙后，扁桃体缩小，至平复为止，达到治愈扁桃体疾病的目的。适用于扁桃体炎症缓解期，脓栓较少，或扁桃体肥大影响吞咽、呼吸及睡眠者。有研究表明,经过烙治的剩余扁桃体组织切片中,隐窝缩短,淋巴组织仍为正常,并有继续产生免疫球蛋白的功能。

啄治法是在中医传统外治法的基础上改良而来的。其主要方法是用扁桃体手术弯刀(镰状刀),在扁桃体上做雀啄样动作。本法操作简单,无痛苦,且不需要麻醉,成人及儿童都易于接受。主要用于慢性扁桃体炎的治疗。通过多次对扁桃体的"啄开"引流,使分泌物排出通畅,起到排脓作用。另外,啄治法直接在扁桃体上放血,可使邪热外泄,脉络疏通,瘀血祛散而愈,适用于扁桃体隐窝较深,脓栓较多的患者。有研究表明,多次啄治扁桃体组织,可促进唾液免疫球蛋白分泌。

第五节　急　喉　瘖

急喉瘖是以突发声音不扬,甚则嘶哑失音为主要表现的喉部疾病。小儿喉瘖急重者,易致急喉风危重症,病情常比成人重。西医学的急性喉炎可参考本病辨证施治。

本病又有"暴瘖""卒瘖"等别名。《黄帝内经》中首用"瘖"作病名。《伤寒论·辨少阴病脉证并治》云:"少阴病,咽中伤,生疮,不能语言,声不出者,苦酒汤主之。"首次记载了治瘖方药。喉瘖作为病名,始见于明代医籍,如《医学纲目》卷之二十七提出"喉瘖"这一病名。在辨证上张介宾首分虚实,《景岳全书》卷二十八载:"瘖哑之病,当知虚实,实者其病在标,因窍闭而瘖也……窍闭者有风寒之闭,外感证也,有火邪之闭,热乘肺也。"

【病因病机】

本病多因风寒或风热侵犯肺金,致声门开合不利,即所谓"金实不鸣"。

1. 风热外犯　风热邪毒由口鼻而入,肺气不宣,邪热结于喉,气血壅滞,致声门开合不利而发病。

2. 风寒外袭　风寒袭肺,气机不利,寒凝于喉,致声门开合不利而发病。

3. 肺热壅盛　嗜食辛辣炙煿之品,热积于肺,火热上炎,灼津成痰,痰热交阻,气机不利,壅滞于喉,致声门开合不利而发病。

【诊断与鉴别诊断】

(一) 诊断要点

1. 病史　多有外感史,或外伤史,用声不当史。

2. 症状　发病较急,声音不扬,甚至嘶哑失音;或兼有其他外感症状。

3. 检查　声带淡红或鲜红肿胀,声门闭合不紧。

(二) 鉴别诊断

本病应与癔病性失音鉴别。后者指精神抑郁不舒而致突然不能发声的疾病。

【治疗】

(一) 辨证论治

1. 风热外犯

主证:起病急骤,声音嘶哑,喉痒咳嗽,或喉内灼热疼痛,可有发热、恶寒、头痛等;声带

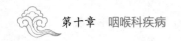

红肿,声门闭合不紧;舌红、苔白或黄,脉浮数。

证候分析:风热犯肺,肺气失宣,声门开合失司,故声音嘶哑,喉痒咳嗽;邪热蕴结,脉络受阻,故喉内灼热疼痛;风热之邪在肺卫,故见发热恶寒,头痛,舌红、苔白或黄,脉浮数。

治法:疏风清热,利喉开音。

方药:疏风清热汤加减,可加千层纸、胖大海等。若痰涎多,可加天竺黄、全瓜蒌、射干等;若出现呼吸困难,按急喉风处理。

2. 风寒外袭

主证:猝然声音不扬,甚则声音嘶哑,咽痒咳嗽,或兼咽喉微痛,吞咽不利,可有恶寒发热、头痛无汗、口不渴等;声带淡红,闭合不紧;舌苔薄白,脉浮。

证候分析:风寒遏肺,肺气失宣,故猝然声音不扬,甚则音哑,咽痒咳嗽;气血遇寒凝滞,经络运行不畅,则咽喉微痛,声带淡红,吞咽不利;风寒犯肺,故头痛无汗,口不渴,舌苔薄白,脉浮。

治法:辛温散寒,宣肺开音。

方药:六味汤加减,可加千层纸、石菖蒲等。咳嗽痰多者,可加麻黄、法半夏、白前等;鼻塞者,可加苍耳子、辛夷等。

3. 肺热壅盛

主证:声音嘶哑,咽喉疼痛,身热口渴,咳嗽痰黄,便秘;喉黏膜及声带肿胀,声门闭合不全;舌红、舌苔黄,脉数。

证候分析:热积于肺,炼液成痰,痰热交阻,壅滞于喉,喉黏膜及声带肿胀,声门闭合不全致声音嘶哑,咽喉疼痛,咳嗽痰黄;肺热壅盛,则身热口渴;热结于下,则大便秘结,舌红、舌苔黄,脉数。

治法:清热宣肺,利喉开音。

方药:清咽利膈汤加减,可加千层纸、胖大海。如无便秘,可去大黄、玄明粉;身热口渴甚者,可加葛根、石膏、天花粉等,亦可用六神丸。

(二) 外治法

1. 吹药 可用冰硼散、珠黄散吹喉。

2. 含法 可含服六神丸或铁笛丸。

3. 含漱 用具有清热开音的中药煎汤含漱或泡水含漱。

4. 蒸气吸入 风热者,可用薄荷、金银花、菊花等;风寒者,可用苏叶、藿香、佩兰、葱白各适量煎水做蒸气吸入。

(三) 针灸疗法

1. 体针 针刺尺泽、合谷、天突等穴。

2. 耳针 取咽喉、神门、平喘、肺等穴埋针或用王不留行籽贴压。

【预后与转归】

一般预后良好。部分患者因治疗不及时,可成为慢喉喑,小儿可致急喉风。

【预防与调护】

1. 锻炼身体,预防感冒。

2. 注意声带休息,避免用声过度。

3. 戒烟酒,少食辛辣炙煿之品,避免粉尘及有害化学气体的刺激。

第六节 慢 喉 瘖

慢喉瘖是以声音不扬,经久不愈,甚则嘶哑失音为主要表现的喉部疾病。西医学的慢性喉炎可参考本病辨证施治。

慢喉瘖又称"久喑""久无喑""久嗽声哑""久病失音"等。妊娠后期出现声音嘶哑或失音者,称为"子喑",或称"妊娠失音"。《黄帝内经》有不少关于慢喉瘖的记载。如《素问·宣明五气》曰:"五邪所乱……搏阴则为瘖。"认为邪气搏于阴,阴气受伤则为音哑。《景岳全书》卷二十八较全面地论述了慢喉瘖,在病因病机方面认为"五脏之病,皆能为喑",在辨证上认为"喑哑之病,当知虚实……虚者,其病在本,因内夺而喑也",在治疗上认为"凡病人久嗽声哑者,必由元气大伤,肺肾俱败,但宜补肺气,滋肾水、养金润燥,其声自出,或略加诃子,百药煎之类,兼收敛以治其标"。

【病因病机】

本病多由肺、脾、肾虚损而致。声音出于肺而根于肾。肺为气之主,脾为气之源,肾为气之根,肾精充沛,肺脾气旺,则声音清亮,反之可致声哑。

1. 肺肾阴虚　素体虚弱,劳累太过,或热病伤阴,以致肺肾阴亏,津液不足,无以上承,阴虚内热,虚火上炎,灼于喉而成喉瘖。

2. 肺脾气虚　过度发音、饮食劳倦,耗伤肺脾,或久病失调,肺脾气虚,气虚则声门鼓动无力,以致喉瘖。

3. 血瘀痰凝　咽喉病余邪未清,邪聚于喉;或过度发声,耗气伤阴,喉咙脉络受损而致血瘀痰凝,则声带肿胀不消,或形成小结、息肉。

【诊断与鉴别诊断】

(一) 诊断要点

1. 病史　多有急喉瘖反复发作史。

2. 症状　声音不扬,甚至嘶哑失音,经久不愈。

3. 检查　声带暗红、肥厚,有小结或息肉,声门闭合不良。

(二) 鉴别诊断

本病应与喉癣、喉菌等鉴别。

【治疗】

(一) 辨证论治

1. 肺肾阴虚

主证:声音低沉,发音费力,讲话不能持久,甚则声音嘶哑,午后尤甚,日久不愈,喉部微痛不适,干痒少痰,颧红唇赤,头晕耳鸣,虚烦少寐,腰膝酸软,手足心热;声带微红,边缘增厚;舌红、少苔,脉细数。

证候分析:肺肾阴虚,喉失濡养,而致声户开合不利,故见声音低沉,发音费力,甚则声哑;虚火客于喉咙,故喉部微痛不适,干痒少痰;肺肾阴虚,虚火上犯,故声带微红,边缘增厚,颧红唇赤,头晕耳鸣,虚烦少寐,腰膝酸软,手足心热,舌红、少苔,脉细数。

治法:滋养肺肾,降火开音。

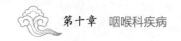

方药:百合固金汤加减,可加蝉蜕、千层纸。虚火明显者,加黄柏、知母以降火坚阴。若属咽喉干痒、咳嗽、燋热感为主的阴虚肺燥之证,可用养阴清肺汤加减。

2. 肺脾气虚

主证:声嘶日久,劳则加重,讲话费力,不能持久,少气懒言,倦怠乏力,纳呆便溏;声带闭合不良;唇舌淡红、舌体胖,苔白,脉虚弱。

证候分析:肺脾气虚,故讲话费力不能持久,声带松弛,闭合不良;劳则耗气,故声嘶日久,劳则加重;脾运不健,故少气懒言,倦怠乏力,纳呆便溏,唇舌淡红、舌体胖,苔白,脉虚弱。

治法:补益肺脾,益气开音。

方药:补中益气汤加减,可加诃子、千层纸。湿重痰多者,可加法半夏、茯苓、扁豆等。

3. 血瘀痰凝

主证:声嘶日久,讲话费力,喉内异物感,常清嗓,胸闷不舒;声带色暗,可有黏痰附着,或有小结、息肉;舌暗,脉涩。

证候分析:气血瘀滞,脉络不畅,故声带色暗;血瘀喉咙,声户开合失司,故声嘶较重,讲话费力;痰凝喉内,故有异物感,并有黏痰附于声带,常清嗓除痰;痰瘀互结,则可有小结、息肉;血瘀气滞,故见胸闷不舒,舌暗,脉涩。

治法:行气活血,化痰开音。

方药:会厌逐瘀汤加减,可加僵蚕、诃子、石菖蒲等。痰多者,加川贝母、瓜蒌仁、浮海石等。

(二) 外治法

1. 含法 含服铁笛丸等。

2. 手术 手术切除声带小结或息肉。

(三) 针灸疗法

1. 体针 取合谷、曲池、足三里、天突等。

2. 耳针 取咽喉、肺、扁桃体等,埋针或以王不留籽贴压。

3. 灸法 取合谷、足三里等悬灸,或直接灸。

【预后与转归】

一般预后良好。若治疗不当、劳倦过度,或发声方式不当,容易反复发作。

【预防与调护】

1. 防治急喉瘖是预防本病的关键。

2. 患病后注意休息,避免大声呼叫、长期用声。

3. 忌食辛辣、炙煿之品,戒烟酒。

第七节 喉 痈

喉痈是发生在咽喉及邻近部位的痈疮。以咽喉肿痛、吞咽困难,甚则呼吸困难为特征。根据发生部位而有不同的名称。生于喉关者称"喉关痈"或"骑关痈";生于喉底者称"里喉痈";生于颌下者称"颌下痈";生于会厌者称"会厌痈"。临床以喉关痈、会厌痈常见,多发于青壮年。里喉痈多见于小儿。西医学的扁桃体周脓肿、咽后壁脓肿、咽旁脓肿、会厌脓肿等可参考本病辨证施治。

喉痈的最早论述见于《五十二病方》，始称"嗌睢（疽）"。《黄帝内经》有"嗌痛""嗌肿""嗌塞""喉嗌中鸣"等病证的记载，部分可能涉及急喉风。《灵枢·痈疽》云："痈发于嗌中，名曰猛疽。猛疽不治，化为脓，脓不泻，塞咽，半日死。"明确指出喉痈可堵塞咽部，患者窒息而亡。"喉痈"作为病名首见于《诸病源候论》卷三十："六腑不和，血气不调，风邪客于喉间，为寒所折，气壅而不散，故结而成痈。"

【病因病机】

脏腑蕴热，复感外邪，内外热毒搏结，上蒸咽喉，热灼血肉，化腐为脓，脓毒流窜而成痈肿。

1. **风热侵犯**　风热侵犯，上犯咽喉，邪毒搏结不散，血热肉腐而为病。

2. **肺胃蕴热**　肺胃素有积热，复感外邪，入里化火，引动脏腑积热上攻，内外热毒搏结于咽喉，气血壅滞，化腐成脓。

3. **正虚邪滞**　火热邪毒灼损多日，加之清解攻伐，气阴两虚；或素体气血亏虚，正气不足，驱邪不力，邪滞咽喉，致痈肿难消。

【诊断与鉴别诊断】

由于发病部位不同，各种喉痈有其不同的症状特点及体征。

（一）喉关痈

1. 诊断要点

（1）病史：多有急乳蛾发作史。

（2）症状：急乳蛾三四日持续发热或加重，一侧咽痛剧烈，吞咽时尤甚，痛引耳窍，吞咽困难，口涎外溢，言语含糊，似口中含物，甚则张口困难，颌下臖核肿痛。

（3）检查：患侧喉关上方隆起，悬雍垂水肿，偏向对侧；或患侧喉关红肿，喉核被推向前下方。病程五六日者，患处红肿高突，触之有波动感，穿刺可抽吸出脓液。

2. 鉴别诊断　本病主要与乳蛾鉴别。

（二）会厌痈

1. 诊断要点

（1）病史：感受外邪、异物、外伤等病史。

（2）症状：起病急骤，咽喉剧痛，吞咽困难，张口流涎，言语含糊，甚则呼吸困难。

（3）检查：可有呼吸困难，口咽多无明显改变，会厌红肿如球状；若脓已形成，则局部隆起，或可见黄白脓点。

2. 鉴别诊断　本病应与喉白喉鉴别。

（三）里喉痈

1. 诊断要点

（1）病史：感受外邪、异物、外伤等病史。

（2）症状：多发生于小儿。发病较急，畏寒，高热，咳嗽，咽痛，吞咽困难，小儿吸奶时啼哭或呛逆，严重者可致呼吸困难。

（3）检查：喉底一侧隆起红肿；脓肿大者，可将患侧喉关向前推移。患侧颌下臖核压痛明显。影像学检查可协助诊断。

2. 鉴别诊断　本病应与口底化脓性蜂窝织炎鉴别。

（四）颌下痈

1. 诊断要点

（1）病史：发病前可有乳蛾、喉关痈或咽旁组织的外伤史等。

（2）症状：咽痛及颈部疼痛甚剧，吞咽困难，言语含糊，牙关紧闭，张口困难。可伴有高热恶寒、头痛乏力、食欲差等。

（3）检查：呈急性病容，下颌部肿胀、压痛，颈部僵直。患侧喉核及咽壁被推向咽腔中央，但喉核无红肿。颌下可有臖核。颈部 CT 或 B 超检查可显示脓肿的具体部位及大小。

2. 鉴别诊断　本病应与喉关痈、里喉痈及咽旁肿瘤鉴别。

【治疗】

（一）辨证论治

1. 风热侵犯

主证：发病初起，咽喉疼痛，一侧为甚，发热恶寒，头痛，全身不适，口干，咽痒咳嗽；喉关充血肿胀，触之稍硬，或颌下肿痛；舌红、苔薄黄，脉浮数。

证候分析：风热邪毒侵袭，热毒搏结于咽喉，脉络阻滞，故咽喉红肿疼痛；风热犯肺，肺气失宣，则发热恶寒，头痛，全身不适，口干，咽痒咳嗽，舌红、苔薄黄，脉浮数。

治法：清热解毒，疏风消肿。

方药：五味消毒饮加味，常加荆芥、连翘、白芷、板蓝根等。

2. 肺胃蕴热

主证：咽痛剧烈，痛引耳窍，吞咽困难，口涎外溢，或张口困难，言语不清，如口中含物，或咽喉阻塞，吸气难入；可伴高热，头痛，口臭口干，便结尿黄；患处红肿，触之有波动感，穿刺可抽出脓液，颌下臖核明显；舌红、苔黄厚，脉洪数有力。

证候分析：外邪入里，引动肺胃积热，火热邪毒搏结，气血壅盛，患处热盛肉腐化脓，故红肿疼痛剧烈；触之有波动感，为脓已成，故穿刺可抽出脓液；痈肿突起，喉关阻塞，故吞咽困难而口涎外溢、言语不清，甚或吸气难入；热毒波及牙关，则张口困难；胃腑热盛，故便结尿黄，舌红、苔黄厚，脉洪数有力。

治法：清热解毒，活血排脓。

方药：仙方活命饮加减，可加黄芩、蒲公英、败酱草等；便秘者加大黄。

若痰鸣气急、呼吸困难，按急喉风处理，必要时行气管切开术，以保持呼吸道通畅。

若热毒侵入营血，扰乱心神，出现高热烦躁、神昏谵语，应以清营凉血解毒为主，可用犀角地黄汤，并选加安宫牛黄丸、紫雪丹。

3. 正虚邪滞

主证：咽痛逐渐减轻，红肿始退，患处红肿不甚或溃口未愈合，身热已平，倦怠乏力，咽干口渴；舌红或淡红、苔薄黄而干，脉细数。

证候分析：热毒蕴积多日，饮食难进，气血生化乏源，加之治以清热解毒、排脓攻伐，耗气伤阴，正虚驱邪无力，余邪尚存，遂致诸症。

治法：益气养阴，清解余毒。

方药：托里消毒散加减。

（二）外治法

1. 吹药　冰硼散等吹至喉关红肿处。

2. 含服　如六神丸等。

3. 含漱　可用金银花、桔梗、甘草煎水或用内服中药渣再煎之药液，冷后频频含漱。

4. 雾化吸入　可用具有清热泻火、解毒利咽、消肿排脓的药物。

5. 外敷　颌下肿痛明显者,可用紫金锭或如意金黄散,以醋调敷。

6. 排脓　喉痈脓成之后,应及时排脓。先行穿刺抽脓,再切开排脓。里喉痈应采取仰卧头低位,并在做好抽吸痰液及气管切开器械准备下进行,以防脓肿突然破裂,脓液涌入气道,导致窒息。

（三）针灸疗法

1. 体针　咽喉肿痛甚者,针刺合谷、内庭、太冲等穴;张口困难者,针刺患侧颊车、地仓穴。

2. 针刺放血　痈肿未成脓时,用三棱针于局部黏膜浅刺5~6次,或用尖刀轻划使其出血;高热者可用三棱针刺少商、商阳或耳尖,每穴放血1~2滴。

（四）擒拿法

适用于喉痈咽喉肿塞、疼痛剧烈、汤水难入者。

【预后与转归】

本病及时治疗预后良好。极少数患者因体质虚弱或未及时有效治疗等,可伴发急喉风,或侵蚀破坏脉络导致大出血等。

【预防与调护】

1. 冷暖适宜,预防外邪侵袭。

2. 忌食辛辣炙煿、醇酒厚味。

3. 适当多饮水,注意休息。吞咽困难者,宜进半流食或流食。

4. 避免痈脓溃破,脓液溢出,堵塞气道。

【医案】

李王公主患喉痈数日,肿痛,饮食不下。才召到医官,言须针刀开口,方得溃破。公主闻用针刀,哭不肯治,痛逼水谷不入。忽有一草泽医曰:某不使刀针,只用笔头蘸药痈上,霎时便溃。公主喜,遂令召之。方两次上药,遂溃出脓血一盏余,便觉痛减,两日疮无事。今传其方:医云乃以针系笔心中,轻轻划破肿处,乃溃散耳。

（选自《续名医类案》卷十八）

第八节　急　喉　风

急喉风是以猝然吸气性呼吸困难为主要表现的咽喉部疾病。多伴咽喉肿痛,痰涎壅盛,语言难出,汤水难下,严重者可发生窒息死亡。西医学的急性喉阻塞可参考本病辨证施治。

本病又名"锁喉风""紧喉风""走马喉风"等。《脉经》卷四载:"病人肺绝,三日死,何以知之,口张但气出而不还。"这是类似于吸气性呼吸困难的较早记载。

【病因病机】

本病多由各种急性咽喉病（如喉痈、小儿急喉瘖、白喉、喉外伤、喉异物、喉头水肿）发展而成。其病机为痰热或风痰壅喉,阻塞气道。

1. 痰热壅喉　肺胃湿热,复感风热邪毒,或过食辛辣,或疫疠之邪侵袭,内外邪毒交结,炼液为痰,痰热壅结于咽喉而为病。

2. 风痰壅喉　素体虚弱,禀赋不足,风寒之邪乘虚袭肺,致肺失宣肃,津液不布,化为痰浊,风痰聚于咽喉而为病。

【诊断】

1. 病史　多有急喉痹、喉外伤、异物、白喉等病史。

2. 症状　突发吸气性呼吸困难,咽喉红肿疼痛,痰涎壅盛,语言难出,汤水难下。

3. 检查　吸气性呼吸困难,可见咽喉红肿,或肿物及异物阻塞。呼吸困难程度分为4度:

一度:安静时无呼吸困难,活动或哭闹时出现喉鸣及鼻翼扇动,胸骨上窝及锁骨上窝轻度凹陷。

二度:安静时亦出现呼吸困难及上述体征。

三度:除有二度症状和体征外,出现烦躁不安,自汗,三凹征(吸气时出现胸骨上窝、锁骨上窝及肋间隙凹陷),儿童甚则出现剑突下凹陷,称四凹征。

四度:除有三度症状和体征外,出现呼吸浅速,唇青面黑,额汗如珠,身汗如雨,甚则四肢厥冷,脉沉微欲绝,神昏,濒临窒息。

【治疗】

(一) 辨证论治

1. 痰热壅喉

主证:咽喉疼痛,吞咽不利,喉部紧缩感,出现吸气性呼吸困难,喉鸣,声音嘶哑或语言难出,痰涎壅盛,声如拽锯,甚至水浆难下,咳时可闻及哮吼音,憎寒壮热,或高热神烦,汗出如雨,口干欲饮,大便秘结,小便短赤;咽喉红肿,肿物或异物阻塞;舌红或绛、苔黄或腻,脉数。

证候分析:风热邪毒犯肺,炼液为痰,痰涎阻塞气道,故见吸气困难;咽喉肿胀,气道狭窄,故见喉鸣或哮吼声;邪客于喉,故声音嘶哑或语言难出;痰涎壅盛,阻于气道,故声似拽锯,甚至水浆难下;痰热壅盛,故憎寒壮热,或高热神烦,汗出如雨,口干欲饮,大便秘结,小便短赤,舌红或绛、苔黄或腻,脉数。

治法:清热解毒,祛痰开窍。

方药:清瘟败毒散加减。痰涎壅盛者,选加天竺黄、浙贝母、瓜蒌、葶苈子等;大便秘结者,可加大黄、芒硝等。可合用六神丸、雄黄解毒丸、紫雪丹、至宝丹等。

方解:犀角为主药(现以水牛角代),配伍玄参、生地黄、赤芍、牡丹皮以滋阴清热,凉血解毒,去血分之热,以黄连、黄芩、栀子、石膏、知母、连翘清热泻火解毒,去气分之热;桔梗、甘草宣通肺气而利咽喉。

2. 风痰壅喉

主证:猝然呼吸困难,痰涎壅盛,喉鸣如锯,声音不扬,吞咽不利,可有发热恶寒、头痛等;咽喉或会厌肿胀,声门狭窄,开合不利;舌苔白,脉浮紧。

证候分析:风寒袭肺,肺气不宣,痰浊凝聚于喉,声门狭窄,开合不利,故猝然呼吸困难,声音不扬,咽喉或会厌肿胀;痰涎增多,则喉鸣如锯;风寒侵袭故发热恶寒、头痛等,舌苔白,脉浮紧。

治法:祛风散寒,化痰消肿。

方药:六味汤加减,可加半夏、天南星、麻黄、桂枝等。若为寒水上泛所致急喉风,宜温阳利水,方用真武汤加减。

（二）外治法

1. 气管切开术　密切注意呼吸困难情况,针对病因,解除呼吸困难症状。如出现三度呼吸困难,应视病因行气管切开术;若出现四度呼吸困难,无论何种病因,立即行气管切开术,保持呼吸道通畅。

2. 雾化吸入或蒸气吸入　选用祛风散寒、化痰消肿或清热解毒药物吸入。

【预后与转归】

本病病情危急,变化迅速,甚至导致窒息死亡,故古人有"走马看喉风"之说。经积极治疗,多可控制症状,同时积极治疗原发病可以向好的方面转归。

【预防与调护】

1. 及早治疗各种咽喉疾病,避免咽喉异物,以免发展成本病。
2. 忌食辛辣肥甘之品,戒除烟酒,以防加重病情。
3. 密切观察病情变化,随时做好抢救的准备。
4. 尽量少活动,安静休息。
5. 气管切开后注意术后护理,保持室内空气湿润,确保气道通畅。

第九节　梅　核　气

梅核气是以咽喉异物感,如梅核梗阻,咯之不出,咽之不下为主要特征的疾病。本病多发于中年女性。西医学的喉异感症、咽神经官能症、癔症球等可参考本病辨证施治。

梅核气又名"梅核""梅核风""回食丹"等。《金匮要略·妇人杂病脉证并治》载:"妇人咽中如有炙脔,半夏厚朴汤主之。"此为治疗本病的最早记载。隋代《诸病源候论》卷三十九提出:"咽中如炙肉脔者,此是胸膈痰结,与气相搏,逆上咽喉之间,结聚,状如炙肉之脔也。"宋元时期《仁斋直指方》卷五首次提出"梅核气"的病名:"梅核气者,窒碍于咽喉之间,咯之不出,咽之不下,如梅核之状者是也。"并对本病的病因病机、治疗及调护等方面均有论述。明代对治疗本病积累了不少经验,如《普济方》卷六十二收集治疗本病方31首,《景岳全书》卷五十四提及的局方四七汤与宋元时期《仁斋直指方》《疮疡经验全书》中的四七汤药物相同,即半夏厚朴汤加大枣,有疏肝解郁、理气化痰的作用,是治疗本病的经典方剂。清代《疡医大全》卷十七提出治疗本病用噙化丸含服,补充了外治方法。

【病因病机】

多因情志所伤,肝失条达,肝气郁结而发病。

1. 肝郁气滞　情志抑郁,肝气郁结,气机阻滞,肝气上逆,郁滞咽喉,发为梅核气。
2. 痰气互结　思虑伤脾,或肝郁脾虚,以致津液不得输布,积聚成痰;痰气互结,循经上结咽喉,发为梅核气。

【诊断与鉴别诊断】

（一）诊断要点

1. 症状　多有情志不畅病史,咽部异物感、阻塞感,状如梅核、炙脔,咯之不出,咽之不下,但不碍饮食,无碍呼吸,症状轻重多与情志有关,情志不畅时加重。

2. 检查 咽部无异常。

(二) 鉴别诊断

本病应与慢喉痹、食管癌等鉴别(表10-1)。

表10-1 梅核气与慢喉痹、食管癌鉴别表

	梅核气	慢喉痹	食管癌
症状	咽内异物阻塞感,不碍饮食。症状轻重多与情志有关,多见于中年女性	咽内不适、异物感,常有咳咯动作,不碍饮食。症状轻重与情志无关	早期出现咽部异物阻塞感,后期可有吞咽困难、妨碍饮食。症状轻重与情志无关
体征	咽部无异常发现	咽黏膜充血,滤泡增生	食管镜检查或影像学检查可见食管肿物

【治疗】

(一) 辨证论治

1. 肝郁气滞

主证:自觉咽中如有异物梗阻,咯之不出,咽之不下,不碍饮食,常抑郁多疑,胸胁胀满,心烦易怒,喜太息;咽喉无异常发现;舌淡红、苔薄白,脉弦。

证候分析:情志抑郁,肝气郁结,疏泄失常,气机阻滞,上结于咽喉,故咽中如有异物梗阻;无形之气结,故吐之不出,咽之不下;肝郁不舒,则抑郁多疑,胸胁胀满,心烦易怒,喜太息,舌淡红、苔薄白,脉弦。

治法:疏肝理气,散结解郁。

方药:逍遥散加减,可加用香附、紫苏梗等。烦躁易怒、头痛不适、口苦口干者,可加牡丹皮、栀子;失眠者,可加合欢花、酸枣仁、五味子、首乌藤等;情志抑郁明显者,可配合越鞠丸。

方解:柴胡疏肝解郁;薄荷、生姜辛温芳香,助柴胡疏肝;当归、白芍补血柔肝;白术、茯苓健脾祛湿;甘草益气补中、调和诸药。

2. 痰气互结

主证:咽中异物感,痰多不爽,脘腹胀满,肢倦,纳呆嗳气;舌淡胖、苔白腻,脉弦滑。

证候分析:肝郁脾虚,脾失健运,聚湿生痰,痰气互结于咽喉而致异物感,咳痰不爽;痰湿困脾,则肢倦纳呆、脘腹胀满;肝脾不和,胃气上逆,则嗳气,舌淡红、苔白腻,脉弦滑。

治法:行气导滞,祛痰散结。

方药:半夏厚朴汤加减。多疑多虑者,可合用甘麦大枣汤;胸闷痰多者,加陈皮、瓜蒌子、薤白;纳呆、苔白腻者,加砂仁、陈皮;脾虚明显者,可合用四君子汤加减;兼气滞血瘀者,可用桃红四物汤合二陈汤。

方解:半夏、生姜辛以散结,苦以降逆;厚朴行气导滞;茯苓佐半夏以利饮除痰;苏梗疏通郁气。

(二) 外治法

含服:可选用有利咽化痰作用的含片。

(三) 针灸疗法

1. 体针 取肝经穴位,如行间、太冲,局部取天突、廉泉、人迎。胸胁胀满者,配章门、膻中、气海;多虑多疑、少寐心烦者,配内关、劳宫、神门;纳呆脘痞者,配足三里、中脘等。

2. 灸法 取膻中、中脘、脾俞、气海、肾俞等灸治。

3. 穴位注射 于天突、廉泉、人迎、肝俞、阳陵泉、内关,每次选1~2穴注射。

4. 埋线法 可选天突、廉泉、气海等穴位埋线治疗。

5. 耳针 取咽喉、肺、肝胆、心、脾、内分泌、神门为主,可用耳针针刺,亦可用王不留行籽贴压。

(四)按摩疗法

取天突、廉泉、人迎、行间、太冲等穴,施以按、压、揉、推等手法。

【预后与转归】

预后良好。若性情忧虑抑郁者,则较难治愈。

【预防与调护】

1. 了解患者的思想情绪,细心开导,排除患者的思想顾虑,增强其战胜疾病的信心。

2. 避免精神刺激,保持心情舒畅。

3. 忌食煎炒炙煿、辛辣食物,戒除烟酒。

第十节 喉 咳

喉咳是以阵发性咽喉干痒,咳嗽无痰,或少痰、或咽异物感为主要特征的咽喉病。西医学鼻、咽、喉等部位疾病所致的咳嗽可参考本病辨证施治。

该病名首见于《中医临床诊疗术语·疾病部分》。《干氏耳鼻咽喉口腔科学》所载的"喉源性咳嗽"与此相同。

【病因病机】

喉咳与肺、脾、肝、肾功能失调关系密切,为本虚标实之病,常寒热错杂、虚实互见。

1. 风邪犯肺 风邪外袭,肺失宣肃,邪壅咽喉而发病。

2. 脾虚痰浊 脾气虚弱,运化失职,聚湿生痰,痰浊壅喉而为病。

3. 阴虚火旺 外邪入久伤阴,阴虚火旺,上灼咽喉,或素体阴虚,复感外邪,虚火上灼,咽失濡养而发病。

4. 禀质特异 禀赋不足,易受外邪所犯,阴阳失调,内虚外邪相合,久滞咽喉而发病。

【诊断与鉴别诊断】

(一)诊断要点

1. 病史 多有外感史。

2. 症状 阵发性咽痒咳嗽,干咳无痰或少痰,或有异物阻塞感。

3. 检查 咽部黏膜无异常,或见咽喉黏膜微红,轻度肿胀。

(二)鉴别诊断

本病应与喉痹、梅核气等疾病鉴别。

【治疗】

(一)辨证论治

1. 风邪犯肺

主证:咽喉干痒,痒如蚁行,痒即作咳,无痰或少痰,咳甚则声嘶,可兼有恶风发热,鼻流清涕,痰稀量少;舌淡红、苔薄黄或薄白,脉浮。

证候分析:风邪犯肺,先及咽喉。肺失清肃,故咽痒咳嗽,鼻流清涕,痰稀量少;声门开合不利,故声嘶;感受风邪,则舌淡红、苔薄黄或薄白,脉浮。

治法:疏风散邪,利咽止咳。

方药:六味汤加减,可合用止嗽散。风寒兼喘者,加麻黄、白前;风热者,加桑叶、菊花。

2. 脾虚痰浊

主证:咽痒不舒,痒即作咳,咳声短促,咳痰黏稠,频频清嗓,发音不能持久或声嘶,劳则加重,神疲乏力,少气懒言,纳呆便溏,胸闷脘痞;舌淡胖有齿痕、苔白或腻,脉细弱。

证候分析:脾气虚弱,运化失司,湿聚生痰,痰阻气道,故见咽痒作咳,咳声短促,咳痰黏稠,频频清嗓;脾气虚弱,故神疲乏力,少气懒言,纳呆便溏,胸闷脘痞,舌淡胖有齿痕、苔白或腻,脉细弱。

治法:健脾化痰,利咽止咳。

方药:六君子汤加减。咽痒甚者,加防风、僵蚕、地龙等;气虚重者,加黄芪、怀山药等。

3. 阴虚火旺

主证:咽喉发痒微痛,饮水则舒,多言则咳,无痰或少痰,可伴声嘶,夜间尤甚,神疲消瘦,面部潮红,五心烦热,腰酸腿软;舌红、苔少,脉细数。

证候分析:肺阴亏虚,虚火上炎,故咽喉发痒微痛,饮水则舒,多言则咳,无痰或少痰;声门开户不利,故声嘶;肺肾阴亏,故神疲消瘦,面部潮红,五心烦热,腰酸腿软,舌红、苔少,脉细数。

治法:滋阴降火,润喉止咳。

方药:百合固金汤合贝母瓜蒌散加减。咳甚者,可加五味子、乌梅、诃子肉等;腰膝酸软者,可加枸杞子、黄精、女贞子、制首乌等;咳而遗尿者,可加狗脊、续断等。

方解:百合固金汤滋养肺肾阴液,清降虚火;贝母瓜蒌散润肺化痰止咳。

4. 禀质特异

主证:每遇风遇冷,或受异气刺激,咳嗽即发,呈阵发性咽痒干咳,甚则呛咳作呕、遗尿,可伴畏风怕冷、气短懒言等;舌淡、苔薄白,脉弱。

证候分析:禀质特异,吸入异气以致肺气上逆,呛咳不止;邪滞喉间则咽痒干咳,甚则咳而作呕、遗尿;卫表不固,营卫失调,驱邪乏力,故畏风怕冷;肺气虚损,故气短懒言,舌淡、苔薄白,脉弱。

治法:益气固表,祛风止咳。

方药:玉屏风散合麻黄汤加减。肺气虚甚者,可加党参、怀山药等;肾气虚者,可加补骨脂、蛤蚧、核桃仁等。

方解:玉屏风散益气固表,麻黄汤祛风止咳。

(二) 外治法

1. 含漱法 用有疏风解毒、行气化痰、利咽止咳之功的中药煎水含漱。

2. 含服 可含服疏风化痰、利咽止咳含片。

3. 雾化吸入法 选择疏风化痰、利咽止咳中药液。

(三) 针灸疗法

1. 体针 选合谷、列缺、照海、肺俞、太渊、太溪为主穴,以足三里、大椎、丰隆、脾俞、风门、天突、定喘为配穴,根据病情选用补法或泻法。

2. 灸法 选大椎、合谷、足三里、三阴交、气海、关元、肺俞、肾俞等穴,悬灸或隔姜灸。

3. 耳针 可选咽喉、肺、肝、气管、神门等穴。

4. 穴位贴敷　可用白芥子、延胡索、甘遂、细辛、艾叶、附子研粉贴敷于大椎、风门、肺俞、天突、膻中、肾俞等穴。

【预后与转归】

本病一般预后较好,但易反复发作。

【预防与调护】

1. 戒烟酒、辛辣肥甘厚味及海腥食物。
2. 避免接触异气。
3. 忌滥用糖浆制剂,避免成瘾。

第十一节　鼾　眠

鼾眠是以睡眠鼾声过大,气息滞涩不利,呼吸时有停止为主要特征的疾病。以中老年肥胖人群多见。西医学的睡眠呼吸暂停低通气综合征可参考本病辨证施治。

鼾声的最早描述见于《素问·逆调论》"起居如故而息有音者",指睡眠中鼾声。《伤寒论·辨太阳病脉证并治》曰:"风温为病,脉阴阳俱浮,自汗出,身重,多眠睡,鼻息必鼾,语言难出。"在此指风温病的一个症状。《诸病源候论》卷三十一载:"鼾眠者,眠里喉咽间有声也。人喉咙气上下也,气血若调,虽瘖瘝不妨宣畅;气有不和,则冲击咽喉而作声也。其有肥人眠作声者,但肥人气血沉厚,迫隘喉间,涩而不利亦作声。"将鼾眠作为疾病论述,并提出病名、易发病人群、主要症状及病因病机。

【病因病机】

本病由于气道阻塞,气息出入受阻所致,可分虚实两类。实证多因痰瘀互结,阻塞气道所致;虚证多因脏腑气虚,宗气下陷所致。

1. 痰瘀互结　过食肥甘厚味或嗜烟酒,损伤脾胃,运化失司,水湿停聚,湿聚成痰,痰浊结聚,气机受阻,脉络壅塞,气血不畅,瘀血停聚,痰瘀互结,阻塞气道,气息出入不利而为病。

2. 肺脾气虚　饮食不节,损伤脾胃,化源不足,肌肉失养,松弛无力;或久病伤肺,肺气不足,致肺脾气虚,清阳不升,宗气下陷,气道肌肉弛张无力,气息出入受阻而为病。

【诊断】

1. 病史　多见于中老年肥胖人群。儿童多有鼻及咽部疾病史。

2. 症状　夜间睡眠打鼾,反复呼吸暂停,常因胸闷憋气而醒,躁动多梦,寐而不沉;白天倦怠乏力,头昏头痛,嗜睡健忘,咽干及异物感,儿童生长发育迟缓等。

3. 检查

(1)鼻腔:或见鼻中隔偏曲、鼻甲肥大、鼻息肉。

(2)咽腔:腭扁桃体肥大,软腭、咽侧壁、舌根肥厚,咽腔狭窄,咽扁桃体肥大。

4. 辅助检查　纤维鼻咽镜或电子鼻咽镜、影像学检查有助于评估上气道阻塞部位及原因。多导睡眠图(polysomnography,PSG)可了解睡眠呼吸暂停及缺氧程度,并了解呼吸暂停的性质。

【治疗】

（一）辨证论治

1. 痰瘀互结

主证：睡眠打鼾，鼾声过响，张口呼吸，胸闷憋气，或经常憋醒，甚则白天嗜睡，形体肥胖，痰多，恶心纳呆，头重身困；唇暗，舌淡胖有齿痕或有瘀斑、苔腻，脉滑。

证候分析：痰浊结聚，壅阻气道而作鼾；痰浊阻肺，脉络瘀滞，痰湿壅遏气道，迫隘喉咽，致气息出入不畅，涩而不利，鼾声过响，甚则憋气，呼吸暂停；痰瘀蒙蔽清窍，清阳郁遏，故嗜睡，头重身困；痰瘀互结，气机不利，故胸闷痰多，恶心纳呆，唇暗，舌淡胖或瘀斑、苔腻，脉滑。

治法：祛痰化湿，行气活血。

方药：导痰汤合桃红四物汤加减。

方解：半夏、制南星燥湿化痰；陈皮、枳实行气消痰；茯苓健脾利湿；桃仁、红花、当归、赤芍、川芎活血祛瘀，疏利气机；甘草调和诸药。

2. 肺脾气虚

主证：眠时打鼾，甚或反复呼吸暂停，胸闷憋气，神疲乏力，嗜睡，或动则气促，头昏健忘，形体虚胖，食少便溏，夜尿频繁，小儿可见遗尿、发育迟缓；舌淡、苔白，脉细弱。

证候分析：脾气虚则营血化生不足，肌肉失养则松弛无力，气道狭窄，气息受阻，故眠时打鼾或呼吸暂停；肺气虚弱，宗气下陷，故胸闷憋气，神疲乏力，嗜睡，动则气促；肺脾气虚及肾，故夜尿频繁，小儿可见遗尿、发育迟缓；肺脾气虚，故形体虚胖，食少便溏，舌淡、苔白，脉细弱。

治法：健脾益气，升清开窍。

方药：补中益气汤加减。

（二）外治法

1. 扁桃体烙治或啄治法　主要用于腭扁桃体过度肥大者。

2. 气道持续正压通气　是目前应用较为广泛且有效的方法之一。通过仪器，在患者睡眠时持续向气道增加正压气流，维持气道通畅，改善睡眠状况。

3. 手术治疗　对病因确切的鼻腔、鼻咽、口咽、喉咽等处组织结构异常或咽部肌肉松弛者，可手术治疗。如鼻息肉切除术、鼻中隔矫正术、下鼻甲部分切除术、咽扁桃体或扁桃体切除术、悬雍垂腭咽成形术（UPPP）、口腔矫治术等。

（三）针灸疗法

主穴选择百会、足三里、合谷、三阴交、阴陵泉等，配穴可选丰隆、照海、肺俞、太渊等。

【预后与转归】

青少年患者打鼾病因多较明确，积极治疗原发病，辅以中医治疗，一般预后良好；青少年重度打鼾患者，若不积极治疗，可影响生长发育和智力。老年重度打鼾患者，若不积极治疗，可引起多种并发症，甚至睡眠中猝死。

【预防与调护】

1. 控制饮食，戒除烟酒，少食肥甘厚味之品。增加运动，减轻体重。

2. 养成侧卧位睡眠习惯，减少舌根后坠，改善上气道通气状态。

3. 积极防治外感及鼻部、咽部、口腔慢性疾病，减少上气道阻塞因素。

> **知识拓展**
>
> 儿童鼾症的病因、临床表现及危害
>
> 　　儿童鼾症最主要的病因是鼻腔炎症及咽部淋巴组织肥大(即咽扁桃体和扁桃体肥大)。儿童鼾症好发年龄为 3~5 岁,在这一年龄段,扁桃体和咽扁桃体相对较大,上呼吸道狭窄也最为明显。在咽扁桃体及扁桃体手术后,大部分患儿症状明显改善。
>
> 　　儿童鼾症严重者可成为睡眠呼吸暂停低通气综合征,临床表现为睡眠相关性呼吸困难、张口呼吸、打鼾、呼吸暂停、睡眠不安、异常体位、遗尿、反复上呼吸道感染、行为异常、学习困难、咽扁桃体面容、鸡胸、认知障碍,并经常出现反叛和攻击行为等,还可以引起其他组织和器官病变,如分泌性中耳炎、鼻炎、鼻窦炎、气管炎等。
>
> 　　因儿童正处于生长发育时期,促进儿童生长发育的生长激素主要在夜间深睡眠时分泌,故良好的睡眠是大脑和身体生长发育的基本条件。而长期睡眠呼吸暂停低通气综合征导致的慢性缺氧严重影响儿童生长发育,可致患儿生长发育迟缓,因此,儿童鼾症不能轻视。

第十二节　喉　癣

　　喉癣是以咽喉干痒,溃烂疼痛,腐衣叠生,形似苔藓为主要特征的疾病,多继发于阴虚劳损及肺痨,以中年发病为主,目前已较少见。西医学的咽结核、喉结核等可参考本病辨证施治。

　　本病在唐宋以前的记载中多以"尸咽""尸虫""咽喉生疮"等名称出现。明代医家始称本病为"喉癣"。《景岳全书》卷二十八在喉癣证中指出:"凡阴虚劳损之人多有此病,其证则满喉生疮红痛,久不能愈,此实水亏虚火证也。"治疗以滋补真阴为主,不可用退热清火之法。清代《杂病源流犀烛》卷二十四对喉癣证候做了形象的描述:"喉癣,肺热也,喉间生红丝,如哥窑纹,又如秋海棠叶背纹,干燥而痒,阻碍饮食。"

【病因病机】

　　1. 气阴两伤　素体虚弱,或嗜欲无度,忧思劳倦,耗伤气阴,体虚痨虫入侵,蚀咽损喉而发病。

　　2. 肺肾阴虚　肺肾素虚,痨虫乘虚蚀肺,病久阴液耗损,咽喉失养,虚火上炎,灼腐咽喉而发病。

【诊断与鉴别诊断】

(一) 诊断要点

　　1. 病史　多有肺痨(肺结核)病史。

　　2. 症状　咽喉干燥疼痛,如有芒刺,吞咽时尤甚,甚则吞咽困难,或有声嘶;可有咳嗽、咳痰不爽、潮热盗汗、低热等全身症状。

　　3. 检查　咽喉溃烂,边缘参差不齐,上覆灰黄色污秽腐物。肺部影像学检查可见粟粒型或浸润型肺结核特征。细菌学检查、病理检查等有助于明确诊断。

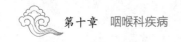

（二）鉴别诊断

本病应与虚火喉痹、慢喉喑、喉菌等鉴别。

【治疗】

以"滋补""杀虫"为治疗原则,即益气生津、滋阴降火、养血润燥,兼以杀虫。

（一）辨证论治

1. 气阴两伤

主证:咽干灼痛,痰中带血,声音嘶哑,语声低怯,咳嗽无力,气短乏力,唇红颧赤,潮热盗汗,形体消瘦;咽喉苍白或淡红,或有溃疡,边缘不齐;舌红、少苔,脉细数。

证候分析:体虚瘵虫入侵,蚀咽损喉,阴虚生内热,虚火上炎,故咽干灼痛,痰中带血,声音嘶哑;气阴亏虚,咽喉失养,则咽喉苍白或淡红,咽喉溃疡,边缘不齐;气阴两伤,故气短乏力;阴虚火旺,虚火灼肺,故咳嗽,唇红颧赤,潮热盗汗,舌红、少苔,脉细数。

治法:益气养阴,生津润肺。

方药:四君子汤合养阴清肺汤加减,可加百部等。潮热甚者,加地骨皮、黄柏;咳血甚者,可加白及、侧柏叶、茜草根等。

方解:四君子汤益气健脾,养阴清肺汤养阴润肺。

2. 肺肾阴虚

主证:咽喉刺痛,灼热干燥,声嘶或失音,咳痰稠黄带血,日久不愈,头晕耳鸣,午后颧红,潮热盗汗,心烦失眠,手足心热;咽喉溃烂深陷,边缘呈鼠咬状,上覆灰黄色假膜,叠若虾皮;舌红少津,脉细数。

证候分析:肺肾素虚,或病久阴液耗损,虚火上炎,咽喉失养,故咽喉刺痛,灼热干燥,声嘶或失音;虚火灼伤肺络,则咳痰稠黄带血;瘵虫蚀肺,灼腐咽喉,则咽喉溃烂,边如鼠咬,叠若虾皮;阴虚火旺,则头晕耳鸣,午后颧红,潮热盗汗,心烦失眠,手足心热,舌红少津,脉细数。

治法:滋养肺肾,润燥利咽。

方药:月华丸加减。亦可选用百合固金汤加减。

方解:生地、熟地、天门冬、麦门冬、沙参润肺滋肾;百部、川贝母、獭肝杀虫润肺止咳;阿胶、三七养血止血;茯苓、山药健脾益气。

（二）外治法

1. 含漱　选用养阴清热、祛腐解毒作用的中药煎水含漱,如大青叶、黄芩、蔷薇根皮等。

2. 吹药　选用祛腐生肌、解毒止痛的中药散剂喷于患部,如冰硼散、锡类散等。

3. 含服　选用养阴清热、解毒利咽的含片。

4. 雾化吸入　选用养阴清热、解毒利咽的中药液。

（三）针灸疗法

体针:局部可取人迎、水突、廉泉穴,远端可取足三里、三阴交穴。元气伤者,可加肺俞、脾俞、肾俞、膈俞等穴。

【预后与转归】

如发现较早,病变范围较小,治疗及时,预后较好;若治疗不及时,或身体状况较差,则预后不良。如溃疡坏死深陷,假膜叠阻喉窍,可出现呼吸困难。

【预防与调护】

1. 锻炼身体,增强体质,防治肺痨;患病后应隔离治疗,避免传染。
2. 注意检查肺痨患者咽喉部,以尽早发现喉癣,及时治疗。
3. 饮食清淡,忌食辛辣炙煿等刺激性食物;声嘶者应注意禁声休息。
4. 保持室内空气流通,定期进行室内空气消毒。

第十三节 咽喉损伤

咽喉损伤指各种内外暴力导致的咽喉机械性、腐蚀性损伤,前者以喉的损伤多见,后者常造成咽喉腔及食管灼伤。西医学的喉外伤可参考本病辨证施治。

明代王肯堂《证治准绳》有对咽喉割伤用手术缝合的记载,其后医家如陈实功、易方等,对咽喉刺伤、烫伤等进行论述,补充了多种内外治法。

【病因病机】

1. 气滞血瘀 咽喉外伤,脉络受损,血溢脉外而出血或皮下瘀血。
2. 热毒壅盛 络脉损伤染毒,日久化热,以致热毒壅盛。

【诊断与鉴别诊断】

(一) 诊断要点

1. 病史 有明确的咽喉外伤史。
2. 症状 咽喉部疼痛,吞咽困难,声音嘶哑或失音,咯血及呼吸困难等。
3. 检查 颈部皮下瘀血肿痛,或有气肿;颈部创口出血。喉镜下多见咽或喉黏膜血肿、破损、出血,声带活动受限或瘫痪,杓状软骨脱位,喉气管软骨骨折、移位等。影像学检查可协助诊断。

(二) 鉴别诊断

本病主要鉴别是否同时存在邻近部位(如食管、气管、颈椎)损伤及精细区分软骨组织、神经血管的损伤。

【治疗】

(一) 辨证论治

1. 气滞血瘀

主证:咽喉疼痛,皮下瘀血或出血,声嘶,呼吸困难;舌红、少苔,脉弦。

证候分析:咽喉受伤,损伤脉络,血溢脉外,则出血或皮下瘀血;局部肿胀,脉络不通,气道受阻,则咽喉疼痛,呼吸困难,讲话声嘶。

治法:行气活血,化瘀止痛。

方药:桃红四物汤加减。出血明显者,加栀子炭、三七、荆芥炭、地榆炭之类;声嘶明显者,加蝉蜕、千层纸。

2. 热毒壅盛

主证:咽喉红肿疼痛,吞咽障碍,或有声音嘶哑,伴口渴,大便干结;舌红、苔黄厚,脉洪滑数。

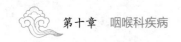

证候分析：咽喉外伤，损伤脉络，复感邪毒，故咽喉红肿疼痛，吞咽障碍；邪毒壅盛，则大便干结，舌红、苔黄厚，脉洪滑数。

治法：清热解毒，利咽止痛。

方药：清咽利膈汤加减。血瘀甚者，加当归尾、赤芍、桃仁、红花。

（二）外治法

1. 清创缝合　局部皮肉破损且伤口污染者，用大量3%过氧化氢溶液冲洗，再用生理盐水冲洗后缝合。

2. 止血　局部创口出血者，采用局部压迫、结扎止血。

3. 外敷　局部无创口者，早期可冷敷，24小时后改热敷。

【预后与转归】

一般预后良好；若局部损伤严重，则可能导致并发症与后遗症；若损伤气管或出血较多，可能危及生命。

【预防与调护】

1. 加强自我保护，预防伤害发生。

2. 密切注意患者呼吸情况，必要时行气管切开术，以保证呼吸道通畅。

3. 损伤较轻者，应进流食或半流食，以免加重局部损伤；损伤较重者，应早期禁食，采用鼻饲，促进伤口愈合；咽喉烫伤早期，可给予清凉饮料及口含冰块，以减轻咽部疼痛。

第十四节　咽喉异物

咽喉异物指各种异物梗于咽喉所致的疾病。西医学的咽异物、喉异物可参考本病辨证施治。

晋代《肘后备急方》卷六论及"诸杂物鲠喉"，计有骨、钗、钉、箭头、金针和钱币等杂物，并载有"治卒诸杂物鲠不下方"及外治法：用绳系住嚼柔的薤白，手持绳端，令患者吞下薤白至鲠处，然后使异物随薤白拉出。这是早期的咽喉异物取出法。唐代《备急千金要方》称为"诸哽"，并论及多种取出方法，其中有用磁石取咽喉铁针之法，有食薤菜使金属异物通过排便排出的方法。《外台秘要》卷八记录了用小羊喉管取钩异物之法，减少了异物对人体的伤害。金代《儒门事亲》卷七记录了成功取出小儿咽部钱币的病例，该书卷五还提及防止异物致创口感染的问题。

【病因病机】

多因饮食不慎或误吞，致异物梗于咽喉而为病。若异物损伤之后，邪毒乘虚而入，可致咽喉红肿、腐烂、化脓。

【诊断与鉴别诊断】

（一）诊断要点

1. 病史　有异物误入咽喉史。

2. 症状　咽喉刺痛及异物感，或有吞咽困难，剧烈咳嗽，甚则喘鸣，不同程度的呼吸困难等。

3. 检查 一般用压舌板、间接喉镜或电子喉镜检查可见异物。影像学检查可协助诊断。

（二）鉴别诊断

本病应与食管、气管异物鉴别。

【治疗】

以及时取出异物为基本原则，根据异物所在部位，采取不同外治法。如黏膜损伤，复感邪毒，可配合内治法。

（一）外治法

及时取出异物。咽、扁桃体异物，可用镊子取出；下咽及喉异物可在间接喉镜或直接喉镜下取出。

（二）内治法

咽喉异物损伤黏膜，引起红肿疼痛者，在取出异物后，可予清热解毒、消肿止痛中药，如五味消毒饮加减。

【预后与转归】

如能及时取出异物，预后良好。如异物滞留较久，可致严重并发症。

【预防与调护】

1. 进食时切勿谈笑，以免异物误入。

2. 异物梗喉后，立即到医院就诊，不要自行强吞下咽馒头、米饭等，也不要自行用竹筷等拨挑，避免异物深入或加重损伤。

3. 咽部黏膜损伤者，宜进食冷流食；食管异物应立即禁食。

第十五节 咽 喉 瘤

咽喉瘤指发生于咽喉部的良性肿瘤。以咽部异物感，或声音嘶哑，甚至失音为主要症状，肿瘤较大者，可出现喘鸣及呼吸困难。临床上将发生于咽部者称"咽瘤"，发生于喉部者称"喉瘤"。西医学的咽喉部良性肿瘤可参考本病辨证施治。

喉瘤一病，在《疮疡经验全书》卷一中已有记载："喉瘤生于喉间两傍，或单或双，形如圆眼大，血丝相裹如瘤，故名之。此症肺经受热，多语损气，或怒中高喊，或诵读太急，或多饮烧酎酒，或多啖炙煿物，犯之即痛。"指出了本病的临床表现和病因。清代喉科专著《图注喉科指掌》卷四记载："此症因恼怒伤肝，或迎风高叫，或本源不足，或诵读太急，以致气血相凝，生于关内，不时而发。"对本病的生长部位、临床表现、病因病机等都有大致相同的论述，其所指的喉瘤，是生长于咽部的良性肿瘤。

【病因病机】

发病与体内外的多种致病因素有关，其中与肝、肺功能失健关系较大，病机如下：

1. 肝郁血瘀 情志不舒，精神抑郁，肝气郁结，肝失疏泄，气机阻滞不畅，久则气滞血瘀，阻塞脉络，日积月累，渐成肿块。

2. 肺热痰凝 肺经受热，肺阴耗伤，肺之气机不利，肺气肃降和通调水道功能障

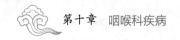

碍,以致水液内停,痰浊内生,营卫气血运行受阻,痰浊与热邪相结,久滞经络,逐渐积结成瘤。

【诊断与鉴别诊断】

（一）诊断要点

1. 症状　咽瘤可无明显症状,或有咽异物感、痒感。喉瘤多以声音嘶哑或失音为主要症状,伴刺激性咳嗽及喉异物感,甚者喘鸣或呼吸困难。

2. 检查　咽瘤多发生于悬雍垂、腭弓、软腭缘及腭扁桃体表面等处;喉瘤多发生于声门区,喉瘤有蒂者可随呼吸气流而上下活动。病理组织学检查有助于明确诊断。

（二）鉴别诊断

本病应与咽喉菌鉴别。

【治疗】

（一）辨证论治

1. 肝郁血瘀

主证:咽喉异物感,或声音嘶哑,讲话费力,甚则失音或呼吸不畅,可伴口苦咽干,头晕目眩,脘腹胀满;咽喉部瘤体色暗红;舌暗红,舌尖边或有瘀点,苔黄,脉弦。

证候分析:肝气郁结,久则气滞血瘀,阻塞脉络,结聚成块,梗于咽喉,则有异物感,声嘶,失音,呼吸不畅;肝郁化火,则口苦咽干,头晕目眩;肝气郁结,气机不畅,则脘腹胀满,舌暗红,有瘀点,脉弦。

治法:疏肝解郁,活血散结。

方药:丹栀逍遥散加减,可加香附、乌药。血瘀甚者,酌加桃仁、泽兰、水蛭;气血痰浊互结者,酌加法半夏、制南星、瓜蒌仁、浙贝母等。亦可用会厌逐瘀汤加减。

2. 肺热痰凝

主证:咽喉异物感,咽痒咳嗽,或吞咽不利,或声嘶、失音,甚则气喘痰鸣,胸满;咽喉部瘤体色淡红或灰白;舌红、苔白或黄而腻,脉滑或滑数。

证候分析:肺经受热,清肃失常,痰浊内生,阻塞脉络,久聚成块,则咽喉异物感,咽痒咳嗽,声嘶、失音,气喘痰鸣;痰湿结聚,则胸满;痰湿夹热,故舌红、苔白或黄而腻,脉滑或滑数。

治法:清热宣肺,化痰散结。

方药:清气化痰丸加减,可加猫爪草、山慈菇等。痰涎较多者,酌加葶苈子、昆布、海藻、天竺黄。

（二）外治法

1. 烙治法　适于咽瘤较小者,烙治后可用鸦胆子油抹擦,以防复发。

2. 手术切除　根据瘤体的部位及大小采用不同手术方法切除。

【预后与转归】

本病一般预后良好,但可复发,成人喉部乳头状瘤有癌变的倾向,儿童喉部乳头状瘤极易复发,若蔓延至气管,可阻塞气道,危及生命。

【预防与调护】

1. 注意饮食调节,避免过食辛辣炙煿之品,戒烟酒,忌食发霉食品。

2. 喉瘤注意声带休息。

3. 开展肿瘤普查,早期诊治,定期复查,以防癌变。

第十六节 咽 喉 菌

咽喉菌是以咽异物感,声音嘶哑,咳痰带血,颈部恶核,甚至呼吸困难为主要表现的咽喉部恶性肿瘤。发生于咽部者称咽菌,发生于喉部者称喉菌。西医学的咽部恶性肿瘤、喉癌等可参考本病辨证施治。

清代始有喉菌专著论述,如《尤氏喉科秘书·咽喉脉证通论·喉菌》说:"此证因食膏粱炙煿,厚味过多,热毒积于心脾二经,上蒸于喉,结成如菌,面厚色紫,软如猪肺,或微痛,或木而不痛,梗塞喉间,饮食有碍。"对喉菌病因及症状有较全面的论述。

【病因病机】

咽喉菌的发生与体内外各种致病因素有关,如情志不遂、饮食所伤、不良嗜好等,以致邪毒乘虚侵入,肺、肝、脾、胃等脏腑功能失健,病机如下:

1. **肺胃热盛** 长期过食辛辣炙煿之品,或肺经素有郁热,复感邪毒;或年老体虚,为邪毒所犯,内外邪毒蕴结肺胃,循经上壅咽喉,灼津成痰,痰热交结,久则积聚成菌。

2. **肝气郁结** 情志不遂,愠怒气郁,肝失疏泄,气机不畅,横逆犯脾,脾失健运,聚湿成痰,痰瘀互结,凝聚成块;若气郁化火,火毒结聚,灼伤脉络,则致肿块溃破腐烂出血。

3. **痰浊结聚** 饮食不洁或不节,脾胃受伤,运化失健,水湿内停,痰浊内生,阻滞脉络,久则气血痰浊凝聚成肿块。

【诊断与鉴别诊断】

(一)诊断要点

1. **病史** 多有长期嗜烟酒史。

2. **症状** 咽菌初期仅有咽部不适,随着肿瘤渐大,出现吞咽不利,如有物梗阻,咽喉疼痛,或张口困难,痰中带血,严重者可有呼吸困难;喉菌多以声音嘶哑为主,逐渐加重,咳痰带血,咽喉堵塞疼痛,随肿瘤渐大,可致吸气困难,甚至窒息死亡。

3. **检查**

(1)咽菌:可见肿物呈菜花样,表面布有血丝,或见肿物溃烂,有污秽分泌物附着,颈部可有恶核。

(2)喉菌:喉镜检查可发现会厌喉面或声带或室带有肿物,肿物呈菜花样或菌样突起,或溃烂有污秽分泌物附着,颈部可有恶核。影像学检查可协助诊断。

(3)咽菌、喉菌均应取活体组织做病理检查确诊。

(二)鉴别诊断

本病应与咽喉癣、咽喉瘤鉴别(表10-2)。

表10-2 咽喉菌与咽喉癣、咽喉瘤鉴别表

	咽喉菌	咽喉癣	咽喉瘤
病史	多有嗜烟酒史,长期咽喉不适、反复咽痛或声嘶病史	多有肺痨病史	不明确,常为偶然发现

续表

	咽喉菌	咽喉癣	咽喉瘤
症状特点	咽菌：咽痛，吞咽不利如有物梗阻，甚则张口困难，痰中带血 喉菌：喉痛，声嘶，甚则失音，呼吸困难，吞咽困难，痰中带血	发于咽部：咽干燥疼痛，如有芒刺，吞咽时甚 发于喉部：声嘶，喉干灼热，痒而咳嗽，吞咽疼痛，低热	发于咽部：小者无不适，大者咽部异物感、梗阻感，妨碍饮食。 发于喉部：声嘶或失音，甚则咳嗽、喘鸣及呼吸困难
检查	1. 肿物呈菜花样或菌样突起，溃烂有血丝，表面有污秽分泌物附着，色暗红 2. 颈部可有恶核 3. 活体组织病理检查恶性	1. 咽喉溃烂，边缘参差不齐，上覆灰黄色污秽腐物 2. 颈部无恶核 3. 活体组织病理检查良性	1. 肿物表面光滑 2. 颈部无恶核 3. 活体组织病理检查良性

【治疗】

（一）辨证论治

1. 肺胃热盛

主证：咽喉异物感或堵塞感，疼痛，声嘶，咳痰带血，口苦口臭，大便秘结，小便黄赤；肿物如菜花样，表面有污秽腐物，颈部或有恶核；舌红或绛、苔黄或黄腻，脉弦滑数。

证候分析：肺胃热盛，火毒上攻，故咽喉疼痛；肿块阻塞咽喉，故有异物感、堵塞感；肿块阻于声门，故声嘶；火毒内困，灼津成痰，损伤脉络，故咳痰带血；热盛肉腐，故肿物如菜花样，表面有污秽腐物；肺胃热盛，胃腑积热，则口苦口臭，大便秘结；热盛伤津，则小便黄赤，舌红绛、苔黄或黄腻，脉弦滑数。

治法：泻火解毒，消肿散结。

方药：泻白散合清胃散加减，可加夏枯草、半枝莲等。痰多者，可加山慈菇、猫爪草、浙贝母等。

方解：泻白散中桑白皮、地骨皮清肺泻热，化痰降火；粳米、甘草养护胃气。清胃散中升麻、黄连清胃降火；生地、丹皮、当归凉血化瘀。

2. 肝气郁结

主证：咽喉异物感，疼痛，声嘶，烦热，耳鸣，口苦咽干，胸闷胁痛；咽喉肿物色暗红，触之出血，颈部或有恶核；舌红或有瘀点、瘀斑，苔黄白厚或腻，脉弦细涩或弦缓。

证候分析：肿块阻塞，则咽喉异物感；肿块阻于声门，妨碍发音，则声嘶；气滞血瘀，经络不通，故咽喉疼痛；肝气郁结，气滞血瘀，脉络瘀阻，故肿物色暗红，触之出血，颈部或有恶核；肝郁化火，故见烦热，耳鸣，口苦咽干，胸闷胁痛，舌红或有瘀点、瘀斑，苔黄白厚或腻，脉弦细涩或弦缓。

治法：行气活血，软坚散结。

方药：丹栀逍遥散加减，可加三棱、莪术、穿山甲、昆布、牡蛎等。亦可用会厌逐瘀汤加减。肝火旺盛，心烦失眠，口苦严重者，可用柴胡清肝汤加减。

3. 痰浊结聚

主证：声嘶，咽喉不适，异物感，或有疼痛，咳嗽痰多，带有血丝，胸闷气促，身倦体重，纳差便溏；肿物颜色淡红，有分泌物附着，颈部或有恶核；舌体胖或有齿痕、苔白或黄腻，脉弦滑。

证候分析：长期过食辛辣炙煿及不洁之物，脾胃受伤，健运失职，聚湿成痰，凝结成块，结于喉咙，故咽喉异物感；肿物阻于声门，故声嘶；痰浊内生，阻滞脉络，故咳嗽有痰，带有血丝;痰湿结聚,则颈部或有恶核;脾失健运,水湿内停,则胸闷气促,身倦体重,纳差便溏,舌体胖或有齿痕、苔白或黄腻,脉弦滑。

治法:健脾益气,化痰散结。

方药:六君子汤加减,可加猫爪草、山慈菇等。咳痰黄稠,口干口苦者,可用清气化痰丸;颈部恶核较大者,加浙贝母、制南星、葵树子等。

（二）外治法

1. 吹药　可用具有清热解毒、祛腐散结、消肿止痛作用的药粉吹于患处。

2. 含漱　可用金银花、桔梗、甘草等煎水漱口。

（三）其他疗法

根据肿物病理类型及病变范围采取相应治疗方法,如手术、放疗、化疗等。

【预后与转归】

如早期诊断,进行中西医综合治疗,可提高 5 年生存率,如发现较晚则预后较差。

【预防与调护】

1. 注重精神调节,保持心情舒畅,避免忧郁、思虑过度。

2. 注意饮食卫生,避免过食辛辣炙煿之品,节制烟酒,忌食发霉食品。

第十七节　鼻咽血管纤维瘤

鼻咽血管纤维瘤是以鼻咽部肿块并反复鼻衄为主要特征的良性肿瘤,10~25 岁的男性多发。

【病因病机】

主要系情志不舒,精神抑郁,致肝气郁结,失于疏泄,气机阻滞不畅,久则气滞血瘀,脉络受阻,日久气血凝于鼻咽,渐成肿块。若肝气久郁化火,火热循经上蒸,脉络破损则鼻衄。

【诊断与鉴别诊断】

（一）诊断要点

1. 病史　多有反复鼻衄史。

2. 症状　以鼻衄、鼻塞为主要症状。本病初起可无明显症状,或时有涕中带血。随瘤体增大,出现鼻塞、反复鼻衄,出血量大则可致贫血。瘤体压迫邻近器官时,出现耳堵塞感、耳鸣、耳聋,甚则引起视觉障碍、眼球突出等。

3. 检查　可见鼻咽部红色或暗红色肿物,呈圆形隆起或结节状,表面光滑,血管纹明显。CT、MRI 可显示肿瘤所在部位及浸润范围,血管造影可显示肿瘤的供血动脉及其分支情况。因肿瘤极易出血,活检应列为禁忌。

（二）鉴别诊断

本病应与鼻息肉、鼻菌鉴别(表 10-3)。

表 10-3　鼻咽血管纤维瘤与鼻息肉、鼻菌鉴别表

	鼻咽血管纤维瘤	鼻息肉	鼻菌
易发病人群	青少年男性	鼻渊、鼻鼽患者	40 岁以上人群
主要症状	一侧鼻塞、鼻衄量多	单侧或双侧鼻塞持续性加重	单侧进行性鼻塞，反复少量鼻衄或血涕，多腥臭
鼻腔检查	肿物原发于鼻咽部，偏于一侧，可突入鼻腔，触之易出血	单侧或双侧鼻腔有一个或多个表面光滑、质软活动，半透明样肿物，触之不易出血	一侧鼻腔内有肿物，常呈菜花状或表面溃烂，触之易出血。后期可有颈部恶核
病理活检	血管纤维瘤	息肉	癌性肿物

【治疗】

（一）辨证论治

肝郁化火

主证：鼻衄反复发作，色深红量多，或有鼻塞、耳堵塞感、耳鸣，或见口苦、咽干、目眩、胸胁不适；鼻咽肿瘤色暗红；舌红、苔黄，脉弦数。

证候分析：情志失调，肝气郁结，久则气滞血瘀，形成肿瘤；肝火上攻，火热灼伤脉络，则有出血；肝郁气结，则口苦、咽干、目眩、胸胁不适；气郁化火，故舌红、苔黄，脉弦数。

治法：疏肝散结，凉血止血。

方药：柴胡清肝汤加减，可加青皮、夏枯草、山慈菇。如肝火亢盛而致鼻衄量多，可用龙胆泻肝汤加白茅根、茜草根。

（二）外治法

1. 以手术切除肿瘤为主。

2. 鼻出血时，应遵循"急则治其标"的原则，先做局部止血处理，方法参见"鼻衄"。

【预后与转归】

及早治疗一般预后尚佳。若延误治疗，可因反复大出血而危及生命。

【预防与调护】

1. 争取早期治疗，防止发生反复出血。

2. 饮食宜清淡，忌食辛辣炙煿、助火动血之物。

3. 避免剧烈活动，以防大出血。

第十八节　鼻　咽　癌

鼻咽癌指发生于鼻咽部的恶性肿瘤。临床以涕中带血，耳堵塞感，耳鸣耳聋，头痛，鼻塞，颈部恶核等为主要表现。好发于广东、广西、福建、湖南等地，是我国高发肿瘤之一，居头颈部恶性肿瘤首位。男性发病率为女性的 2~3 倍，40~50 岁为高发年龄。

古代医著中"失荣""上石疽""真头痛"等病证中有类似鼻咽癌症状的描述。如《外

科大成》卷二载:"失荣症生于肩项、耳前、耳后等处,初起如痰核,日久渐大,坚硬如石,推之不动,按之不移,一年半载,方生阴痛,气血渐衰,形容削瘦,破烂紫斑,渗流血水,或如泛莲,兼多秽气,愈久愈大,越溃越坚,此由先得后失,六欲不遂,隧痰失道,郁火凝结而成。乃百死一生之症。"描述了鼻咽癌颈部恶核的临床特点及预后。《疡科心得集》卷中载:"失营者由肝阳久郁,恼怒不发,营亏络枯,经道阻滞,如树木之失于荣华,枯枝皮焦,故名也。"指出了本病的病因。

【病因病机】

1. 痰浊结聚　素有痰热,或长期受化学气体、粉尘、不洁空气刺激,热毒蕴肺,肺阴耗伤,煎熬津液为痰,痰浊困结,阻塞颃颡而为癌肿;或情志不遂,肝气横逆,肝脾不和,升降失常,运化失健,水湿内停,痰浊内生,痰气互结,导致癌肿的发生。

2. 气血凝结　肝主疏泄,性喜条达,若情志不遂,七情所伤,致肝气郁结,疏泄失常,气机不宣。肝藏血,肝气郁结,则气血滞留,瘀阻脉络,而成癌肿。

3. 火毒困结　由于长期过食刺激性食物,或常食发霉腐败有毒食物,以致脾胃受伤,热毒蕴积,上升颃颡,结聚而为癌肿;或由于肝气郁结,日久化火,郁火相凝,痰火互结,阻塞脉络导致癌肿的发生。

【诊断与鉴别诊断】

(一)诊断要点

1. 病史　可有家族遗传史及种族易感性,或有 EB 病毒感染史。

2. 症状　涕中带血,耳堵塞感,耳鸣耳聋,头痛,鼻塞,颈部恶核及颅神经受损等为主要症状。

(1)涕中带血、鼻塞:早期可出现回吸性痰中带血或擤鼻时鼻涕带血,晚期表现为大出血。瘤体增大阻塞鼻后孔,引起鼻塞,始为单侧,继而双侧。

(2)耳堵塞感,耳鸣耳聋:肿瘤侵及脉络,阻塞清窍,常引起一侧耳堵塞感,耳鸣耳聋。

(3)头痛:常偏于一侧,部位比较固定,多为持续性。颅底受侵犯时头痛剧烈。

(4)颈部恶核:以颈部恶核为首发症状者约占 1/2,开始为一侧,渐发展至双侧。肿块为无痛性,质硬、活动度差。

(5)颅神经受损症状:面部麻木、复视、视物模糊甚至失明、眼睑下垂、吞咽困难、食入反呛等。

3. 检查　可见鼻咽顶或咽隐窝等处有结节状或菜花样肿物。颈部触诊可触及质硬、活动度差或不活动、无痛性肿大淋巴结。病理检查可明确诊断。CT 或 MRI 可显示肿瘤大小及浸润范围。EB 病毒检查可作为鼻咽癌诊断的辅助指标。

(二)鉴别诊断

本病应与鼻咽炎、鼻咽部及颈部良性肿瘤鉴别。

【治疗】

(一)辨证论治

本病多采用中西医结合治疗,以放疗为首选方法,部分患者可化疗。鼻咽癌的放、化疗虽然可以大量杀灭癌细胞,但在这一过程中,也消伐了机体的气血津液,影响脏腑功能,使全身和局部抵御外邪的能力下降,出现不良反应。中医辨证治疗可以调整机体阴阳气血、经络和脏腑生理功能,增强体质,减轻放、化疗的不良反应,巩固疗效,更好地预防鼻咽癌复发和转移。

鼻咽癌属本虚标实之证,早期多属实证,晚期多属虚证,病程较长。中医以内治为主。由于本病临床表现多以邪实为主,但往往邪实未去,虚象已露,故在治疗过程中,或攻补兼施,或先攻后补,或先补后攻,或以毒攻毒,或苦寒泄热,或活血祛瘀,或祛痰散结,宜酌情选用,灵活施治。

临床上按未放疗和放疗后两类辨证论治。

1. 未放疗患者的辨证论治

(1)痰浊结聚

主证:头重头痛,鼻塞涕血,耳内胀闷,痰多胸闷,体倦嗜睡,或见心悸、恶心、纳差便溏;鼻咽肿块色较淡或有分泌物附着,颈部多有较大恶核;舌淡红,舌体胖或有齿痕,苔白或厚腻,脉弦滑或细滑。

证候分析:痰浊结聚,脉络阻滞,凝结成块,故鼻咽及颈部见肿块;痰浊蒙蔽清窍,故头重头痛,鼻塞,耳内胀闷;痰瘀化火,损伤脉络,故涕中带血;痰湿阻遏阳气,气机不利,故痰多胸闷,恶心纳差;痰湿困脾,故体倦嗜睡,舌淡红,舌体胖或有齿痕,苔白或厚腻,脉弦滑或细滑。

治法:清化痰浊,行气散结。

方药:清气化痰丸加减,可加山慈菇、猫爪草、浙贝母等。脾虚纳差便溏者,加党参、怀山药、鸡内金等。

(2)气血凝结

主证:头痛较甚,涕中带血,耳鸣耳聋或耳堵塞感,胸胁胀痛,口苦咽干;鼻咽肿块暗红,触之易出血,颈部或有恶核;舌暗红或瘀暗紫斑、苔白或黄,脉弦细或涩缓。

证候分析:气血凝结,脉络瘀阻,日久结聚为癌肿,故见鼻咽肿块暗红;气滞血瘀,血不循经,溢于脉外,故涕中带血;气血瘀滞,清窍闭塞,故鼻塞、耳鸣耳聋或耳堵塞感;血脉瘀阻,不通则痛,故头痛;肝郁化火,故口苦咽干;肝郁气滞,故胸胁胀痛,舌暗红或瘀暗紫斑、苔白或黄,脉弦细或涩缓。

治法:行气活血,软坚散结。

方药:丹栀逍遥散加减,可加三棱、莪术、昆布、牡蛎。头痛甚者,加三七、菊花、川芎等;耳堵塞感明显者,可加石菖蒲、蔓荆子等;肝郁化火,口苦咽干者,可加龙胆、生地黄、葛根等,也可用龙胆泻肝汤。

(3)火毒困结

主证:痰涕带血较多,污秽腥臭,耳鸣耳聋,头痛剧烈,或视蒙复视,咳嗽痰稠,心烦失眠,口干口苦,小便短赤,大便秘结;癌肿溃烂,或呈菜花状,或颈部肿块坚硬;舌红,脉弦滑数。

证候分析:火毒上攻,结于鼻咽而为癌肿,故鼻咽肿块溃烂,易于出血;火性上炎,上扰清窍,故耳鸣耳聋,视蒙复视,头痛剧烈;火毒内困,炼津为痰,故咳嗽痰稠;火毒内扰心神,故心烦失眠;火毒壅盛,故口干口苦,小便短赤,大便秘结,舌红,脉弦滑数。

治法:泻火解毒,疏肝散结。

方药:柴胡清肝汤加减,可加夏枯草、山豆根、半枝莲。涕血多者,加白茅根、白及、蒲黄;火毒伤阴口干甚者,加沙参、玄参、白茅根、葛根。

2. 放疗、化疗配合中医辨证论治

(1)肺胃阴虚

主证:口干咽燥,口渴喜饮,或口烂疼痛,干呕或呃逆,干咳少痰,胃纳欠佳,大便干结,小便短少;咽部、鼻腔及鼻咽部干红少津,或有黏痰、血痂、脓痂附着;舌红而干、少苔或无苔,脉细数。

证候分析:肺胃阴虚,虚火上炎,故口干咽燥、口渴喜饮或口烂疼痛;肺开窍于鼻,肺阴虚致鼻腔及鼻咽部干红少津,干咳少痰;胃阴虚,胃气上逆,致干呕或呃逆;脾失健运,故胃纳欠佳;阴津不足,故大便干结,舌红而干、少苔或无苔,脉细数。

治法:清肺养胃,生津润燥。

方药:沙参麦冬汤合泻白散加减,可加葛根、玉竹、石斛等。大便干结者,加生地、玄参;口烂疼痛较甚者,可配合导赤散。

方解:沙参麦冬汤甘寒生津,清养肺胃;泻白散清泻肺热。

(2)气血亏虚

主证:头晕目眩,面色萎黄或苍白,或涕中带血,气短乏力,手足麻痹,心悸怔忡,失眠多梦,甚则头发脱落,爪甲无华;鼻腔及鼻咽、口咽黏膜淡红,或有少许痂块附着;舌淡,脉细无力。

证候分析:脾胃虚弱,气血生化乏源,清阳不升,故头晕目眩,气虚则气短乏力,血虚则面色无华、萎黄或苍白,手足麻痹;脾气虚弱,气不摄血,故涕中带血;气血虚甚,则致心悸怔忡,失眠多梦,甚则头发脱落,爪甲无华;气血亏虚,故舌淡,脉细无力。

治法:益气补血,健脾养心。

方药:归脾汤加减,可加鸡血藤、枸杞子等。心悸怔忡,失眠多梦者,可加酸枣仁、柏子仁、百合等;头发脱落,爪甲无华者,可用大补元煎加首乌、菟丝子、补骨脂、黑芝麻等。

(3)脾胃不和

主证:胃纳欠佳,恶心呕吐,或呕吐酸水,呃逆心烦,腹胀腹痛,胸脘痞满,大便溏;咽部或鼻咽黏膜淡红、微干,鼻咽部或见脓涕痂块附着;舌淡、苔白厚,脉细弱。

证候分析:脾胃不和,运化失司,故胃纳欠佳,恶心呕吐,或呕吐酸水;胃不和则卧不安,易致心烦;脾胃不和,水湿失运,故胸脘痞满,大便溏,舌淡、苔白厚,脉细弱。

治法:健脾益气,和胃止呕。

方药:六君子汤加减,可选加藿香、布渣叶、神曲、麦芽、鸡内金、竹茹等。脾虚较甚者,亦可加黄芪、人参等。

(二) 外治法

根据鼻咽癌不同时期、出现的不同症状,采用不同的外治法。

1. 外敷

(1)局部疼痛:可用 1% 冰片酒精涂敷疼痛部位。

(2)放射性皮炎:外用花椒、白矾水清洗,外敷三黄软膏。皮损渗液者,以珍珠粉收敛生肌。

2. 滴鼻 放疗后,鼻咽黏膜萎缩、干燥痂多者,可用滋养润燥的滴鼻液滴鼻,如复方薄荷油。

3. 含漱 口咽黏膜溃烂疼痛者,可用金银花、连翘、甘草煎汤含漱。

(三) 针灸疗法

1. 针刺疗法 主穴取风池、下关、上星、大迎,配穴取臂臑、手三里、合谷。

2. 灸法 脾虚者,可选足三里、合谷穴。

【预后与转归】

鼻咽癌早期除少数患者偶有耳鸣、涕血外,一般无明显症状,因此本病不易早期发现,患者往往因发现颈部恶核才就诊,若能早期发现、早期治疗,可提高 5 年生存率。如为中晚期,易向周围扩散和转移,则预后较差;局部复发与转移是主要的死亡原因。

【预防与调护】

1. 开展肿瘤普查,争取早期诊断、早期治疗。
2. 注意饮食卫生,避免过食辛辣炙煿之品,节制烟酒,忌食发霉食物。
3. 解除患者的思想顾虑,消除恐惧心理,为治疗康复创造有利条件。
4. 口臭流涕污秽者,应加强口腔、鼻及鼻咽护理。
5. 复视者勿擅自外出,以免发生意外,用纱布覆盖患眼,减轻复视症状。

知识拓展

失　荣

失荣指颈项之恶性肿核,质坚如岩石,因其晚期气血亏虚而瘀滞,出现面容憔悴、形体消瘦,状如树之枝叶枯萎、失去荣华而得名。《外科正宗》说:"失荣者……其患多生肩之已上,初起微肿,皮色不变,日久渐大,坚硬如石,推之不移,按之不动,半载一年,方生阴痛,气血渐衰,形容瘦削,破烂紫斑,渗流血水,或肿泛如莲,秽气熏蒸,昼夜不歇,平生疙瘩,愈久愈大,越溃越坚,犯此俱为不治。"本病相当于西医学的颈部原发性恶性肿瘤和恶性肿瘤颈部淋巴结转移,如鼻咽癌、喉癌、下咽癌的颈淋巴结转移,以及淋巴瘤、甲状腺癌和腮腺癌等。

1. 临床表现

(1) 原发性颈部恶性肿瘤:肿块生长快,质地坚硬,早期为圆形或椭圆形,可活动;后期体积增大,数量增多,融合成团块状或连结成串,表面不平,活动度差。常见的原发性恶性肿瘤有甲状腺癌、淋巴瘤、腮腺癌等。

(2) 转移性颈部恶性肿瘤:大多可找到原发病灶,颈部肿块初为一个或数个肿大的淋巴结,逐渐增大,活动度差,且多数先有原发肿瘤。

2. 辅助检查　进行全面细致的体格检查和影像学检查以寻找原发病灶,或肿块局部做组织病理学检查以确诊。

3. 治疗　对于鼻菌、咽喉菌等,可根据肿物浸润范围不同,采用不同方式的手术治疗。不适合手术的患者,可采用放疗、化疗、靶向药物治疗及中医药辨证治疗,辨证施治应攻补兼施,或先攻后补,或以毒攻毒,或活血祛瘀,或苦泄热毒,宜酌情选用,灵活施治。本病属邪实证,往往因气血耗尽而死亡,应着重健脾培元、补养气血,以达到扶正祛邪的目的。

● (张　勉　冷　辉　朱镇华　刘　钢　田　理　郑兆晔　刘建华　王培源　周　立)

复习思考题

1. 哪些疾病可引起咽痛?

2. 哪些疾病可引起声嘶?

3. 试述急喉痹与急乳蛾的鉴别。

4. 试述喉痈的诊断、各种喉痈的鉴别。

5. 试述梅核气的诊断与鉴别诊断。如何辨证论治?

6. 试述喉咳的病因病机。如何诊断与辨证论治?

7. 试述鼻咽癌的诊断与鉴别诊断。

PPT 课件

◇◇◇ 第十一章 ◇◇◇

耳鼻咽喉科疫病

✎ 学习目标

1. 掌握耳鼻咽喉科疫病的发病特点,以及各种疫病的概念、病因病机、诊断、鉴别诊断及治疗。

2. 重点掌握耳鼻咽喉科各疫病的概念;白喉、疫喉痧、手足口病的病因病机;白喉、疫喉痧、手足口病的诊断与鉴别诊断;各疫病的治疗,白喉、疫喉痧、手足口病的预防与调护。

第一节 白 喉

白喉是以咽喉间起白腐为主要特征的时行疫病。全年均可散发,多在秋、冬两季发病,往往形成地方性流行,10 岁以下儿童多见,病死率高。目前本病已极少见。西医学的白喉等传染病可参考本病辨证施治。

本病又名"天白蚁""白缠喉""喉白"等。白喉首见于清代《疡医大全》,称之为"天白蚁疮"。郑梅涧《重楼玉钥》卷上对本病有详细的描述,"喉间起白如腐一症,其害甚速,患此者甚多,惟小儿尤甚,且多传染,一经误治,遂至不救……属疫气为患,即所谓白缠喉也。"其后,张绍修《时疫白喉捷要》首次提出白喉的命名,并对白喉的病因病机和辨证治疗进行了概述:"白喉有时疫一证,其发有时,其传染甚速,其病至危至险,治者每多束手无策。"张彩田《白喉症治通考》记载:"辛丑、壬寅之交,天行厉气盛兴,吴下白喉陡发,传染相继,始自冬杪,以至春夏。"可见白喉是一种烈性传染病,易形成地方性流行。白喉疫毒不仅侵犯咽喉,还可上犯鼻腔,下侵气管,造成气道阻塞,亦可毒邪内陷心包危及生命。

【病因病机】

本病多发于久晴不雨、气候干燥的季节。时行疫毒从口鼻而入,或平素肺肾阴虚、胃腑素有积热,复感邪毒,火热上蒸咽喉而为病。

1. 疫毒初犯 瘟疫之毒初犯,肺先受之,肺热上犯,蒸灼咽喉。

2. 疫毒入里 素体胃腑积热,复感疫疬之气,邪毒搏结于咽喉。

3. 疫毒伤阴 素体阴虚,肺肾不足,复感疫疬之气,邪客于肺,伏而化火,伤阴灼津,上扰咽喉。

4. 疫毒凌心 正气不足,抗邪无力,疫邪内陷心包。

【诊断与鉴别诊断】

（一）诊断要点

1. 病史 有白喉患者接触史。

2. 症状 咽部疼痛为常见症状，但疼痛一般较轻微，可伴有低热头痛，全身不适，倦怠疲劳，食欲不振，精神萎靡。重症患者吞咽及呼吸困难，声音嘶哑，咳嗽如犬吠样，可有高热。

3. 检查 咽部白色假膜是本病的重要体征。喉核可见灰白色假膜，亦可遍及喉关和喉底。假膜与黏膜粘连紧密，不易剥离，强行剥离可出血；假膜甚至延伸至气管、支气管，如自行脱落，阻塞气道，可致窒息死亡。颈部及颌下有臖核，严重者颈部肿胀，状如"牛颈"。细菌学检查有助于诊断。

（二）鉴别诊断

本病应与急乳蛾、喉癣鉴别。

【治疗】

（一）辨证论治

1. 疫毒初犯

主证：咽喉肿痛，声音嘶哑，恶寒发热，头痛；局部轻度红肿，喉核表面有白点或白膜；舌红、苔薄白或薄黄，脉浮数。

证候分析：疫毒袭表，犯于咽喉，故咽喉肿痛及声嘶；疫毒结于喉咙，故见喉核表面白点、白膜；疫毒犯肺，故恶寒发热，头痛，舌红、苔薄白或薄黄，脉浮数。

治法：疏风清热，散邪利咽。

方药：除瘟化毒汤加减。

方解：金银花、竹叶、川木通疏风清热，消肿利咽；葛根解肌发表；桑叶、薄荷宣肺利咽；川贝、生地黄、枇杷养阴清肺；甘草清热解毒，调和诸药；加土牛膝根清热解毒，活血消肿。诸药合用，共奏除瘟解毒、清化利咽之功。

2. 疫毒入里

主证：咽痛较剧，声音嘶哑，高热口渴，便秘尿黄；喉关及喉核红肿，布满白膜，白膜范围可覆盖口腔、鼻腔及喉腔；舌红、苔黄，脉洪数。

证候分析：素体胃腑积热，感受疫邪，上攻咽喉，故咽痛较剧，声音嘶哑，喉关及喉核红肿；疫毒结于咽喉，故见口腔、鼻腔及喉腔布有白膜；胃腑热盛，则高热口渴；热结于下，则便秘尿黄，舌红、苔黄，脉洪数。

治法：清热解毒，消肿利咽。

方药：普济消毒饮加减。

方解：黄芩、黄连、板蓝根、连翘清热解毒；玄参、牛蒡子、薄荷、马勃、桔梗利咽消肿；柴胡、升麻升阳解毒；僵蚕疏散邪热；陈皮行气化痰；甘草调和诸药。本方多与犀角地黄汤、白虎汤合用，以达清热解毒、凉血补阴之功。

3. 疫毒伤阴

主证：咽喉疼痛，干咳少痰，咽干少津，倦怠无力，低热神疲，大便秘结，小便短赤；喉关及喉核表面有白腐苔膜，不易剥离；舌红、苔薄，脉细数无力。

证候分析：肺阴不足，阴虚肺燥，疫毒耗伤津液，故咽喉疼痛，干而少津，干咳少痰；疫毒热盛，耗气伤津，故神疲乏力；因肺与大肠相表里，肺燥则肠涸，故大便秘结，小便短赤；疫毒结于咽喉，故形成白膜；肺阴不足故舌红、苔薄，脉细数无力。

治法:养阴清肺,解毒利咽。

方药:养阴清肺汤加减。

方解:生地、玄参养阴润燥、清肺解毒;麦冬、白芍助生地、玄参养阴清肺润燥;牡丹皮凉血解毒消肿;贝母润肺止咳、清化热痰;薄荷宣肺利咽;甘草泻火解毒,调和诸药。

4. 疫毒凌心

主证:咽喉疼痛,声音嘶哑或失音,心悸怔忡,烦躁不安,面色苍白,神疲乏力,口唇发绀,汗出如珠,四肢厥冷;咽喉及气道满布白腐,呼吸困难;脉细欲绝或结代。

证候分析:疫毒上攻咽喉,故咽喉疼痛,声音嘶哑或失音,咽喉及气道满布白腐,呼吸困难;疫毒内陷心包,心气耗伤,心神被扰,故心悸怔忡,烦躁不安,神疲乏力,面色苍白,口唇发绀;真阴耗损,精气被夺,时时欲脱,故口唇发绀,汗出如珠,四肢厥冷,脉细欲绝或结代。

治法:扶正祛邪,养阴利咽。

方药:生脉散合增液汤加减,可加葛根、土牛膝根、甘草。

方解:党参、麦冬、五味子益气生津,敛阴止汗;生地、玄参增液润燥。

(二) 外治法

1. 吹药　用瓜霜散、开关立效散等吹于患处。

2. 含漱　用土牛膝根、金银花等煎水含漱。

3. 气管切开术　呼吸困难者应及早施行气管切开术。

(三) 针灸疗法

取少商、列缺、尺泽、足三里为主穴,配用天突、人中等,用泻法。

【预后与转归】

本病经积极治疗,可控制症状,部分患者可并发急喉风及弛缓性瘫痪等。患病后可获得终身免疫。

【预防与调护】

1. 自幼应积极接受免疫治疗,必要时成人也应加强免疫。

2. 锻炼身体,增强体质;一旦患病及时隔离和积极治疗,治疗期间注意清洁口腔和鼻部,保持呼吸道通畅。

3. 患病期间少食或禁食,避免食用生冷和高蛋白食品。

4. 心悸怔忡患者应卧床休息。

思政元素

中医治疗白喉,挽救无数生命

清代白喉等疫病流行,曾夺去无数人的生命,促使医家们对白喉进行深入研究,总结出一套行之有效的治疗方法。如郑梅涧以"养阴清肺"为基本原则,创立治疗白喉的专病专方——养阴清肺汤,为大多数医家所推崇,其注重辨病与辨证相结合,取得了良好疗效。张绍修《时疫白喉捷要》认为本病由火毒凝结而致,治疗应着重泻火解毒,根据病情拟定除瘟化毒散、神功辟邪散、神仙活命汤、龙虎二仙汤等方。这一时期还有多部白喉专著问世,如《重楼玉钥》《白喉全生集》《白喉治法忌表抉微》《白喉论治通考》《白喉条辨》等,为防治白喉提供了宝贵经验。

清代白喉流行期间,西医学尚未发现有效的治疗方法,中医药挽救了无数白喉患者的生命,为我国人民战胜白喉做出了卓越的贡献。清代是疫病高发时期,除白喉外,还流行疫喉痧(猩红热)等,但人口不但没有减少,还大幅度增加,中医药功不可没。

从历史上看,中华民族屡经天灾、战乱和瘟疫,却能一次次转危为安,人口不断增加、文明得以传承,中医药做出了巨大贡献。中医防治白喉的方法与经验是近代中医学术史上的一个重大贡献,为人类战胜传染病提供了宝贵的经验。

第二节　疫　喉　痧

疫喉痧是因外感疫毒所致的以发热、咽喉肿痛溃烂、肌肤丹痧密布或脱屑为主要特征的急性传染病。古医籍又称烂喉痧、烂喉丹痧、疫喉、时喉痧、丹痧。本病属时行疫病,主要通过空气飞沫传播,好发于冬春季节,多发于儿童。西医学的猩红热可参考本病辨证施治。

本病早在《金匮要略·百合狐惑阴阳毒病证治》"阳毒"条中即有"面赤斑斑如锦文,咽喉痛,唾脓血"的类似记载。《烂喉丹痧辑要·叶天士医案》载:"雍正癸丑年间,有烂喉痧一症,发于冬春之际,不分老幼,遍相传染,发则壮热烦渴,丹密肌红,宛如锦纹,咽喉痛肿烂,一团火热内炽。"这是本病最早的文献记载。

清代中叶,本病流行,很多医家积累了较多临床经验,著作颇多,如金德鉴《烂喉丹痧辑要》、陈耕道《疫痧草》、曹心怡《喉痧正的》等,这些医著丰富了本病的辨证治疗。

【病因病机】

冬春气候变化反常,形成疫疠邪毒,人体正气亏虚,腠理疏松,寒温失调,疫疠邪毒从口鼻而入肺胃,热毒炽盛,上攻咽喉,外透肌肤,发为本病。

1. 毒侵肺卫　疫疠邪毒为温热时毒,从口鼻而入,驻于咽喉,内犯肺卫。邪毒上攻咽喉,则发生红肿腐烂疼痛,邪毒外窜肌肤,则发为丹痧。

2. 毒壅气分　疫毒其性炽烈,内传肺胃,壅结阳明气分,肺胃实热和疫毒交炽上攻,咽喉红肿溃烂,热毒窜扰血络,肌肤丹疹密布。

3. 毒燔气营　正虚邪盛,疫毒内陷营血,热燔气营,肌肤丹痧成片;邪毒壅结咽喉,肿痛溃烂,或疫毒逆传心包,扰乱神明。

4. 疫毒伤阴　疫病后期,余邪未尽,正气亏虚,阴液耗伤。

【诊断与鉴别诊断】

(一)诊断要点

1. 病史　多发于冬春季节,有疫喉痧流行病史和接触史。

2. 症状　起病急骤,发热,咽喉红肿疼痛溃烂,肌肤丹痧密布,常伴有恶寒、头痛、恶心呕吐等全身症状。多数患者在发病后12~24小时内出现丹痧,一日之内遍布全身。皮肤丹痧为弥漫性针尖状小点,微高于皮肤,压之退色,丹痧之间呈一片红晕,丹痧消退后皮肤有脱屑但无色斑痕迹。丹痧最早见于腋下、腹股沟、颈部,渐至胸背、腹部和四肢,面部潮红无皮疹,口唇周围苍白。

3. 检查　咽部及喉核充血、肿胀,表面有黄白腐物,易拭去,或软腭部位有红色小出血点。病初舌红苔白厚,根部乳头突起如草莓,称为"草莓舌";2~4日后白苔脱落,舌面红绛起刺,状如杨梅,称为"杨梅舌",颈部瘰核肿大。血常规白细胞计数增加,中性粒细胞增多。咽拭子或脓液培养可有 A 组溶血性链球菌。

（二）鉴别诊断

本病应与风疹、麻疹鉴别(表 11-1)。

表 11-1 疫喉痧与风疹、麻疹鉴别表

	风疹	麻疹	疫喉痧
全身情况	全身症状轻,无咽痛及咽部溃烂,皮疹出现前咽部附近有红疹	发热、咽痛,但无咽部溃烂,口腔颊黏膜处可见灰白色斑点	起病急骤,发热、咽喉红肿疼痛溃烂,面部潮红无皮疹,口唇周围苍白,可出现草莓舌、杨梅舌
皮疹表现	先见于面部,24 小时后布满全身,皮疹较细小,呈浅红色斑丘疹。皮疹消退后无脱屑及色素沉着	先见于耳后、面部,逐渐分布于全身,3~4 日出齐,皮疹色红形如麻粒,初则稀疏,逐渐稠密。皮疹消退后脱屑,留有棕色斑痕	皮疹先见于腋下、颈、胸,随后遍及全身,呈红色点状,密集成片。皮疹消退后可见脱皮,无色素沉着

【治疗】

（一）辨证论治

本病以清热解毒为主要治则。初期邪在肺卫,治宜清解透表;中期热毒炽盛于里,燔灼营血,宜清热泻下或清营凉血;后期邪退正气未复,宜清热养阴。

1. 毒侵肺卫

主证:初起憎寒发热,头痛,继而壮热口渴,咽喉红肿疼痛,喉核点状溃烂,肌肤丹痧隐现;舌红、苔白厚欠润,或有珠状突起如草莓,脉浮数。

证候分析:疫毒乃温热时毒,攻侵肺卫,卫气郁闭,则见憎寒发热;热毒上扰清阳,故头痛;热毒炽烈,故热势壮盛;热盛伤津而见口渴;咽喉乃肺胃门户,热毒上攻咽喉,轻则红肿疼痛,重则腐败溃烂;热毒外窜肌肤,肌肤丹痧隐现。舌红、苔白厚欠润、脉浮数为邪尚在卫表而热毒强盛之象。

治法:清热解毒,透表泄热。

方药:银翘散加减。咽喉肿痛腐溃者,可加挂金灯、射干、马勃、大青叶、土牛膝等,以增强清热解毒利咽之力;口渴者,可加天花粉以清热生津。

2. 毒壅气分

主证:壮热,烦躁,口渴引饮,咽喉红肿溃烂成片,肌肤丹痧显露;舌红赤生珠、苔黄燥,脉洪数。

证候分析:疫毒炽盛深入肺胃,壅结气分,气分热盛,故见壮热、烦躁、口渴;热毒上攻咽喉,以致咽喉膜败肉腐,溃烂成片;热毒外窜肌肤血络,丹痧显露;舌红赤生珠、苔黄燥、脉洪数为气分热毒炽盛之象。

治法:清热解毒,凉膈泄热。

方药:清心凉膈散加减。咽痛重者,可加射干、山豆根、马勃以利咽止痛;大便秘结者,酌加大黄、芒硝以泻热通便;气分热毒盛极者,可加银花、大青叶、水牛角等以清泄热毒。

方解:生石膏清气分之热;连翘、黄芩、竹叶、山栀清火泄热;薄荷、桔梗、甘草宣畅上焦,利咽解毒。

3. 毒燔气营

主证:咽喉肿痛糜烂成片,甚者堵塞气道,声哑气急,丹痧密布,红晕如斑或紫赤成片,壮热汗多,口渴烦躁,甚者昏蒙欲睡或神昏谵语;舌绛而干或起芒刺,状如杨梅,脉细数。

证候分析:热毒化火入营,燔灼气营,病情凶险,易出现危急变证。气分热盛,故见壮热多汗,口渴烦躁;毒陷营血,热灼血络,迫血外溢,故丹痧密布,红晕如斑,甚则紫赤成片;热势洪盛,燔灼咽喉,血肉腐败而肿痛愈甚或出血,若腐膜脱落窒塞气道即变生危候;若疫毒逆传心包,堵塞机窍则昏蒙欲睡,逼乱神明则神昏谵语;火毒劫伤营阴而现杨梅舌和细数脉。

治法:清气凉血,泄热存阴。

方药:凉营清气汤。若邪遏在内,逆传心包,宜加用紫雪丹、至宝丹、安宫牛黄丸等清热解毒,清心开窍。

方解:栀子、薄荷、连翘、黄连、生石膏透转气分邪热;水牛角、丹皮、生地、赤芍清热解毒,凉血活血;玄参、石斛、竹叶、芦根泄热存津。

4. 疫毒伤阴

主证:咽部疼痛减轻,肿胀腐烂渐减,壮热已除,唯午后低热,口舌干燥,肌肤斑疹消退,肌肤甲错,干燥脱屑;舌红、少苔,脉细数。

证候分析:热毒衰退,壮热已除,然余毒未尽,阴津未复,故见午后低热,口舌干燥;肌肤甲错、肤干脱屑、舌红而干、脉细数为阴津耗伤之象。

治法:滋阴生津,清肃余毒。

方药:清咽养荣汤。低热者,可加银柴胡、青蒿、地骨皮、白薇以透泄余邪;伤阴出血者,可加女贞子、旱莲草、白茅根以凉血止血;丹疹已退、皮肤干燥脱屑者,可加紫草、赤芍、丹皮以凉血润燥。

方解:西洋参益气养阴;天冬、麦冬、生地、玄参甘寒养阴;白芍、甘草酸甘化阴;知母、天花粉养阴兼清泄余热;茯苓宁心安神。

(二) 外治法

1. 吹药　初期咽部吹用西瓜霜、玉钥匙消肿止痛,咽部溃烂吹用锡类散、冰硼散祛腐生肌。

2. 含漱　用清热解毒中药煎水频频含漱,清洁口腔及咽喉。

3. 外敷　用金黄膏、紫金锭等清热解毒、消肿止痛的药物,外敷颈部,适用于颈部肿胀疼痛者。

(三) 针灸疗法

1. 体针　早期、中期宜用泻法,清除热毒,取内关、合谷、尺泽、鱼际、厉兑穴;后期用平补平泻法,取太溪、太冲、三阴交、复溜、照海。

2. 针刺放血　早期、中期热毒盛时,取少商、商阳,高热加委中,点刺出血;或用三棱针点刺耳垂,挤出鲜血数滴。

【预后与转归】

本病若及时治疗,预后一般良好。若失治或误治可引起脓耳、鼻渊、水肿、风湿热痹、心悸怔忡等并发症,甚则危及生命。

【预防与调护】

1. 发现本病患者,立即进行消毒隔离,防止传染,密切接触者应给予预防用药。
2. 流行季节,避免去人群密集的地方。
3. 保持室内空气流通。

第三节 手 足 口 病

手足口病是由感受时邪引起的急性发疹性传染病,以手掌、足跖、口腔及臀部等部位斑丘疹、疱疹,或伴发热为特征。古代医籍无此病名,可参见中医"疮疹""疱疹""时疫""温疫"等病。

本病好发于学龄前儿童,5 岁以下发病率最高。四季均可发病,夏秋季多见。本病传染性强,易暴发流行,主要经呼吸道、消化道和密切接触等途径传播。预后一般良好,多在 1 周内痊愈,少数重症患者可出现脑炎、脑膜炎、肺水肿、心肌炎、呼吸和循环障碍等,甚至危及生命。

【病因病机】

本病病因为感受时邪,病位主要在肺、脾,可波及心、肝。

1. 湿热蕴毒,郁结肺脾 小儿肺脏娇嫩,不耐邪扰;脾常不足,易受损伤。时邪自口鼻入侵,致肺卫失宣,发病初见发热、流涕、咳嗽等风热外侵之证;进一步蕴结肺脾,脾失健运,内湿与邪毒相搏,湿热蒸盛,外透肌表,故手、足、口及臀部等部位出现疱疹,发为本病。

2. 毒热内壅,肝热惊风 感邪较重,热毒壅盛,侵袭肝经,导致肝热生风,表现为高热易惊、肌肉瞤动、抽搐或肢体痿软无力等肝风内动之证。

3. 邪闭心肺,气虚阳脱 少数体弱患者,邪盛正衰,邪毒鸱张,内燔气营,逆传心包,出现心悸气短、胸闷、乏力、壮热、喘促神昏,甚者阴损及阳,出现手足厥冷、大汗淋漓、面色苍白、口唇紫绀等喘脱危候。

4. 气阴不足,络脉不畅 邪毒随疹而发,外透肌表,则疱疹结痂向愈,后期因邪毒耗伤气津,可出现口干渴、神疲乏力、肢体痿软麻木等气阴两伤之象。

【诊断与鉴别诊断】

(一) 诊断要点

1. 病史 在流行季节发病,可有手足口病接触史。

2. 症状

(1)普通病例:病前 1~2 周有手足口病接触史。潜伏期多为 2~10 天,平均 3~5 天。急性起病,发热,口腔黏膜出现散在疱疹,手、足和臀部出现斑丘疹、疱疹,疱疹周围可有炎性红晕,疱内液体较少。可伴有咳嗽、流涕、食欲不振等症状。部分病例仅表现为皮疹或疱疹性咽峡炎。

(2)重症病例:少数病例(尤其 3 岁以下者)病情进展迅速,在发病 1~5 天出现脑膜炎、脑炎、脑脊髓炎、肺水肿、循环障碍等,极少数病例病情危重,可致死亡,存活病例可留有后遗症。

3. 检查

(1)血常规及 C 反应蛋白(CRP):多数病例白细胞计数正常,部分病例白细胞计数、中性粒细胞百分比及 CRP 可升高。

(2)病原学及血清学:临床样本(咽拭子、粪便或肛拭子、血液等标本)肠道病毒特异性核酸检测阳性或分离出肠道病毒。急性期血清相关病毒 IgM 抗体阳性,恢复期血清相关肠道病毒的中和抗体比急性期有 4 倍以上升高。

（二）鉴别诊断

本病主要与单纯疱疹性口炎、疱疹性咽峡炎、水痘鉴别（表 11-2）。

表 11-2　手足口病与单纯疱疹性口炎、疱疹性咽峡炎、水痘鉴别表

	手足口病	单纯疱疹性口炎	疱疹性咽峡炎	水痘
病因	柯萨奇病毒及相关肠道病毒	单纯疱疹病毒	柯萨奇病毒多见	水痘-带状疱疹病毒
年龄	5岁以下多见	无年龄限制	6岁以下多见	6~9岁多见
好发部位	手、足、口腔、臀部	口腔黏膜	口腔、咽峡部	躯干、头面部多见，手、足较少
症状体征	疱疹周围可见炎性红晕，疱内液体较少，壁厚，不易破溃	上腭及龈缘处明显，多为成簇小水疱，易破形成大糜烂面	口腔后部灰白色小疱疹，周围红赤，1~2天内破溃形成溃疡	疱疹壁薄，易破溃，同一部位斑丘疹、疱疹、结痂可同时出现

【治疗】

（一）辨证论治

1. 湿热蕴毒，郁结肺脾

主证：手、足、口、臀部等部位出现斑丘疹、丘疹、疱疹，伴有发热或无发热，倦怠，流涎，咽痛，纳差，便秘，甚者可出现大疱、手指脱甲；舌淡红或红、苔腻，脉数，指纹红紫。

治法：清热解毒，化湿透邪。

方药：甘露消毒丹加减。持续发热、烦躁、口臭、口渴、大便秘结者，加生石膏、酒大黄、大青叶。

2. 毒热内壅，肝热惊风

主证：高热，易惊，肌肉瞤动，手足痉挛，或抽搐，或肢体痿软无力，呕吐，嗜睡，甚则昏蒙、昏迷；舌暗红或红绛、苔黄腻或黄燥，脉弦细数，指纹紫滞。

治法：解毒清热，息风定惊。

方药：清瘟败毒饮合羚角钩藤汤加减。持续高热伴有神昏者，加用安宫牛黄丸；伴有便秘者，加用紫雪散。

3. 邪闭心肺，气虚阳脱

主证：壮热，喘促，神昏，手足厥冷，大汗淋漓，面色苍白，口唇紫绀；舌紫暗，脉细数或沉迟，或脉微欲绝，指纹紫暗。

治法：固脱开窍，清热解毒。

方药：参附汤、生脉散合安宫牛黄丸。胸闷甚者，加薤白、瓜蒌；心悸、脉结代者，重用炙甘草，加苦参、丹参、桃仁、龙骨；脉微欲脱者，重用人参、附子，加山茱萸、煅龙骨、煅牡蛎。

4. 气阴不足，络脉不畅

主证：乏力，纳差，或伴肢体痿软，或肢体麻木；舌淡红、苔薄腻，脉细，指纹色淡或青紫。

治法：益气通络，养阴健脾。

方药：生脉散合七味白术散。低热者，加青蒿、地骨皮；纳差者，加焦三仙。

（二）外治法

1. 含漱　黄芩、黄连、黄柏、五倍子、薄荷、淡竹叶水煎漱口，用于口腔疱疹、溃疡。

2. 喷药　用清热利咽中药喷雾剂喷于口腔疱疹、溃疡处。

3. 外洗　金银花、板蓝根、蒲公英、车前草、浮萍、黄柏水煎外洗手足疱疹患处，用于手

足疱疹重者。

4. 外敷　将煅石膏、黄柏、海蛤壳、白芷、黄丹共研细粉,油调外敷手足疱疹处,用于疱疹多而瘙痒甚者。金黄散、青黛散、紫金锭,麻油调,敷于手足疱疹患处。

（三）针灸疗法

1. 体针　上肢取肩髃、曲池、合谷穴,躯干取颈胸部夹脊穴、腰部夹脊穴,下肢取髀关、伏兔、足三里、阳陵泉、三阴交、阴陵泉、大椎、内庭穴。

2. 灸法　主穴选大椎、肺俞、曲池、尺泽、关元、气海、足三里、三阴交,用于邪闭心肺,气虚阳脱证。

（四）灌肠疗法

羚羊角粉、钩藤、天麻、石膏、黄连、炒栀子、大黄、菊花、薏苡仁、全蝎、僵蚕、牡蛎,煎水保留灌肠,每天 1~2 次。

【预后与转归】

本病如无并发症,预后一般良好,多数患者可在 1 周左右痊愈。个别重症患者病情发展快,可导致死亡。

【预防与调护】

1. 本病流行期间,避免去人群密集场所;避免与手足口病患儿密切接触。

2. 保持良好的个人卫生习惯是预防手足口病的关键。应勤洗手,日常接触的物品和玩具应及时清洁消毒。

3. 患病期间应隔离至症状和体征消失后 2 周。

4. 忌食刺激性食物。

5. 注意保持皮肤清洁,勿挠抓皮肤疱疹,以防破溃感染。

知识链接

手足口病的分期和分型

第 1 期（出疹期）:临床表现为发热,手、足、口、臀部等部位皮疹,可伴有咳嗽、流涕、食欲不振等全身症状。部分病例仅表现为皮疹或疱疹性咽峡炎。此期属普通型,多数痊愈。

第 2 期（神经系统受累期）:发病 5 天内,出现中枢神经系统损害,临床表现为精神差、嗜睡、易惊、头痛、呕吐、烦躁、肢体抖动、肌无力、颈项强直等。此期属重型,多数可痊愈。

第 3 期（心肺功能衰竭前期）:发病 5 天内,临床表现为心率和呼吸加快、四肢发凉、出冷汗、血压升高。此期属危重型,应及时识别、正确治疗,降低病死率。

第 4 期（心肺功能衰竭期）:在第 3 期的基础上可迅速进入该期。临床表现为心动过速、呼吸急促、口唇发绀、咳粉红色泡沫痰、血压降低或休克;严重者脑功能衰竭,临床表现为抽搐、严重意识障碍。此期属危重型,病死率较高。

（吴拥军　刘建华　周　立）

复习思考题

1. 简述白喉的病因病机。
2. 简述手足口病的诊断要点及鉴别诊断。
3. 疫喉痧应与哪些疾病鉴别？如何鉴别？
4. 简述手足口病的预防要点。

附录 常用方剂

二 画

二陈汤(《太平惠民和剂局方》)　半夏　橘红　茯苓　甘草

十全大补汤(《太平惠民和剂局方》)　人参　肉桂　川芎　地黄　茯苓　白术　炙甘草　黄芪　白芍　当归

七味白术散(《小儿药证直诀》)　人参　茯苓　白术　甘草　藿香叶　木香　葛根

七厘散(《良方集腋》)　血竭　冰片　红花　麝香　乳香　没药　儿茶　朱砂

人参紫金丹(《医宗金鉴》)　人参　丁香　当归　血竭　骨碎补　五味子　甘草　五加皮　没药　茯苓

九一丹(《药蔹启秘》)　熟石膏　红升丹(两药比例为 9:1)

三 画

三甲复脉汤(《温病条辨》)　干地黄　白芍　麦冬　生牡蛎　阿胶　生鳖甲　生龟板　炙甘草

大补元煎(《景岳全书》)　人参　炒山药　杜仲　熟地黄　当归　枸杞子　山茱萸　炙甘草

川芎茶调散(《太平惠民和剂局方》)　川芎　荆芥　白芷　羌活　甘草　细辛　防风　薄荷

小青龙汤(《伤寒论》)　麻黄　桂枝　干姜　细辛　甘草　芍药　五味子　半夏

四 画

天麻钩藤饮(《杂病证治新义》)　天麻　钩藤　石决明　栀子　黄芩　川牛膝　杜仲　益母草　桑寄生　夜交藤　茯神

五味消毒饮(《医宗金鉴》)　金银花　野菊花　蒲公英　紫花地丁　紫背天葵

贝母瓜蒌散(《医学心悟》)　贝母　瓜蒌　天花粉　茯苓　橘红　桔梗

月华丸(《医学心悟》)　天冬　麦冬　生地黄　熟地黄　山药　百部　獭肝　沙参　贝母　茯苓　三七　菊花　桑叶　阿胶

丹栀逍遥散(《内科摘要》)　柴胡　白芍　茯苓　当归　白术　甘草　生姜　薄荷　牡丹皮　栀子

六味地黄丸(《小儿药证直诀》)　山萸肉　山药　泽泻　牡丹皮　茯苓　熟地黄

六味汤(《喉科秘旨》)　荆芥　防风　桔梗　僵蚕　薄荷　甘草

六君子汤(《妇人良方》)　人参　白术　茯苓　炙甘草　陈皮　半夏

五 画

玉屏风散(《丹溪心法》)　黄芪　白术　防风

正骨紫金丹(《医宗金鉴》)　丁香　木香　血竭　儿茶　熟大黄　红花　当归　莲肉　茯

苓 丹皮 白芍 甘草

甘露饮(《阎氏小儿方论》) 熟地黄 生地黄 天冬 麦冬 枳壳 甘草 茵陈 枇杷叶 石斛 黄芩

甘露消毒丹(《温热经纬》) 白豆蔻 藿香 绵茵陈 滑石 木通 石菖蒲 黄芩 川贝母 射干 薄荷 连翘

龙虎二仙汤(《时疫白喉捷要》) 龙胆草 生地黄 生石膏 犀牛角 牛蒡子 板蓝根 知母 玄参 马勃 木通 黄连 焦栀子 黄芩 僵蚕 大青叶 粳米 甘草

龙胆泻肝汤(《医方集解》) 龙胆草 栀子 黄芩 泽泻 木通 车前子 当归 柴胡 生地黄 甘草

归脾汤(《济生方》) 人参 炒白术 黄芪 茯神 龙眼肉 当归 远志 炒酸枣仁 木香 炙甘草 生姜 大枣

四君子汤(《太平惠民和剂局方》) 人参 白术 茯苓 甘草

四物汤(《太平惠民和剂局方》) 当归 熟地黄 白芍 川芎

四物消风饮(《外科证治》) 生地黄 当归 赤芍 川芎 荆芥 薄荷 柴胡 黄芩 甘草

四黄散(《证治准绳》) 黄连 黄芩 黄柏 大黄 滑石 五倍子

生肌散(《医宗金鉴》) 煅石膏 血竭 乳香 轻粉 冰片

生脉散(《内外伤辨惑论》) 人参 麦冬 五味子

白虎汤(《伤寒论》) 石膏 知母 甘草 粳米

仙方活命饮(《校注妇人良方》) 穿山甲 天花粉 甘草 乳香 白芷 赤芍 贝母 防风 没药 炒皂角刺 当归尾 陈皮 金银花

半夏厚朴汤(《金匮要略》) 半夏 厚朴 茯苓 生姜 苏叶

半夏白术天麻汤(《医学心悟》) 半夏 白术 天麻 茯苓 橘红 甘草 生姜 大枣

六　画

托里消毒散(《外科正宗》) 黄芪 皂角刺 金银花 甘草 桔梗 白芷 川芎 当归 白芍 白术 茯苓 人参

地黄饮(《医宗金鉴》) 生地黄 熟地黄 首乌 当归 丹皮 玄参 白蒺藜 僵蚕 红花 甘草

耳聋左磁丸(《重订广温热论》) 熟地黄 怀山药 山萸肉 牡丹皮 泽泻 茯苓 五味子 磁石 石菖蒲

百合固金汤(《医方集解》引赵蕺庵方) 生地黄 熟地黄 麦冬 百合 贝母 当归 白芍 甘草 玄参 桔梗

至宝丹(《太平惠民和剂局方》) 生乌犀屑 朱砂 雄黄 生玳瑁 琥珀 麝香 龙脑 金箔 银箔 牛黄 安息香

会厌逐瘀汤(《医林改错》) 桃仁 红花 甘草 桔梗 生地 当归 玄参 柴胡 枳壳 赤芍

冰硼散(《外科正宗》) 冰片 硼砂 朱砂 玄明粉

安宫牛黄丸(《温病条辨》) 牛黄 郁金 犀角 黄连 朱砂 栀子 雄黄 黄芩 珍珠 冰片 麝香 金箔衣

导赤散(《小儿药证直诀》) 生地黄 木通 竹叶 生甘草梢

导痰汤(《妇人良方》) 半夏 陈皮 枳实 茯苓 甘草 制南星 生姜

如意金黄散(《外科正宗》) 大黄 黄柏 姜黄 白芷 生南星 陈皮 苍术 厚朴 甘

草　天花粉

<h2 align="center">七　画</h2>

苍耳子散（《济生方》）　白芷　薄荷　辛夷　苍耳子

杞菊地黄丸（《医级》）　枸杞子　菊花　熟地黄　山茱萸　山药　泽泻　牡丹皮　茯苓

辰砂定痛散（《医宗金鉴》）　朱砂　煅石膏　胡黄连　冰片

辛夷清肺饮（《医宗金鉴》）　辛夷　生甘草　石膏　知母　栀子　黄芩　枇杷叶　升麻　百合　麦冬

沙参麦冬汤（《温病条辨》）　沙参　麦冬　玉竹　生甘草　桑叶　生扁豆　天花粉

补中益气汤（《脾胃论》）　黄芪　人参　白术　炙甘草　当归　橘皮　升麻　柴胡

补阳还五汤（《医林改错》）　黄芪　当归尾　川芎　赤芍　桃仁　红花　地龙

附子理中汤（《阎氏小儿方论》）　人参　白术　甘草　干姜　附子

<h2 align="center">八　画</h2>

青蛤散（《医宗金鉴》）　青黛　蛤粉　石膏　轻粉　黄柏

青黛散（《赵炳南临床经验集》）　青黛粉　黄柏　滑石粉

肾气丸（《金匮要略》）　干地黄　山药　山茱萸　泽泻　茯苓　牡丹皮　桂枝　炮附子

知柏地黄丸（《医宗金鉴》）　山萸肉　怀山药　泽泻　牡丹皮　茯苓　熟地黄　知母　黄柏

鱼脑石散（《中医耳鼻喉科学》第4版）　鱼脑石粉　冰片　辛夷　细辛

泽泻汤（《金匮要略》）　泽泻　白术

泻心汤（《金匮要略》）　大黄　黄芩　黄连

泻白散（《小儿药证直诀》）　桑白皮　地骨皮　甘草　粳米

参苓白术散（《太平惠民和剂局方》）　炒扁豆　人参　白术　茯苓　陈皮　怀山药　莲子肉　薏苡仁　砂仁　桔梗　炙甘草

参附汤（《正体类要》）　人参　附子

<h2 align="center">九　画</h2>

荆防败毒散（《摄生众妙方》）　荆芥　防风　柴胡　前胡　川芎　枳壳　羌活　独活　茯苓　桔梗　甘草

牵正散（《杨氏家藏方》）　白附子　白僵蚕　全蝎

复元活血汤（《医学发明》）　柴胡　瓜蒌根　当归　红花　甘草　穿山甲　大黄　桃仁

独参汤（《伤寒大全》）　人参

养阴清肺汤（《重楼玉钥》）　玄参　生甘草　白芍　麦冬　生地　薄荷　贝母　丹皮

活血止痛汤（《外科大成》）　当归　苏木　落得打　川芎　红花　三七　赤芍　陈皮　地鳖虫　紫金藤

穿粉散（《医宗金鉴》）　轻粉(研,隔纸微炒)　穿山甲(炙)　黄丹(水飞过)

神仙活命汤（《时疫白喉捷要》）　龙胆草　金银花　黄芩　土茯苓　生地　木通　生石膏　浙贝　杏仁　马勃　蝉蜕　僵蚕　生青果

除湿胃苓汤（《医宗金鉴》）　苍术　厚朴　陈皮　猪苓　泽泻　赤茯苓　白术　滑石　防风　山栀子　木通　肉桂　甘草

除瘟化毒汤（《白喉治法抉微》）　桑叶　葛根　薄荷　川贝母　甘草　木通　竹叶　金银花　苦丁花　麝香

十　画

珠黄青吹口散(《张赞臣临床经验选编》)　薄荷　石膏　人中白　犀黄　西瓜霜　老月石　天竺黄　黄连　青黛　珍珠粉　大梅片　生甘草

桃红四物汤(《医宗金鉴》)　桃仁　红花　川芎　当归　熟地黄　白芍

真武汤(《伤寒论》)　茯苓　白芍　白术　生姜　附子

柴胡清肝汤(《医宗金鉴》)　生地　当归　赤芍　川芎　柴胡　黄芩　栀子　天花粉　防风　牛蒡子　连翘　甘草

柴胡疏肝散(《景岳全书》)　柴胡　白芍　枳壳　甘草　香附　川芎　陈皮

逍遥散(《太平惠民和剂局方》)　柴胡　白芍　茯苓　当归　薄荷　生姜　甘草

消风散(《外科正宗》)　当归　生地　防风　蝉蜕　知母　苦参　胡麻　荆芥　苍术　牛蒡子　石膏　木通　甘草

凉营清气汤(《喉痧症治概要》)　栀子　薄荷　连翘　川黄连　生石膏　犀牛角　牡丹皮　生地黄　赤芍　玄参　石斛　竹叶　芦根

凉膈散(《太平惠民和剂局方》)　朴硝　大黄　栀子　黄芩　连翘　薄荷　甘草

益气聪明汤(《证治准绳》)　黄芪　人参　升麻　葛根　蔓荆子　白芍　黄柏　甘草

通关散(《丹溪心法附余》)　皂角　细辛

通窍活血汤(《医林改错》)　桃仁　红花　赤芍　川芎　老葱　麝香　红枣　黄酒

通窍汤(《古今医鉴》)　麻黄　白芷　防风　羌活　藁本　细辛　川芎　升麻　葛根　苍术　川椒　甘草

桑菊饮(《温病条辨》)　桑叶　菊花　桔梗　连翘　杏仁　薄荷　芦根　甘草

十 一 画

黄芩汤(《医宗金鉴》)　黄芩　栀子　桑白皮　麦冬　赤芍　桔梗　薄荷　甘草　荆芥穗　连翘

黄连解毒汤(《外台秘要》引崔氏方)　黄连　黄柏　黄芩　山栀子

黄连膏(《医宗金鉴》)　黄连　当归尾　黄柏　生地黄　姜黄　麻油　黄蜡　上药除黄蜡外，浸入麻油内，一天后，用文火煎至药枯，去渣滤清，加入黄蜡，文火徐徐收膏。

萆薢渗湿汤(《疡科心得集》)　萆薢　薏苡仁　黄柏　赤茯苓　牡丹皮　泽泻　滑石　通草

硇砂散(《医宗金鉴》)　硇砂　轻粉　冰片　雄黄

银花解毒汤(《疡科心得集》)　金银花　紫花地丁　犀角　赤茯苓　连翘　丹皮　黄连　夏枯草

银翘散(《温病条辨》)　金银花　连翘　薄荷　淡豆豉　荆芥穗　牛蒡子　桔梗　甘草　淡竹叶　芦根

麻黄汤(《伤寒论》)　麻黄　杏仁　甘草　石膏

麻黄附子细辛汤(《伤寒论》)　麻黄　附子　细辛

羚角钩藤汤(《通俗伤寒论》)　羚羊角　霜桑叶　贝母　鲜生地　双钩藤　菊花　茯神木　生白芍　生甘草　淡竹茹

清气化痰丸(录自《医方考》)　陈皮　制半夏　杏仁　枳实　黄芩　瓜蒌仁　茯苓　胆南星

清胃散(《脾胃论》)　生地　当归身　丹皮　黄连　升麻

清咽利膈汤(《外科正宗》)　连翘　栀子　黄芩　薄荷　牛蒡子　防风　荆芥　玄明粉　金银花　玄参　大黄　桔梗　黄连　甘草

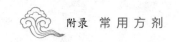

清咽养荣汤(《疫喉浅论》)西洋参 天门冬 麦冬 生地黄 玄参 白芍 甘草 知母 天花粉 茯苓

清宫汤(《温病条辨》) 玄参心 莲子心 竹叶卷心 麦冬 连翘 犀角尖

清营汤(《温病条辨》) 犀角 生地黄 玄参 竹叶心 麦冬 丹参 黄连 金银花 连翘

清瘟败毒饮(《疫疹一得》) 石膏 生地 玄参 竹叶 犀角 黄连 栀子 桔梗 黄芩 知母 赤芍 连翘 牡丹皮 甘草

清燥救肺汤(《医门法律》) 冬桑叶 石膏 胡麻仁 麦冬 阿胶 人参 甘草 杏仁 枇杷叶

十 二 画

越鞠丸(《丹溪心法》) 苍术 香附 川芎 神曲 栀子

雄黄解毒丸(《三因极一病证方论》) 雄黄 郁金 巴豆霜

紫金锭(《百一选方》) 山慈菇 五倍子 千金子仁 红芽大戟 麝香

紫雪丹(《外台秘要》) 石膏 寒水石 滑石 磁石 犀角屑 羚羊角屑 青木香 沉香 玄参 升麻 甘草 丁香 朴硝 硝石 麝香 朱砂 黄金

普济消毒饮(《东垣试效方》) 黄芩 黄连 陈皮 甘草 玄参 柴胡 桔梗 连翘 板蓝根 马勃 牛蒡子 薄荷 僵蚕 升麻

温肺止流丹(《疡医大全》) 人参 荆芥 细辛 诃子 甘草 桔梗 鱼脑骨

疏风清热汤(《中医喉科学讲义》) 荆芥 防风 牛蒡子 甘草 金银花 连翘 桑白皮 赤芍 桔梗 黄芩 天花粉 玄参 浙贝母

犀角地黄汤(《备急千金要方》) 犀角 生地 赤芍 丹皮

十 三 画

豢龙汤(《医醇賸义》) 藕节 白茅根 薄荷根 黑荆芥 牛膝 丹皮 牡蛎 羚羊角 夏枯草 青黛 石斛 麦冬 川贝 南沙参 茜草根

十 四 画

碧云散(《医宗金鉴》) 鹅不食草 川芎 细辛 辛夷 青黛

蔓荆子散(《东垣十书》) 蔓荆子 生地黄 赤芍 甘菊 桑白皮 木通 麦冬 升麻 前胡 炙甘草 赤茯苓

十 五 画

增液汤(《温病条辨》) 玄参 麦冬 生地

◇◇◇ 主要参考书目 ◇◇◇

［1］王德鉴，王士贞.中医耳鼻咽喉科学[M].2版.北京：人民卫生出版社，2008.

［2］孔维佳，周梁.耳鼻咽喉头颈外科学[M].3版.北京：人民卫生出版社，2015.

［3］孙虹，张罗.耳鼻咽喉头颈外科学[M].9版.北京：人民卫生出版社，2018.

［4］王士贞.中医耳鼻咽喉科学[M].2版.北京：中国中医药出版社，2007.

复习思考题
答案要点

模拟试卷

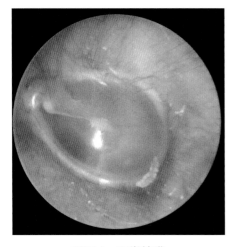

彩图 1　正常鼓膜

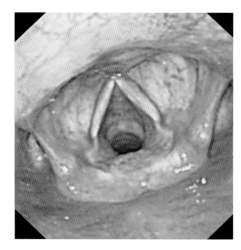

彩图 2　正常喉腔

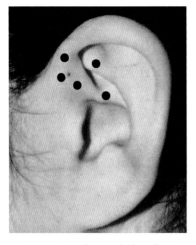

彩图 3　耳瘘及耳瘘外口位置

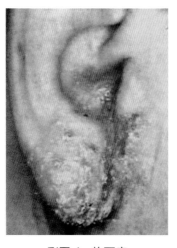

彩图 4　旋耳疮

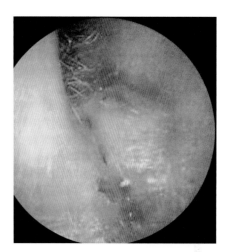

彩图 5　耳疖

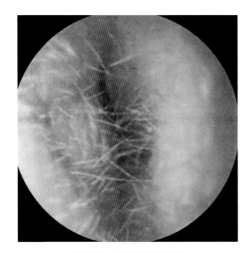

彩图 6　耳疮（急性期）

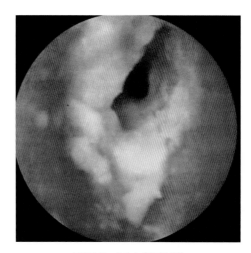

彩图 7　耳疮（慢性期）

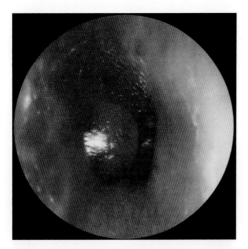

彩图 8　大疱性鼓膜炎

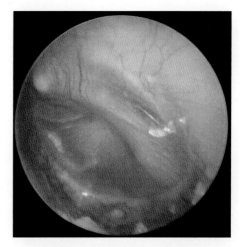

彩图 9　耳胀耳闭（鼓室积液）

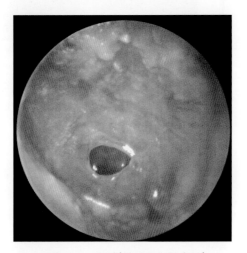

彩图 10　脓耳（鼓膜紧张部穿孔）

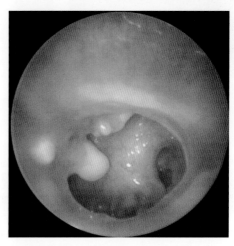

彩图 11　脓耳（鼓膜紧张部大穿孔）

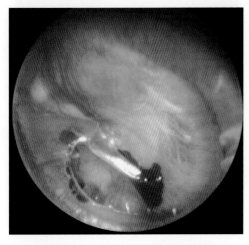

彩图 12　耳损伤（外伤性鼓膜穿孔）

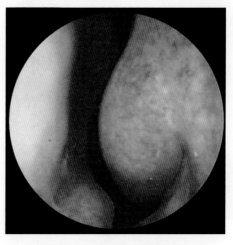

彩图 13　鼻窒（下鼻甲肿大）

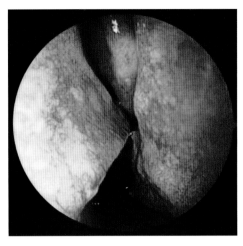

彩图 14 鼻窒（鼻中隔偏曲）

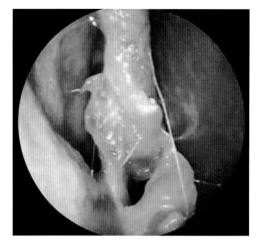

彩图 15 鼻槁

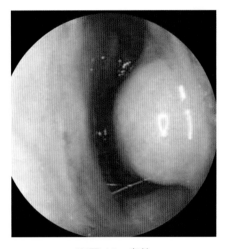

彩图 16 鼻衄

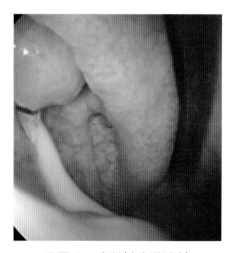

彩图 17 鼻渊（中鼻道引流）

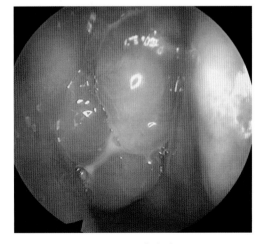

彩图 18 鼻息肉

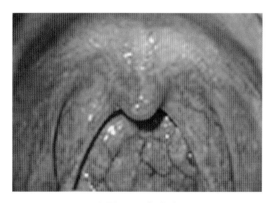

彩图 19 急喉痹

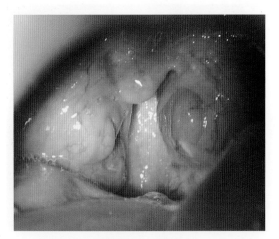

彩图 20　急乳蛾

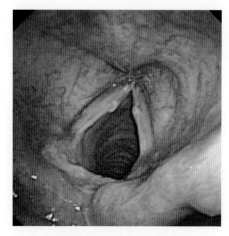

彩图 21　喉喑（声带小结）

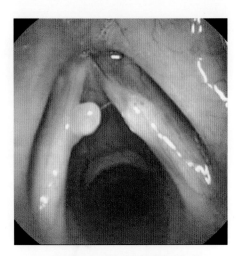

彩图 22　喉喑（声带息肉）

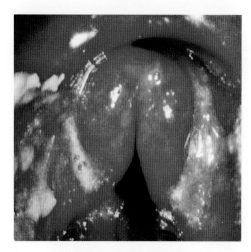

彩图 23　喉痈（会厌痈）

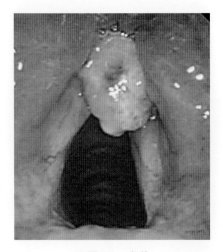

彩图 24　喉菌

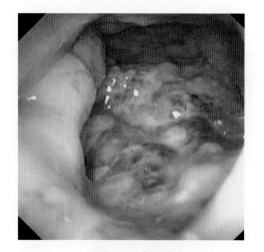

彩图 25　鼻咽癌